Angela Sirtlan

Yoga für mich

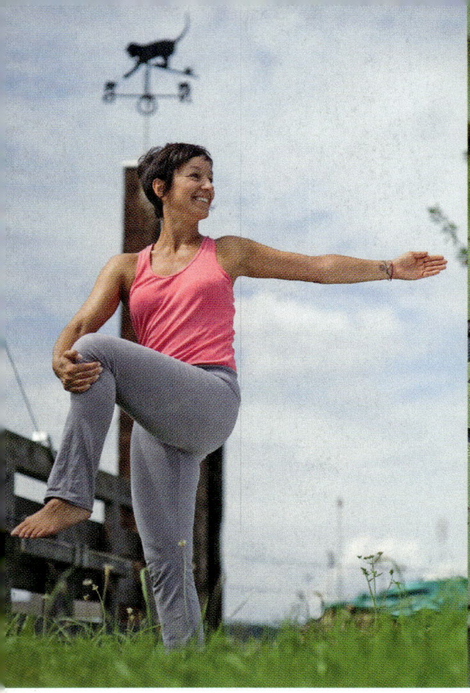

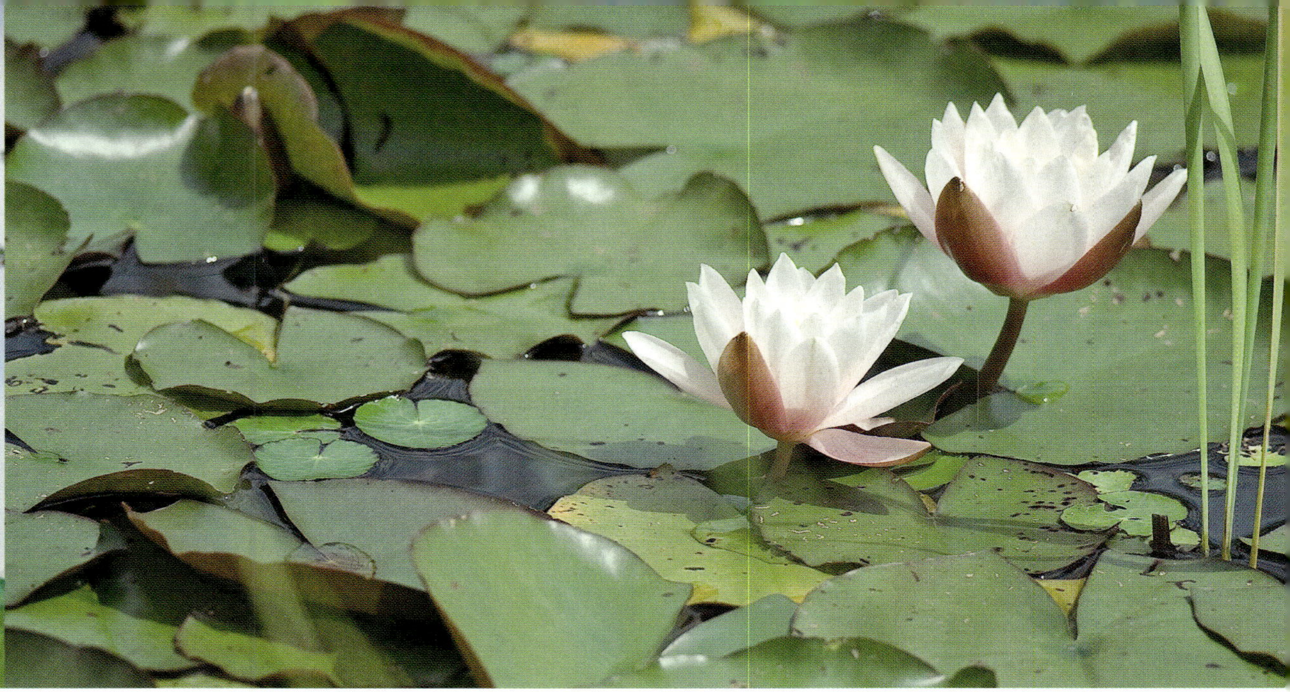

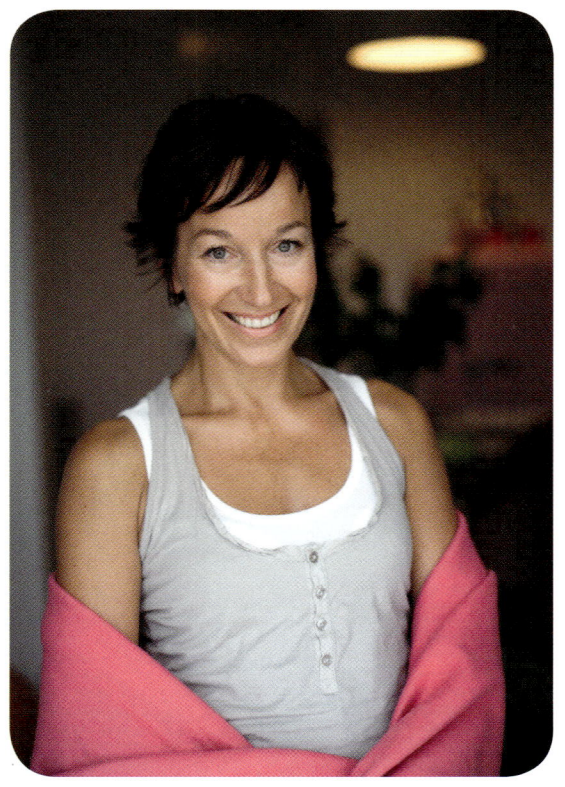

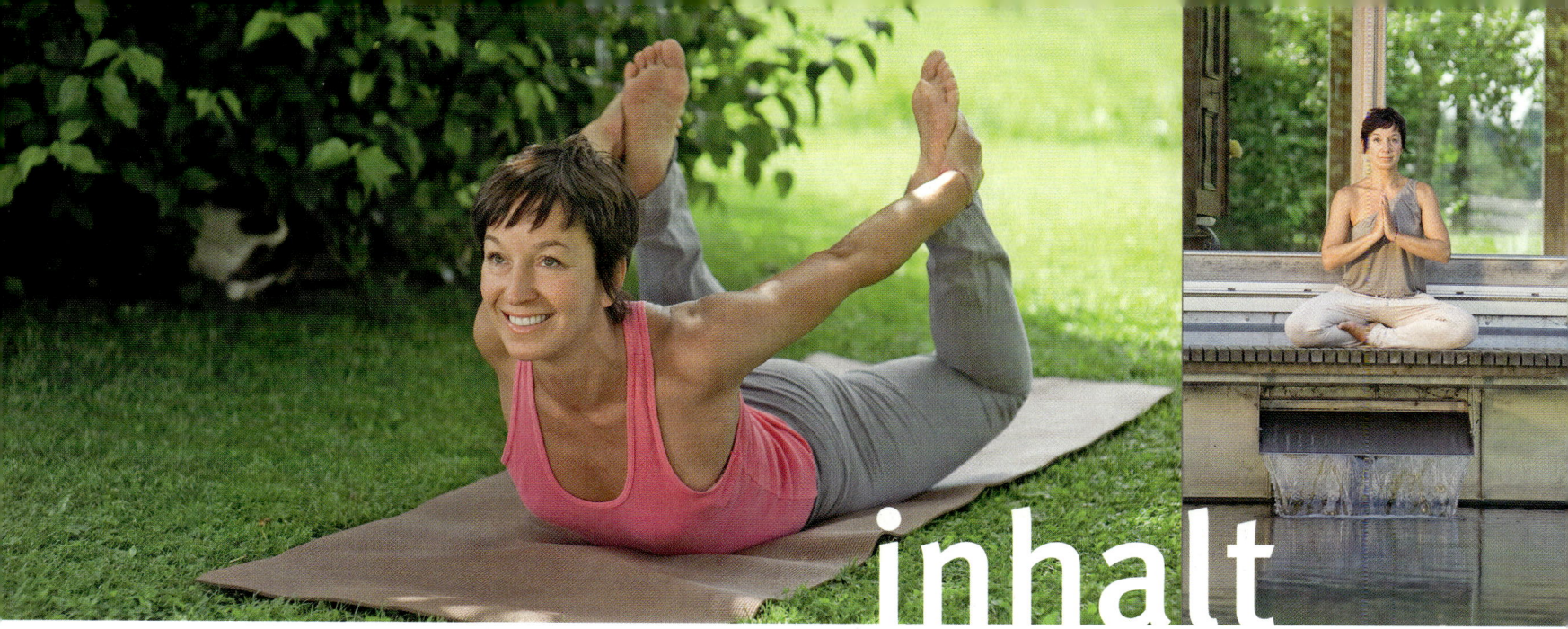

inhalt

vorwort

von kopfstand und schokolade

„Iss doch nicht schon wieder Schokolade" pflegt mein Vater zu sagen, weil der von Schokolade nichts hält, doch meine Mutter ist sich ihrer Sache sicher und antwortet unbekümmert: „Mein Körper verlangt danach."

Ich fand den Satz witzig und wahrhaftig. Dass Schokolade glücklich macht, weiß nicht nur meine Mutter, das haben sogar Wissenschaftler erforscht und bewiesen. Warum mein Körper nach Yoga verlangt und warum Kopfstand glücklich macht, das erläutert Angela Sirtlan auf den folgenden Seiten.

Der reich bebilderte Band gibt Einblicke in Angelas tägliche Yoga-Praxis in ihrem Studio TURNRAUM in München und zeigt wie Yoga auch zu einem beglückenden Naturerlebnis werden kann. Er berichtet von all den Dingen, die Angela im Yoga wichtig sind und spiegelt ihre Erfahrungen mit uns, ihren Schülern, wider, Menschen verschiedenen Alters und unterschiedlicher körperlicher Beschaffenheit. Es ist ein Yoga-Buch für den täglichen Gebrauch, die tägliche Inspiration, ein Buch ohne Umschweife und Ideologien, das die Freude am Yoga und das Wissen um seine guten Wirkungen einem weiten Leserkreis erschließen möchte.

Yoga bedeutet für Angela die innige und aufmerksame Begegnung mit dem Körper, seinen Signalen und Entwicklungsmöglichkeiten, seiner Kraft und Leichtigkeit. Sie weiß, wie man durch Yoga den Körper mit mehr Leben und Energie erfüllt, ihn beweglich und geschmeidig macht und zugleich Raum für Entspannung vom Alltag und seinen Anforderungen schafft. Und sie tut dies mit einer Hingabe, einem Spürsinn und Einfallsreichtum, der begeistert, inspiriert und mitreißt.

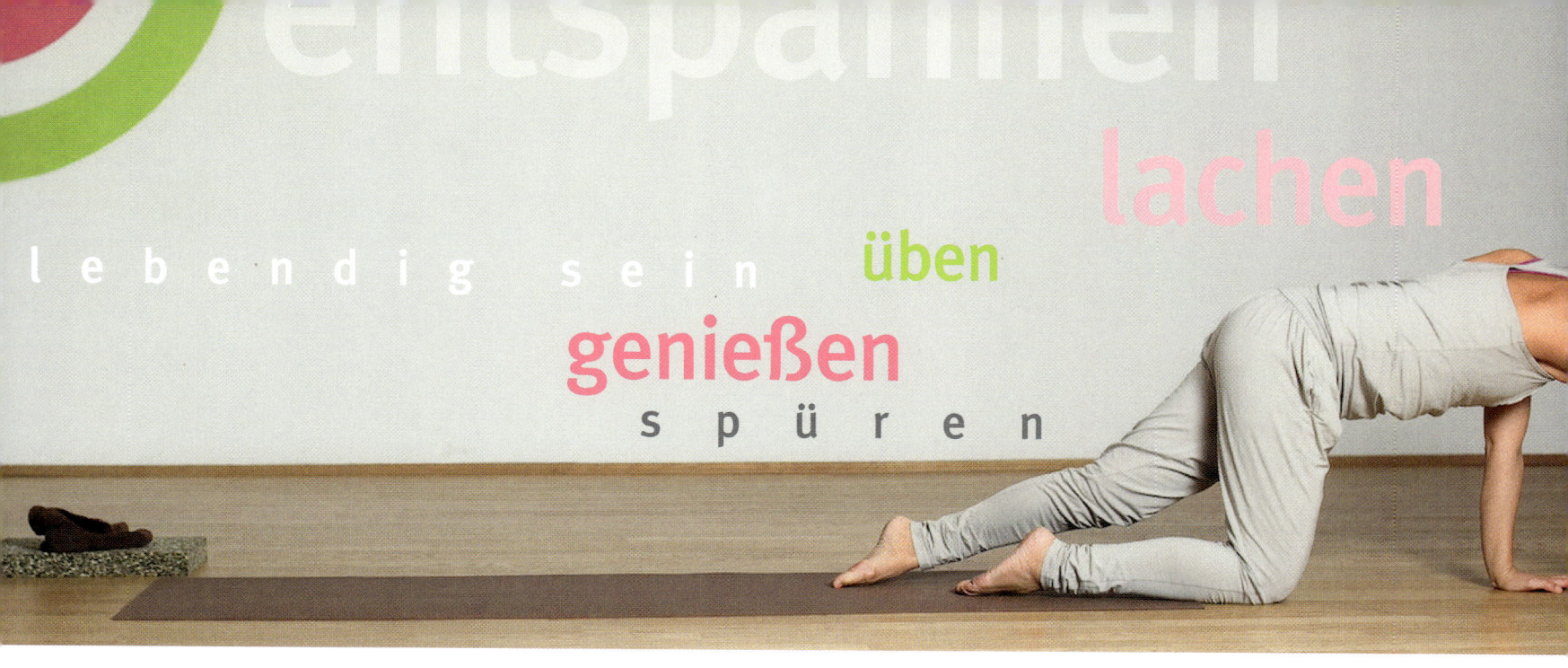

entspannen

lachen

lebendig sein   üben

genießen

s p ü r e n

Das Spektrum ihrer Yoga-Praxis reicht von lockernden und kräftigenden Übungen über Atemtechnik und Sonnengrüße bis zum dynamisch-energievollen Ashtanga Vinyasa Yoga. Es gibt Übungen für das individuelle 10-Minuten-Kurzprogramm oder die Entspannung während der Mittagspause im Büro. Perfekt in jeden gehetzten Alltag passen Bewegungsabfolgen, die gute Laune machen, und Haltungen, die Leichtigkeit bringen und den Blick auf die Welt verändern. Selbst Übungen, die bei Nackenverspannungen, Kopfschmerzen, Erschöpfung oder Schnupfen helfen, fehlen nicht.

Yoga ist graziös und würdevoll, ernst und heldenhaft, unbekümmert und lebensfroh, ein wichtiger und lieb gewonnener Teil ihres und unseres Lebens. Einige der Übungen erinnern an die Kindheit, die ausgelassenen Entdeckerfreuden beim Spielen, Tur-nen, Laufen, Purzelbaum schlagen. Andere erschließen sich schwerer, scheinen ans Unmögliche zu grenzen, fordern zu geduldigem Üben und Experimentieren heraus.

Immer wieder kommt es vor, dass ich mich bei der Yoga-Praxis an die Anfänge erinnere, als das, was ich konnte und das, was ich wollte, Lichtjahre voneinander entfernt schienen. Allein die Arme gerade über dem Kopf in die Luft zu strecken und dort zu halten, empfand ich als Qual, und mein Wehklagen besaß in solchen Stunden allgemeinen Unterhaltungswert.

Die schwierigsten Beziehungen pflegte ich mit dem Kopfstand, vom ersten Versuch an liebte ich ihn über alles, aber jammerte jedes Mal vor Angst ganz herzerweichend. Dank Angelas geduldigen Anleitungen und ihrer ruhigen Zuversicht war ich jedoch in der Lage, mit der Zeit auch kopfüber mehr Sicherheit zu gewinnen.

Es war am Strand in Sardinien, im Rahmen unseres Yoga Retreats, als ich den ersten freien Kopfstand machte, ohne Hilfestellung, ohne Wand, einfach so ganz für mich, und das war einer der glücklichsten und bewegendsten Momente meines Lebens. Ich stand umgekehrt auf der Welt, frei im Spiel mit der Schwerkraft und im Einklang mit der wagemutigen Grazie meines Körpers.

Dies und vieles mehr verdanke ich Angela und der Yoga-Praxis, die nicht nur den Körper erfrischt und in Schwung bringt, sondern mindestens so glücklich macht wie Schokolade.

Namaste
Dr. Dagmar Walden

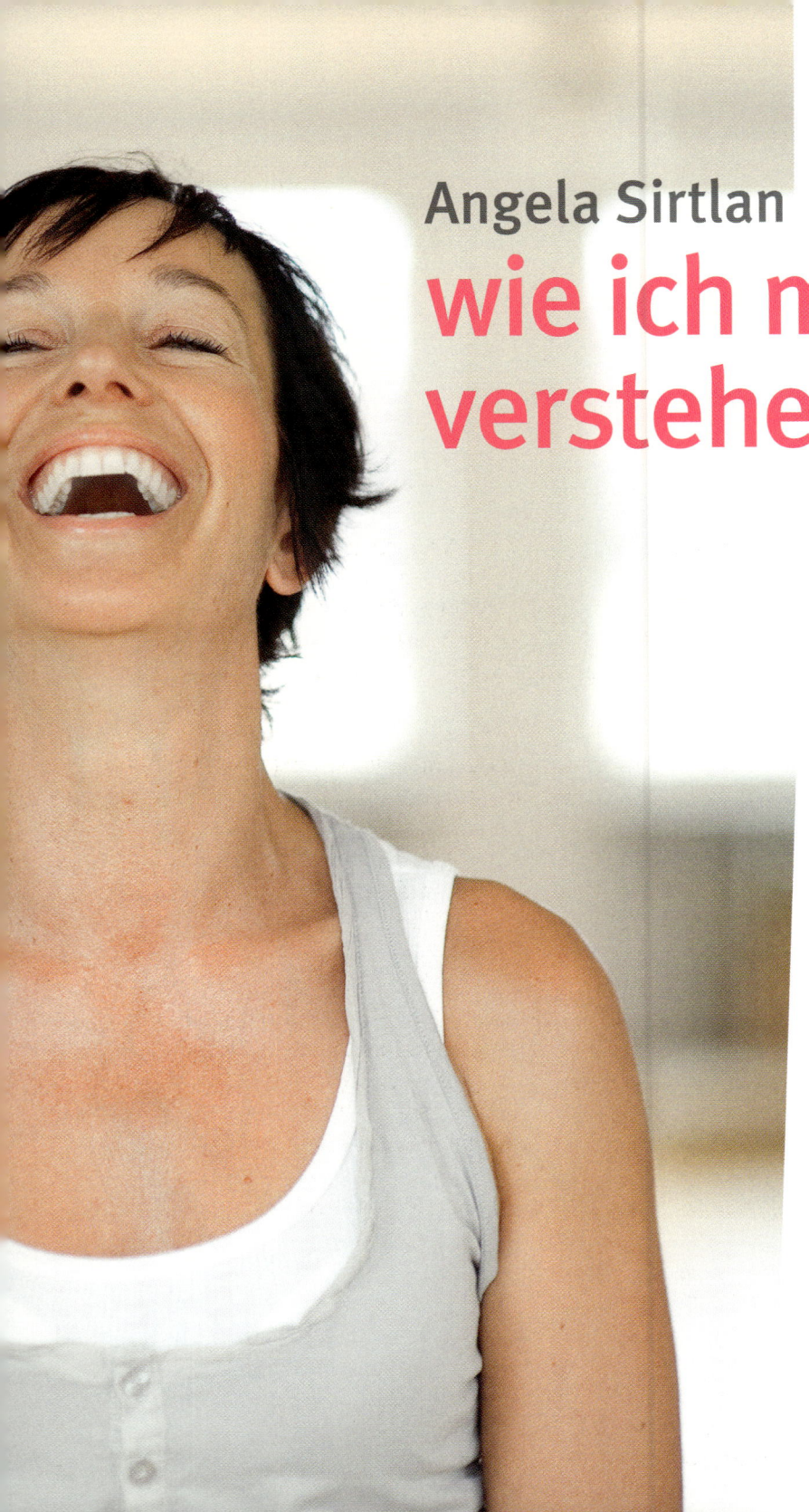

Angela Sirtlan
wie ich mein yoga verstehe und lebe

Ganz plötzlich war es angesagt, als Tänzer auch Yoga zu machen. Für mich war es zunächst nur eine neue Form von Stretching, und in der Tat traf ich in den Yoga-Stunden meist hyperflexible Leute, die ihren Körper auch bei den schwierigsten Übungen bestens präsentieren konnten. Da ich mir von Kindesbeinen an, etwa beim Geräteturnen, meine Flexibilität hatte hart erarbeiten müssen, fühlte ich mich in den Yoga-Klassen fremd und unwohl, steif, mit unbeweglichen Schultern, überaus „geschlossenen" Hüften und schmerzenden Knien.

Das konnte doch nicht das überall als entspannend angepriesene Yoga sein. Ich probierte und übte weiter, denn als Sportlerin hatte ich gelernt, da muss man eben durch. Aber meine Knieschmerzen wurden stärker und mein Unmut auch. Und trotz alledem, irgendetwas war dran am Yoga. Immer wenn ich mich nicht vom Ehrgeiz und vom Gutseinmüssen ablenken ließ, wenn ich nur meinen Körper spürte, ihn so annahm wie er war, wenn ich sanfter übte, auf die Atmung achtete und gelassen blieb, kam ich gutgelaunt aus der Yoga-Stunde.

Doch es gab auch andere Tage. Es war nicht zu fassen, ich war doch sportlich und durchtrainiert, warum wollten einige Asanas partout nicht gelingen. Offensichtlich waren dafür meine Arme zu kurz und auch meine kleinen Zehen konnten gar nicht bis zum Boden reichen. Dass diese Übungen bei mir nicht gingen, wollte ich meiner Yoga-Lehrerin dringend mitteilen. Sie antwortete mit einem freundlichen Lächeln – heute weiß ich warum.

Die Neugier auf Yoga blieb jedoch erhalten, aufgeben wollte ich nicht. Ich probierte verschiedene Stile aus, manche waren okay, manche fand ich eher langweilig. Einen Workshop für Yoga in Hamburg, den ich mit meiner Freundin Conny besuchte, werde ich allerdings nie vergessen. Er war der bislang nachhaltigste, denn er ließ uns den ganzen Abend lang von einem Lachanfall in den nächsten fallen. Der Lehrer hatte einen echt guten Job gemacht, nur wir hatten es noch nicht realisiert.

Wieder in München, übte ich fortan Ashtanga Yoga so gut es ging, jedoch immer wieder von Zweifeln gepackt, ob dies wirklich der richtige Stil für mich sei – vor allem wegen meiner geschlossenen Hüften, schließlich besteht die 1. Serie aus lauter Übungen für die Hüftöffnung, und das tat weh. Glücklicherweise fand ich wunderbare Lehrer, die mir Modifikationen zeigten, die den Druck nahmen, Mut machten und mich inspirierten. Noch im selben Jahr absolvierte ich meine erste Ausbildung in WOYO, darauf folgten viele weitere Teacher Trainings.

Da ich es in meinen Tanzstunden sehr liebte, auch komplizierte Choreographien auf sehr leichte, spielerische Weise zu vermitteln, adaptierte ich diese Methode dann auch für meinen Yoga-Unterricht. Ich übe mit meinen Schülern immer mal wieder spielerisch und lustig, dabei sind Ziel und Ergebnis stets achtsam und ernsthaft.

Und es freut mich, dass fast jeder Mensch, der mit Yoga Bekanntschaft macht, sich recht schnell und dauerhaft verliebt. Und zwar ungeachtet der Tatsache, dass nicht alle Yoga-Stunden mühelos und fröhlich verlaufen. Denn wer Yoga einmal ins Herz geschlossen hat, bewährt sich auch gerne in Stunden, die schwieriger sind und eine Herausforderung für ihn darstellen.

Auch mir begegnen jetzt im Unterricht gelegentlich Schüler mit Lachanfällen, zu kurzen Armen oder zu kurzen Zehen, für manche Übungen ernte ich sogar vorwurfsvolle Blicke – das Beste daran ist, ich liebe es, denn ich weiß aus eigener Erfahrung, die gute Wirkung wird sich einstellen, und der Unmut wird der Erleichterung und Freude weichen.

Jeder Tag meiner Yoga-Praxis und meines Yoga-Unterrichts bringt neue, gute Erlebnisse für mich und meine Schüler. Yoga bewirkt auch, dass sich Dinge in meinem Leben entwickeln, verändern, erweitern und lösen. Damit meine ich nicht nur meine Körper-Praxis, sondern auch mein Denken und Handeln – es bewegt und klärt sich, vieles wird leichter, und es fühlt sich einfach gut an.

Ich bin voller Lebensfreude und Körperliebe und habe versucht das Buch damit zu füllen. Vielleicht können dich die Bilder mitten in der freien Natur oder im Garten einstimmen, etwas Gutes für dich zu tun. Damit meine ich: ja, deine Yoga-Praxis, aber auch ja, Wandern gehen, und ja, ein grandioses Essen – und vieles mehr. Genieße es, schätze es und teile es auch gerne deinen Lieben mit.

Ich wünsche dir viel Spaß mit „Yoga für mich".

Herzlichst

Angela

PS: Meine kleinen Zehen reichen endlich bis zum Boden, hurra!

mein yoga-platz

Wo üben, wann üben, warum trotzdem üben?

Wo üben ...

... dein erster Schritt kann eine Yoga-DVD sein, die deine Freundin zufällig liegen gelassen hat. Du legst sie ein, siehst dir eine Sequenz an und wirst neugierig. Plötzlich findest du dich auf dem Teppich im Wohnzimmer wieder und bist schon mittendrin in der ersten Übung. Du bist eher dieser Typ, der gar nicht genau nachliest, was für ein Yoga-Stil das eigentlich ist, aber du übst von nun an, und zwar jeden Tag um die gleiche Zeit, mit der Yoga-DVD und auf der Matte deiner Freundin.

... dein erster Schritt kann ein Roman sein, vielleicht ist es einer dieser Bestseller, die es momentan massenhaft auf dem Markt gibt - Die Hauptfigur des Romans, die nach dem Sinn des Lebens sucht, reist nach Indien und kommt so zum Yoga. Und so beginnt dein nächster Tag vielleicht mit einem Flugticket nach Indien und hin zum Yoga.

... für dich beginnt vielleicht alles mit einem Bandscheibenvorfall. Du hast es kommen sehen, dein Rücken quälte dich schon seit Längerem, aber fast jeder in der Agentur hat Rückenprobleme, was soll's. Doch jetzt, jetzt muss sich was ändern. Selbst der Orthopäde empfiehlt dir Yoga, na dann, so eine Probestunde in einem Yoga-Studio kann ja nicht schaden.

... und so gibt es viele wunderbare Geschichten, wie jeder von uns zum Yoga kommt und wo wir Yoga üben.

Wo du zu üben beginnst, ergibt sich von ganz alleine. Und jeder Weg ist so gut wie der andere.

Viele von uns fühlen sich im Yoga-Studio, in der Gruppe, sehr wohl, lernen dort Leute kennen, finden Freunde. Wieder andere üben am liebsten zu zweit Yoga, im One-to-One-Training mit ihrem Lehrer.

Auch wenn du ganz allein zu Hause, ohne Korrektur, beginnst, ist es gut und richtig, weil du dich mit dir und deinem Körper beschäftigst.

Vielleicht magst du die Mischung, du übst gerne zuhause dein Yoga-Programm und besuchst sporadisch Kurse, genießt dann die Stimmung in der Gruppe und die Adjustments deines Lehrers, der dich in den Asanas intensiver unterstützen kann. Vielleicht probierst du auch mehrere Yoga-Stile und verschiedene Lehrer aus.

Das alles ist gut und richtig, nichts auf deinem Weg ist überflüssig oder falsch. Denn so findest du mehr und mehr zu deinem persönlichen Yoga. Zu dem Yoga, das dich durch dein Leben begleitet und dir Freude macht – als geniales Rückentraining, als eine weitere Sportart oder als eine Lebensphilosophie.

Wann üben ...

... wann immer es dir in den Sinn kommt.

Ich werde dies oft gefragt. Die Schüler haben natürlich längst gegoogelt und gefunden, dass man traditionell täglich ganz früh am Morgen üben sollte – außer samstags, da ist frei. Und genau diese Antwort wird von mir auch erwartet. Nee, sind wir doch ganz ehrlich, wer von uns schafft das wirklich? „Du? Wow, ich verneige mich, Respekt!"

Die meisten von uns finden erst am Abend, nach dem Job, die Zeit. Es macht Spaß, in der Gruppe im Yoga-Studio zu üben, und das ist der einfachste Weg, um regelmäßig Yoga zu praktizieren. Der Körper liebt nun mal Kontinuität. Darüber hinaus – versuche, kreativ zu sein, und nimm dein Yoga überall mit hin, übe zu jeder Zeit und an allen Orten.

Warum trotzdem üben ...

... wenn es mal wieder nicht klappt, ins Yoga-Studio zu gehen.

Nimm wenigstens 5 Minuten am Tag für dich, auch mal während der Mittagspause im Büro, auch trotz schlechter Stimmung. Mach ein paar Mobilisationsübungen für die Schultern und Child's Pose (Kindshaltung). Danach geht es dir besser – versprochen!

Der Kopf ist voll. Ein Termin jagt den anderen. Am Abend hättest du schon noch Zeit, aber du denkst: „Jetzt Yoga, geht gar nicht, da brauch ich erst Zeit zum Entspannen und Runterkommen." Jetzt genau ist es richtig, zu üben. Nimm dir eine Stunde für das Yoga-Studio, geh hin. Klar bist du erst mal noch genervter, nichts geht, du bist steif, und die bohrenden Gedanken werden nur noch aktiver. Okay. Lass es zu und üb trotzdem weiter. Denn immer und wirklich immer geht es dir danach besser – garantiert.

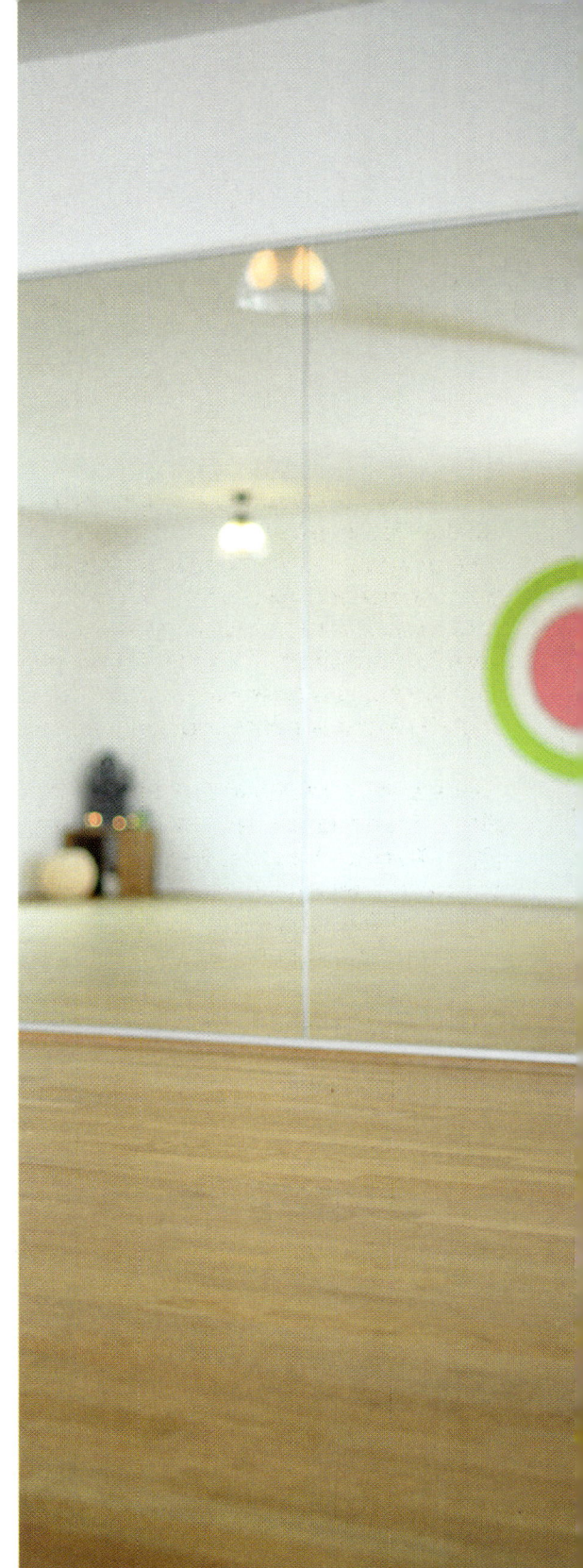

anatomisches

Wo ist was?

In den Übungsanleitungen liest du des Öfteren „Sitzbeinhöcker" oder „Steißbein". Wo sitzen diese?

Kreuzbein – Os Sacrum

Zwischen dem untersten Lendenwirbel und dem Steißbein sind fünf Kreuzwirbel samt Bandscheiben zu einem breiten Knochen verwachsen.

Steißbein – Os Coccygis

Das Steißbein, der verknöcherte Schwanz des Menschen, kann gut erspürt werden. Es sorgt zusammen mit den Sitzbeinhöckern und dem Schambein als Orientierungspunkten für die perfekte Aufrichtung des Beckens.

Sitzbeinhöcker – Tuber Ischiadum

Am unteren Rand bildet das Becken zwei Ringknochen, die Sitzbeinhöcker. Wenn man aufrecht auf einem harten Hocker sitzt, kann man sie gut spüren. Jede Bewegung dieser beiden Knochenhöcker hat Auswirkungen auf die inneren Hüftmuskeln. Wenn du die Sitzbeinhöcker näher zusammenziehst, dehnen sich die Hüftmuskeln. Bei jeder bewussten Bewegung eines oder beider Höcker aktivierst du deine Beckenmuskulatur.

Schambein – Os Pubis

Das Schambein ist der vordere Rand des knöchernen Beckens. Nach hinten ist das Schambein mit den Beckenschaufeln und nach unten mit dem Sitzbeinknochen verwachsen. Bei vielen Übungen dient das Schambein als Referenzpunkt für die Aufrichtung des Beckens, meistens zusammen mit dem Steißbein.

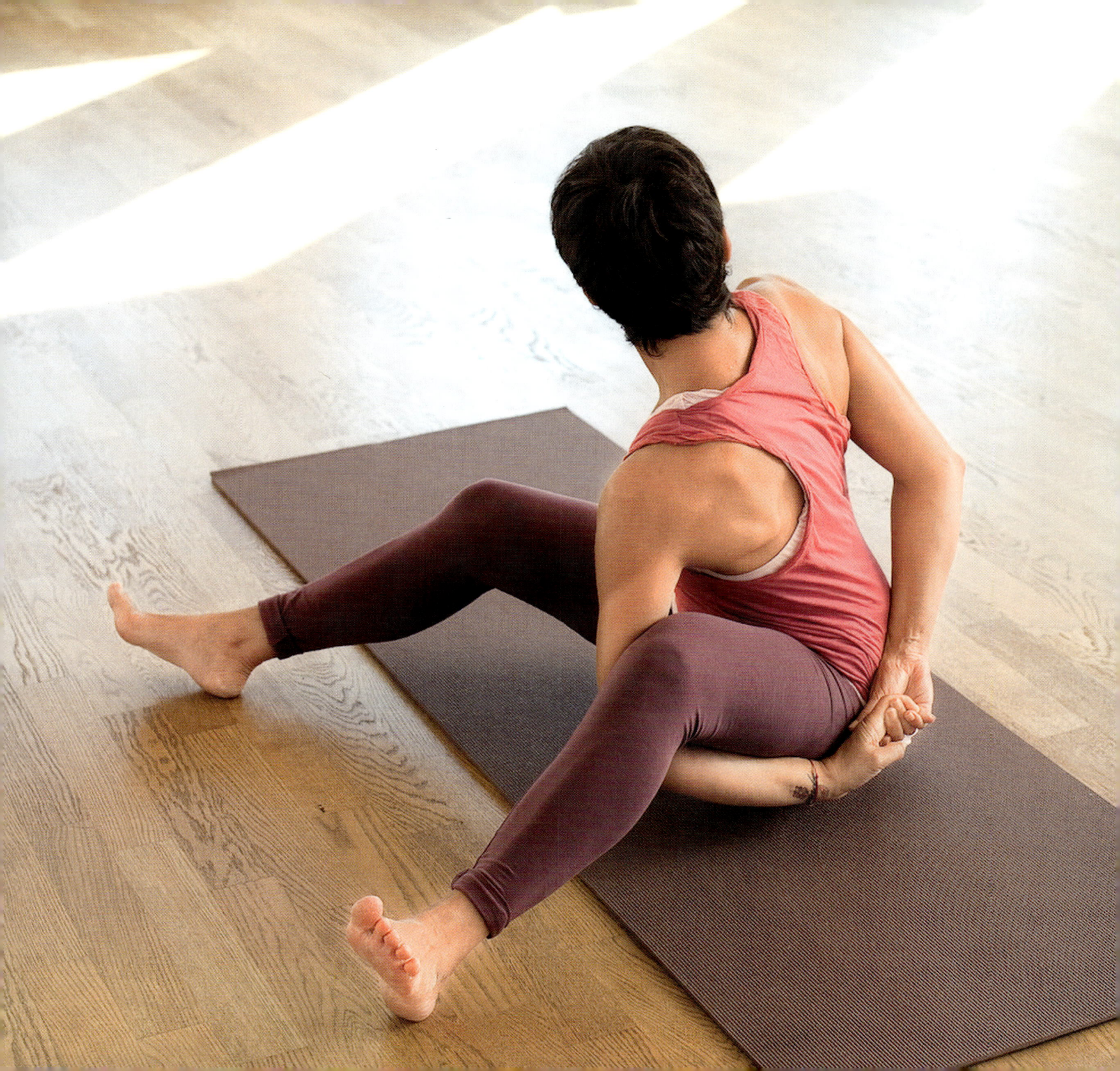

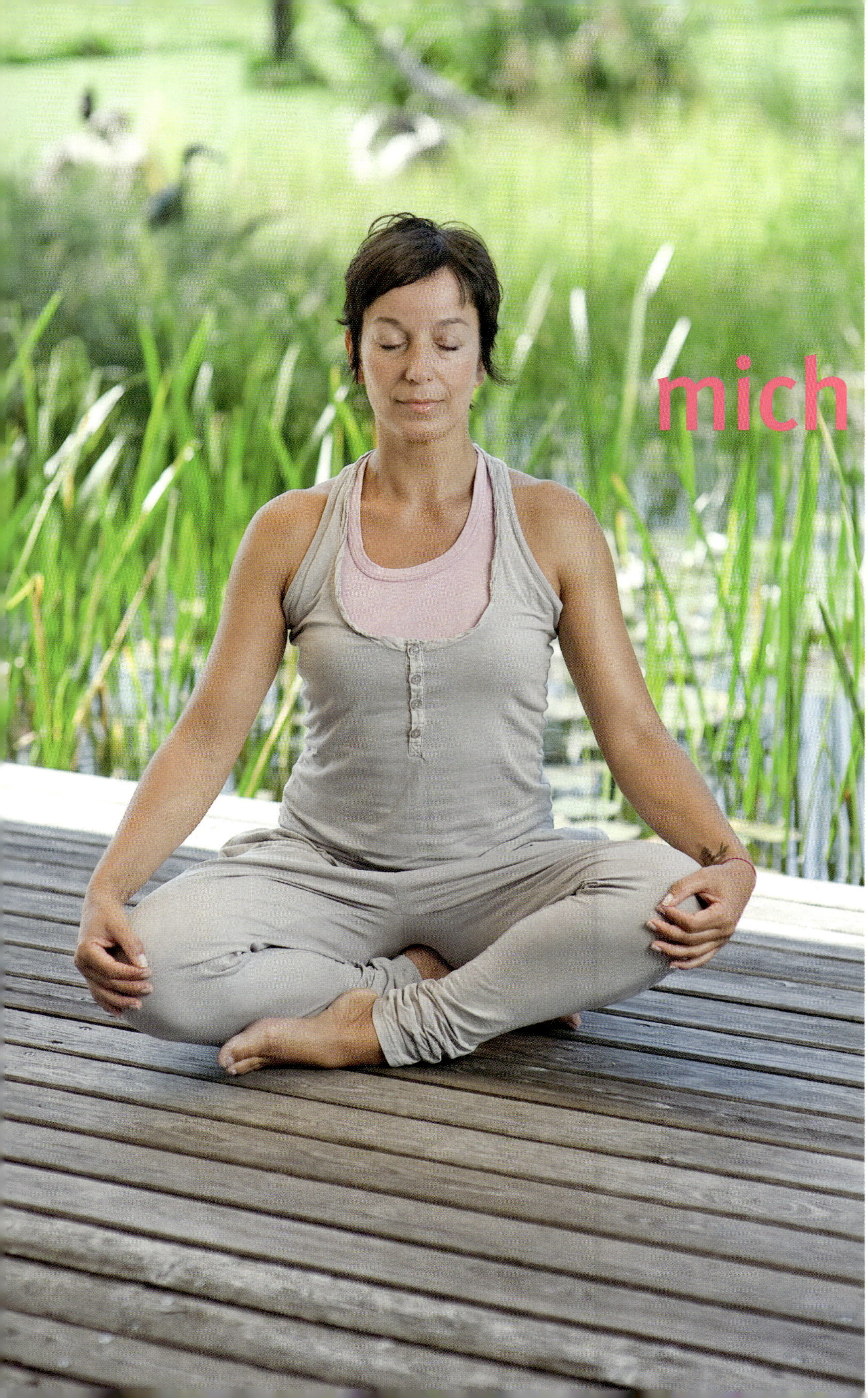

mich einstimmen

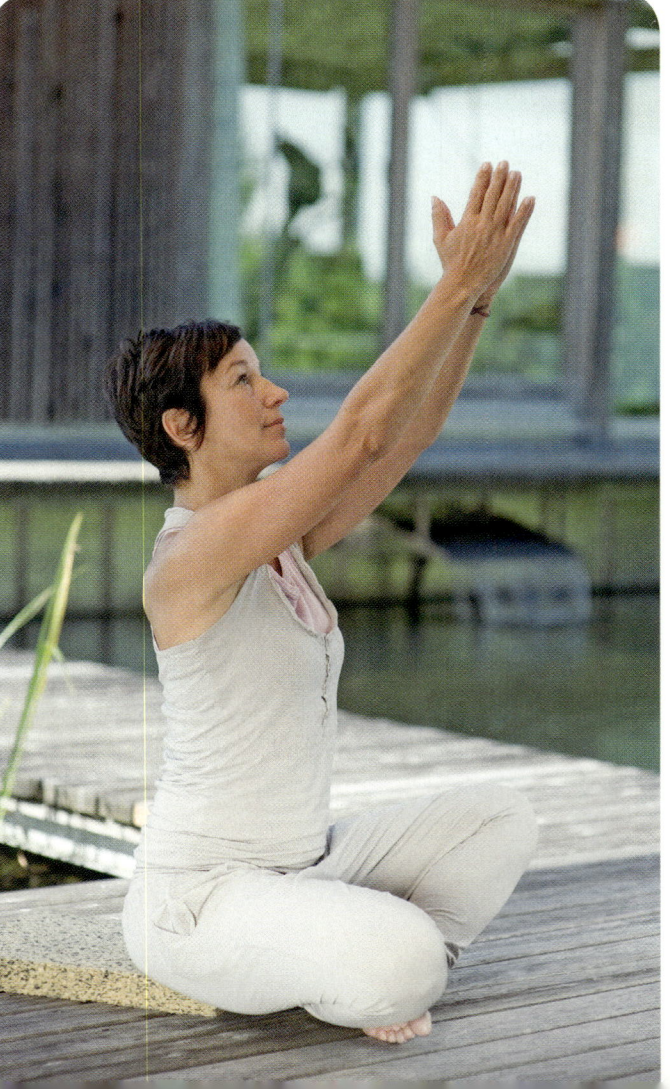

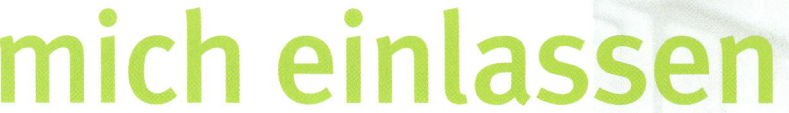

mich einlassen

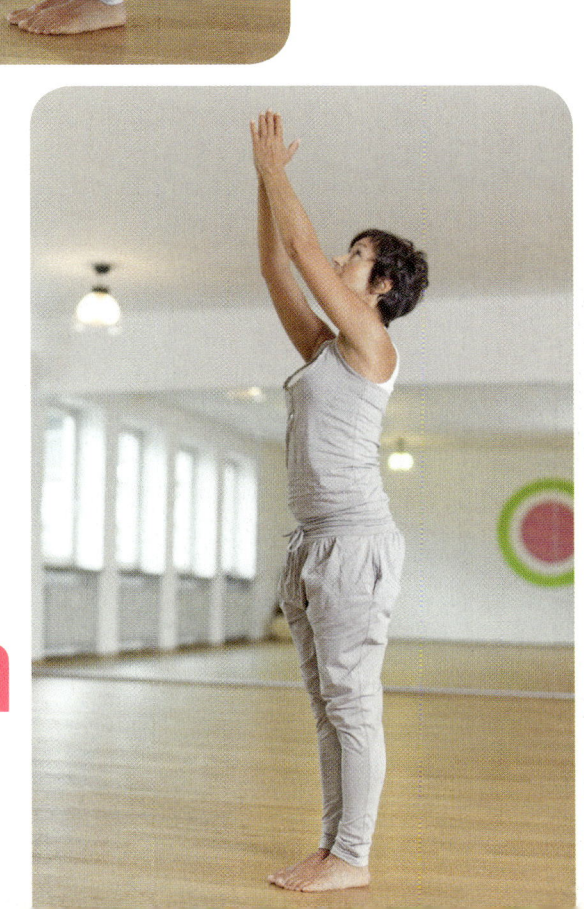

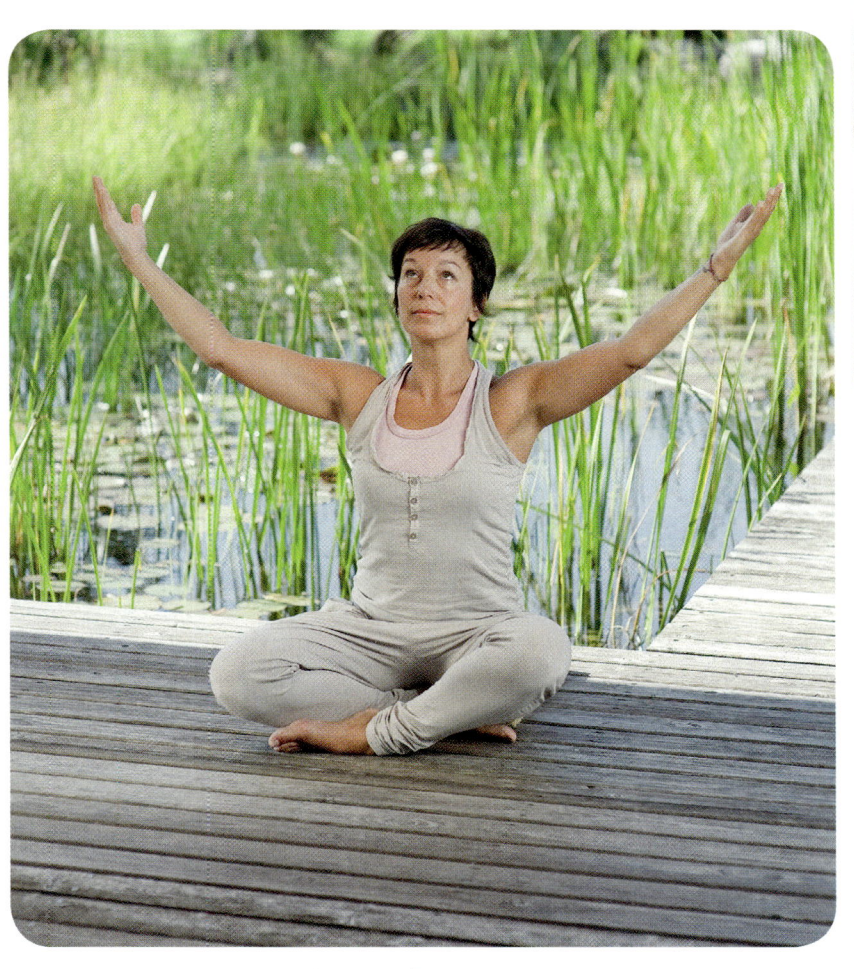

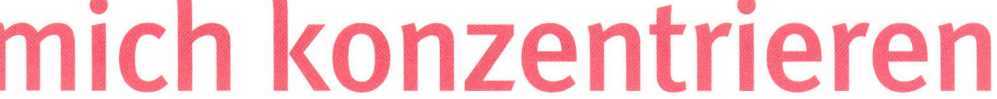

mich konzentrieren

atmen üben

Atmung im Yoga

Bewusstes Atmen bringt eine bewusste Körperhaltung mit sich und erhöht die Lebensenergie.

Der Einstieg in die bewusste Yoga-Atmung ist Sahaja, deine natürliche Atmung.
Mit ihr beginnt die Entspannung von Körper und Geist.

Ein sorgfältiges Üben der Atmung hilft dir, deine Stimmung zu verbessern und trägt sichtbar
zu deiner Gesundheit und Vitalität bei.
Das Bewusstwerden der Ausatmung ist dabei der wichtigste Faktor.

Diese Übung solltest du als liebe Gewohnheit so oft wie möglich in deinen Tagesablauf einbauen.

Bauchatmung – Zwerchfellatmung

Atme ein – den Bauch anheben und den unteren Lungenraum mit Luft füllen. Weite dann den mittleren Lungenteil und zum Schluss den oberen Brustkorb. Atme aus – in umgekehrter Reihenfolge von oben nach unten, von Brust zu Bauch. Ein- und Ausatmung sind gleich lang (ca. 3–4 Sek.).

Purna – Yoga-Atmung

Bei der Yoga-Atmung atmest du über die Nase ein und aus. Die Atmung beginnt mit einem tiefen Einatemzug in den Bauch und setzt sich über die Brust und bis zum Schlüsselbein fort. Die einströmende Luft wird gereinigt, befeuchtet und leicht erwärmt. Atme ein – der Bauch hebt sich und der Brustkorb dehnt sich aus. Atme aus – Brust und Bauch ziehen sich zusammen. Die Bewegung sollte fließend sein. Dabei sollte die Ausatmung doppelt so lang sein wie die Einatmung.

Ujjayi – siegreiche Atmung

Atme vollständig ein. Dann verengst du die Stimmritze sanft, wie du es beim Flüstern tust. Gegen den Widerstand der kontrahierten Stimmmuskeln atmest du nun aus und dann wieder ein.
Übe diesen Rauschton zunächst bei der Ausatmung. Stell dir vor, du hauchst ein „hhaaaaa" gegen den Spiegel. Lenke deine Aufmerksamkeit dabei auf deinen Rachen und lass den Atem sanft rauschen. Dabei gleich lange ein- und ausatmen (ca. 3–4 Sek.). Der hörbare Rauschton vertieft die Konzentration und Aufmerksamkeit auf die Atmung. Er hilft, Gefühle auszubalancieren.
Die Ujjayi-Atmung fördert die Aktivität des Zwerchfells und vergrößert das Atemvolumen.

... ganz hilfreich

Atmung zur Kontrolle des Niesreizes, z.B. bei Heuschnupfen: Atme zügig und vollständig ein. Atme extrem langsam und vollständig aus. Wiederhole die Atmung, bis der Niesreiz verschwunden ist.

Kapalabhati – Feueratmung

Kapala = Schädel
Bhati = das, was Leichtigkeit bringt

Richte dich in Sukhasana oder Padmasana (Schneidersitz oder Lotussitz) ein.
Nimm zwei tiefe Atemzüge. Dann zieh beim Ausatmen den Bauch kräftig und in kurzen Stößen 20–30 Mal nach innen. Achte dabei auf einen regelmäßigen Rhythmus. Danach atme langsam ein und halte den Atem so lange wie möglich an. Atme dann langsam aus. Kapalabhati wird als Reinigungsübung eingesetzt. Diese Übung beseitigt Schleim, löst Spannungen und Blockaden im Bereich des Brustkorbs.

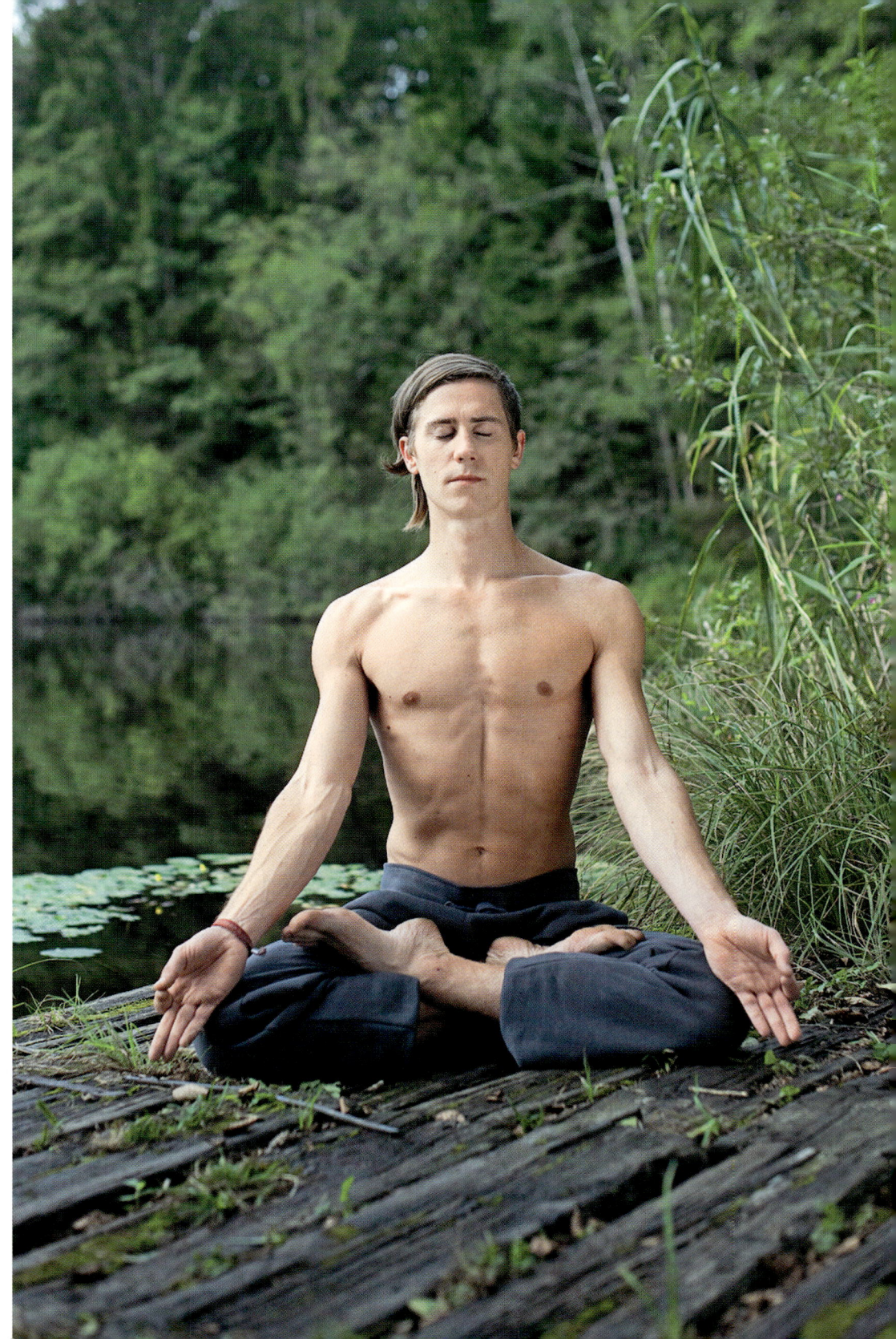

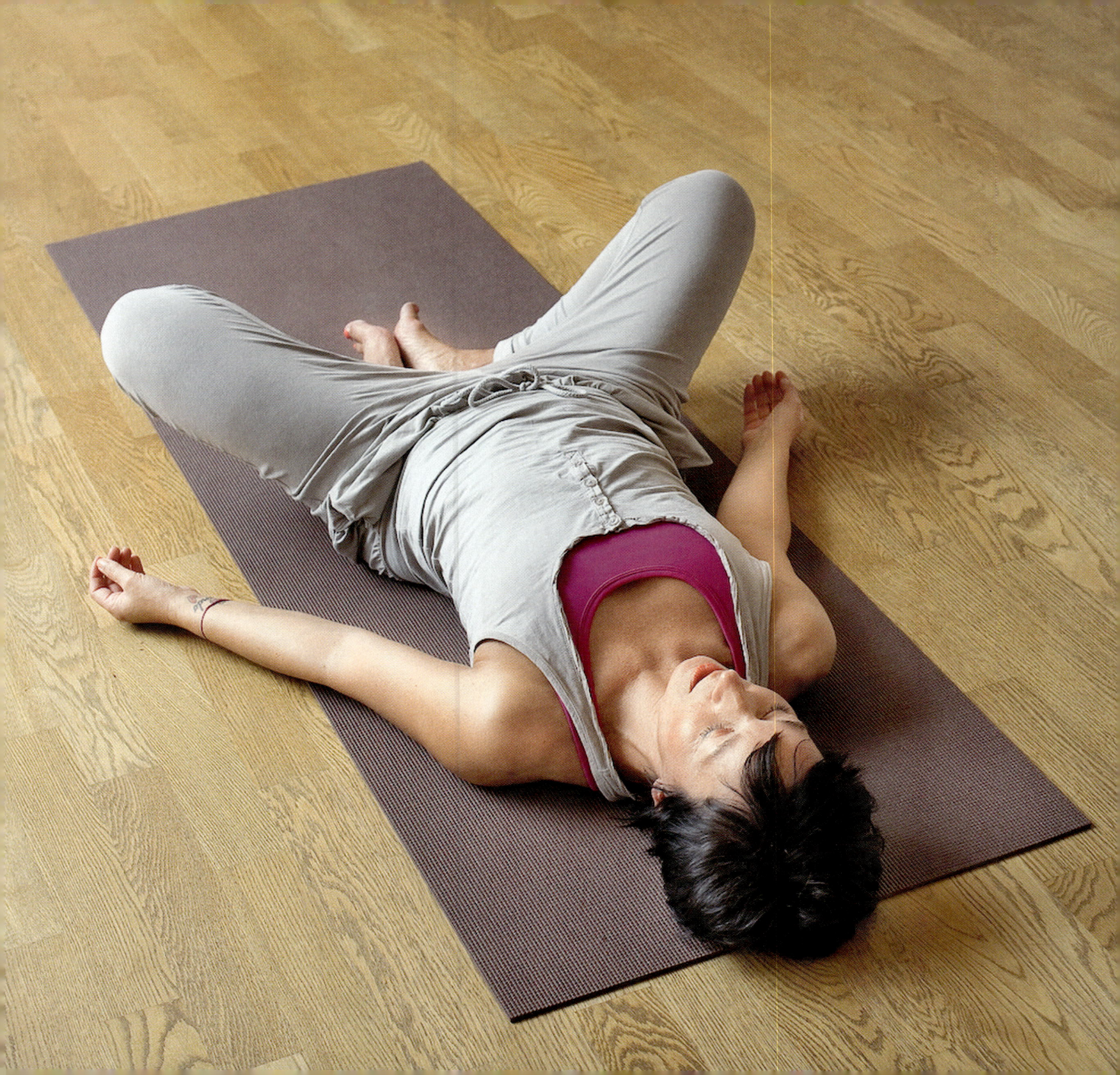

Nadi Shodana –
Wechselatmung

Vorübung: Atme etwa 5 Sekunden lang ein (Puraka), halte dann den Atem 20 Sekunden an (Kumbhaka) und atme 10 Sekunden lang wieder aus (Rechaka).
Wechselatmung: Nun die Nasenflügel abwechselnd von der Seite mit rechtem Daumen und Ringfinger (Vishnu Mudra) schließen. Der Daumen verschließt die rechte Nasenöffnung, der Ringfinger die linke.
Eine Runde Wechselatmung verläuft so: links einatmen, Atem anhalten, rechts ausatmen, rechts einatmen, Atem anhalten, links ausatmen. Mit „links einatmen" beginnt die zweite Runde und so fort.
Der Rhythmus von Einatmen – Atem anhalten – Ausatmen kann bei Anfängern 1:1:2 sein, d.h. die Ausatmung ist doppelt so lang wie die vorherigen Aktionen. Nach einiger Übung kann der Rhythmus auf 1:2:2 ausgedehnt werden. Fortgeschrittene erreichen ein Verhältnis von 1:4:2.
Die Übung kann in diesem Rhythmus bis zu 30 Minuten lang durchgeführt werden.
Die Wechselatmung gleicht die linke und die rechte Gehirnhälfte aus und synchronisiert sie miteinander. Sie fördert Kreativität und Konzentration, beruhigt das Nervensystem und harmonisiert den Energiefluss.

Pranayama Atmung
für Geübte

Brahmari – die Biene

Die vollständige Yoga-Atmung umfasst das Einatmen mit Rauschton und das Ausatmen mit Summton. Sie kann zusätzlich mit Bandhas und/oder mit Kumbhaka (Atempause) ausgeführt werden.
Diese Atmung reinigt die Kehle, entwickelt die Stimme und stimuliert die Chakras.

meine energieventile – bandhas

bandh = binden, fesseln, zusammenfügen, halten
Bandha heißt auch Verschluss.

Bandhas sind Muskelkontraktionen an Schlüsselstellen des Körpers zur Fixierung der Lebensenergie (Prana) im Körper.

Werden Bandhas zusammen mit Asanas (Yoga-Haltungen), Pranayama (Atmung), Visualisierung und Mudra (Handhaltung) geübt, wird der Körper zusätzlich gestärkt, die Energie wird besser gelenkt, und die Konzentration wird erhöht.

Bandhas

Mula Bhanda = Wurzelverschluss, Beckenboden
Uddiyana Bandha = Bauchkontraktion
Jalandhara Bandha = Kehlverschluss
Maha Bandha = alle drei Bhandas gleichzeitig

Mula Bandha

Aktiviere und hebe die Beckenbodenmuskulatur.
Kontrahiere beim Ausatmen und halte das Bandha
während der Einatmung.
Lass dir Zeit, mit jeder Wiederholung kannst
du die Übung verfeinern.

Uddiyana Bandha

Übe diesen Verschluss, indem du die Bauchdecke – einige Zentimeter unterhalb des Bauchnabels und ein Stück oberhalb des Schambeins – nach innen in Richtung Wirbelsäule ziehst.
Den Unterleib halte dabei ruhig und entspannt.
Du kannst Uddiyana Bandha mit Mula Bandha verbinden und dies sehr gut im Adho Mukha Svanasana üben.
Hab Geduld, denn es erfordert einige Übung, um Asana, Atmung und Bandha zu koordinieren.

Jalandhara Bandha

Übe gerne in Dandasana (Stabsitz), atme ein, halte den Atem an, bewege das Kinn leicht nach vorne, senke es dann nach unten näher zur Brust, als wolltest du ein Doppelkinn bilden.
Behalte zugleich deinen aufrechten Sitz bei.
Bleibe so lange in der Atempause, wie es dir angenehm ist.
Bei einigen Asanas entsteht ein natürlicher Jalandhara Bandha, wie z.B. bei Setu Bandhasana, Sarvangasana und Halasana (erklärt im Kapitel zu den Kopfüber-Poses).

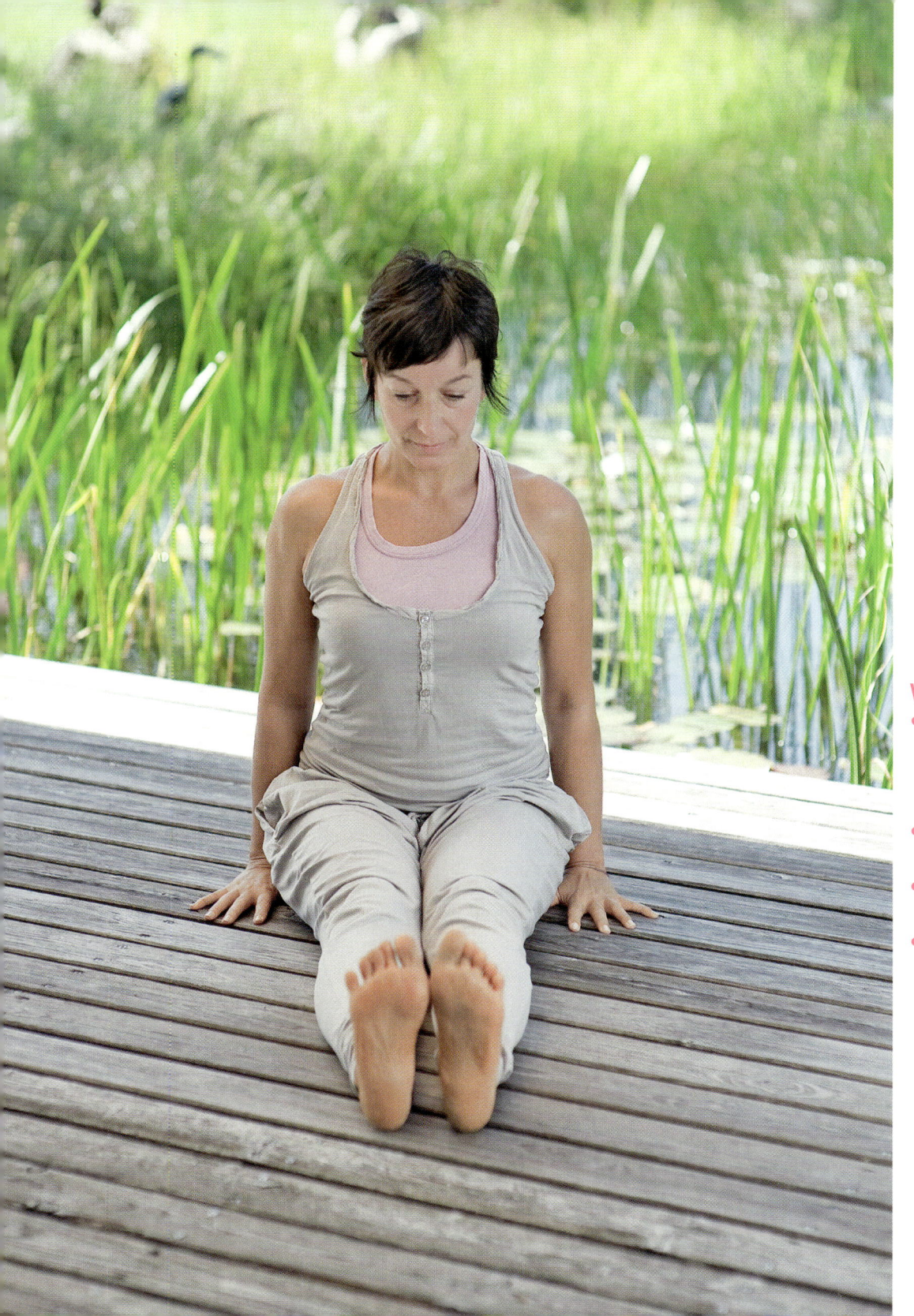

Wirkung

- Schutz des Beckenbodens, damit werden besonders die Organe des kleinen Beckens (z.B. die Blase) vor dem Absinken bewahrt.
- Beruhigung des vegetativen Nervensystems
- Lösen energetischer Blockaden im Becken, im Bauchraum und im Hals
- Erhöhung der Konzentrationsfähigkeit

konzentration – fokus – drishti

Wohin und warum? – Und immer noch?

Drishti ist der Punkt, auf den du während des Übens einer Asana den Blick richtest.

Für jede Asana ist dieser Punkt genauso festgelegt wie der Atemrhythmus.

- das Drishti unterstützt die Konzentration, ein umherschweifender Blick lenkt körperlich wie mental von der Übung ab.
- das Drishti hilft, sich an wichtige Zusammenhänge der Übungen zu erinnern. Wenn du z.B. bei Vorwärtsbeugen den Blick auf deinen Nabel richtest, wirst du daran erinnert, die Bandhas zu halten.
- das Drishti geht immer in die Richtung, in welche die Dehnung gerade erfolgt.
- das Drishti zu halten, ist eine Augenübung.

Es gibt neun Drishtis:

Ajna Chakra oder Broomadhya – Konzentrationspunkt zwischen den Augenbrauen

Angushta Ma Dyai – Blick auf den Daumen

Hastagrai – Blick auf die Hand

Nabi Chakra – Blick auf den Nabel

Nasagrai – Blick auf die Nasenspitze

Padhayoragrai – Blick auf die Zehen

Parshva Drishti – Blick nach rechts

Parshva Drishti – Blick nach links

Urdhva Drishti – Blick nach oben

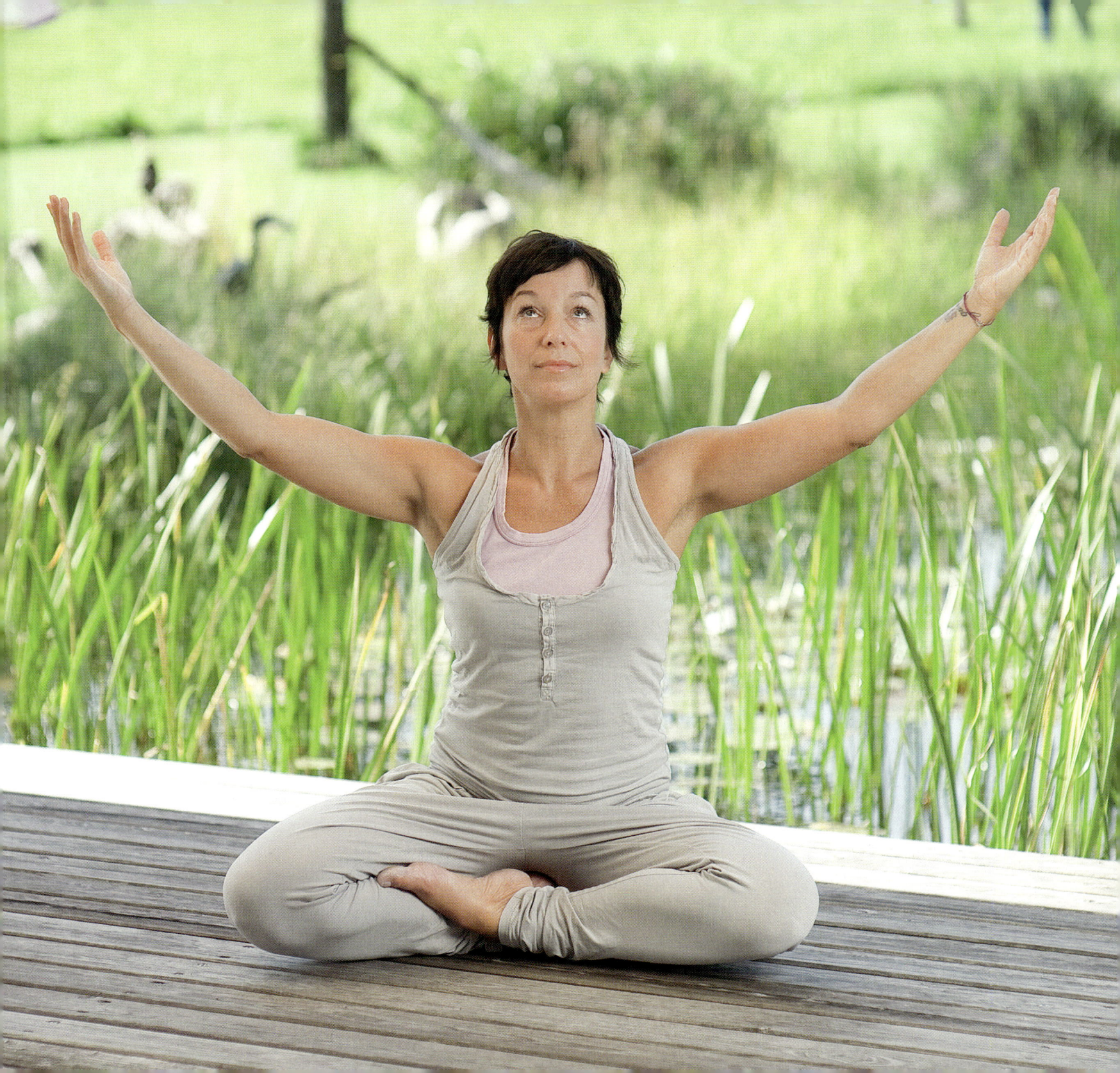

yoga üben, obwohl mir etwas weh tut

Bei Kopfschmerzen, Bauchschmerzen, Knie-, Rückenproblemen, Schulterbeschwerden ...

Ein Schüler klagt: „Ich konnte längere Zeit nicht kommen, da ich vom Fahrrad gestürzt bin."
Eine andere Schülerin sagt: „Ich konnte nicht kommen, da ich zu meinem heftigen Bürojob auch noch Schulterbeschwerden habe."
Der Nächste erklärt: „Ich wollte erst zur Massage gehen, wegen meinem Rücken, bevor ich wieder ins Yoga komme."

Dazu fällt mir nur eines ein:

Yoga kannst du immer üben.

Erzähle deinem Yoga-Lehrer einfach, wie es dir geht. Dann kann er dir für die Yoga-Stunde Modifikationen geben, die deinen Zustand verbessern und die Heilung unterstützen. Und er kann dir für zu Hause kleine Übungen, Quickies, zusammenstellen. Vielleicht übst du jetzt nur deine Atmung, auch tust hast du viel für dich.

Selbst bei Bauchschmerzen oder Kopfweh – es gibt wunderbare Yoga-Übungen, die schnell Linderung verschaffen.

Also praktiziere Yoga regelmäßig, nicht nur dann, wenn du denkst „heute bin ich richtig fit und könnte Bäume ausreißen." Und spüre deinen Körper, er sagt dir ganz genau, wonach ihm zumute ist und was er sich zutrauen kann.

Wenn du regelmäßig mit demselben Yoga-Lehrer übst, kennt er deinen Körper sehr gut. Er wird dich nicht nur an guten Tagen umsichtig fördern, sondern er kann dich auch an einem „Bad Body Day" mit schönen, ermunternden Yoga-Übungen überraschen.

Ich wünsche dir viele schöne Überraschungen.

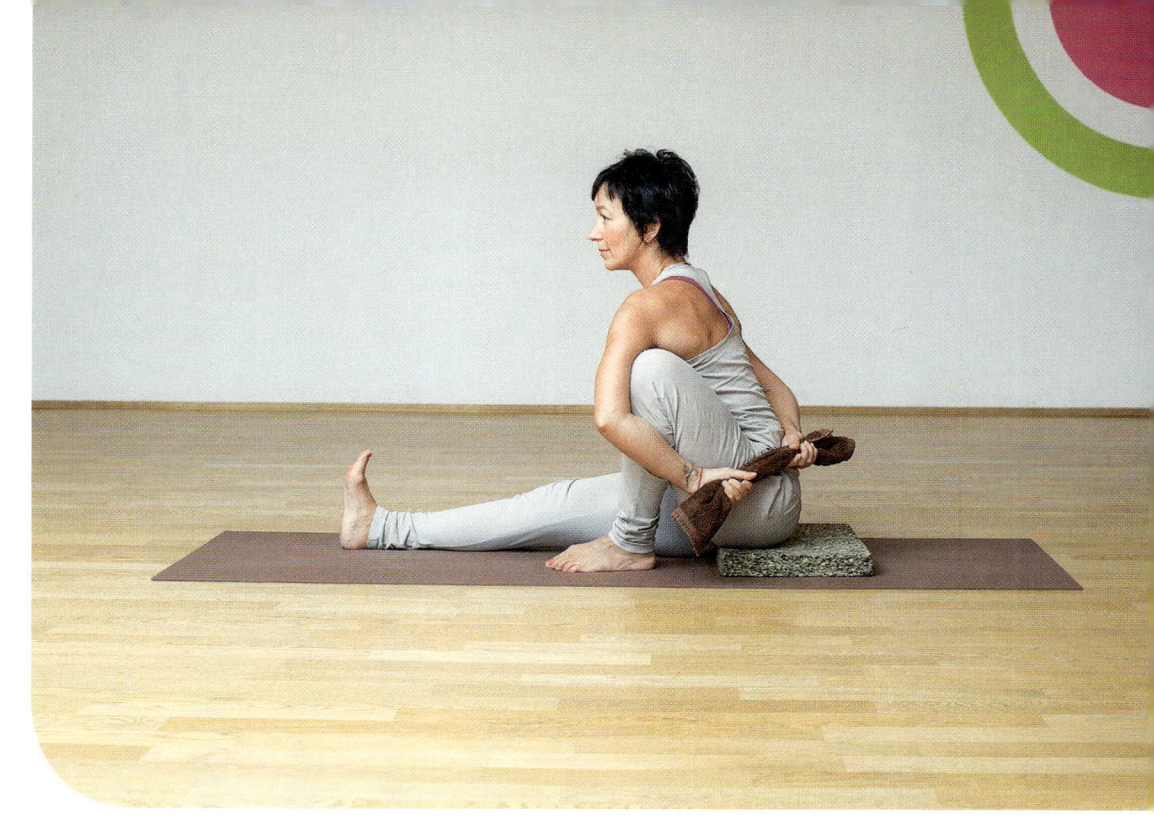

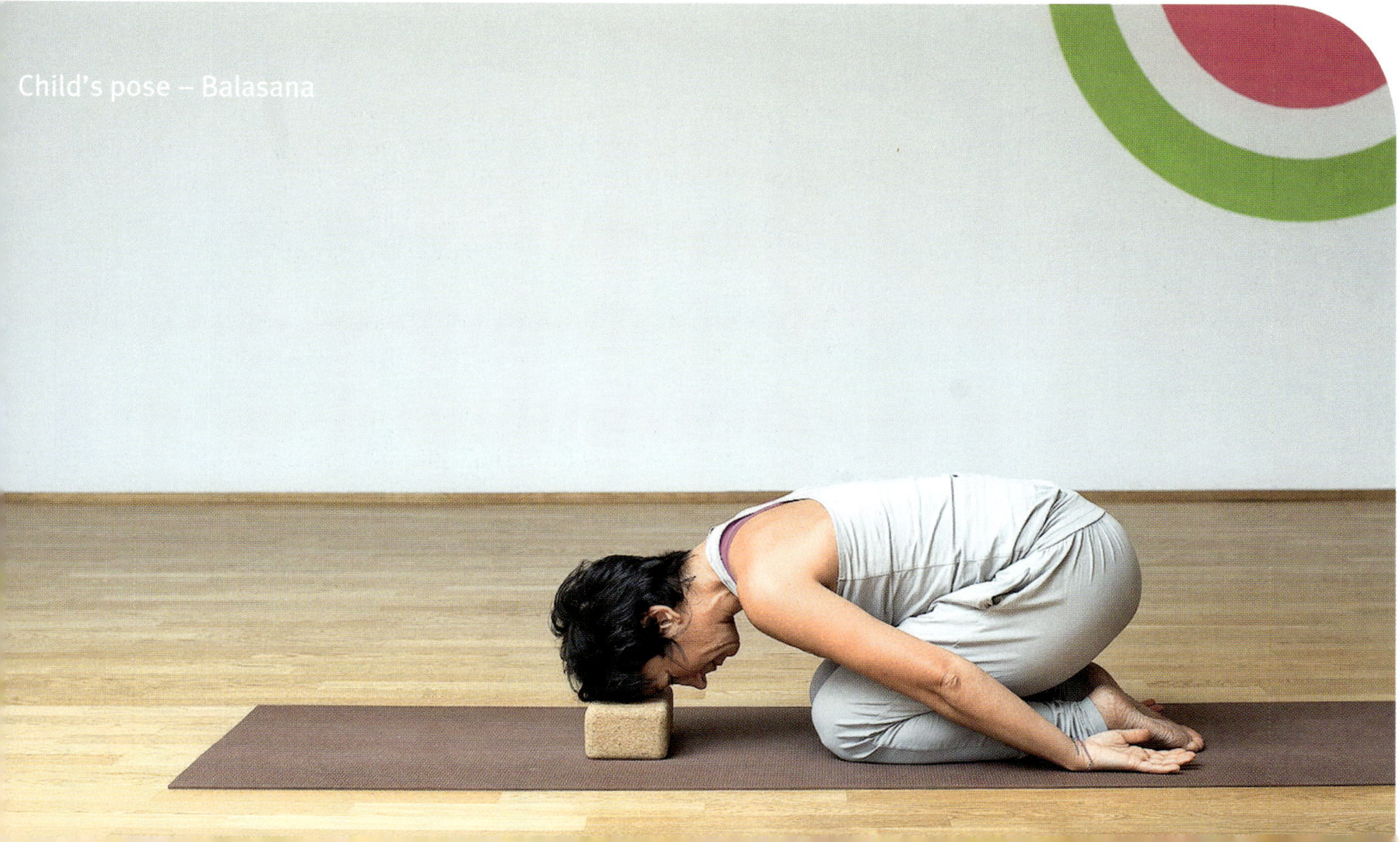

Child's pose – Balasana

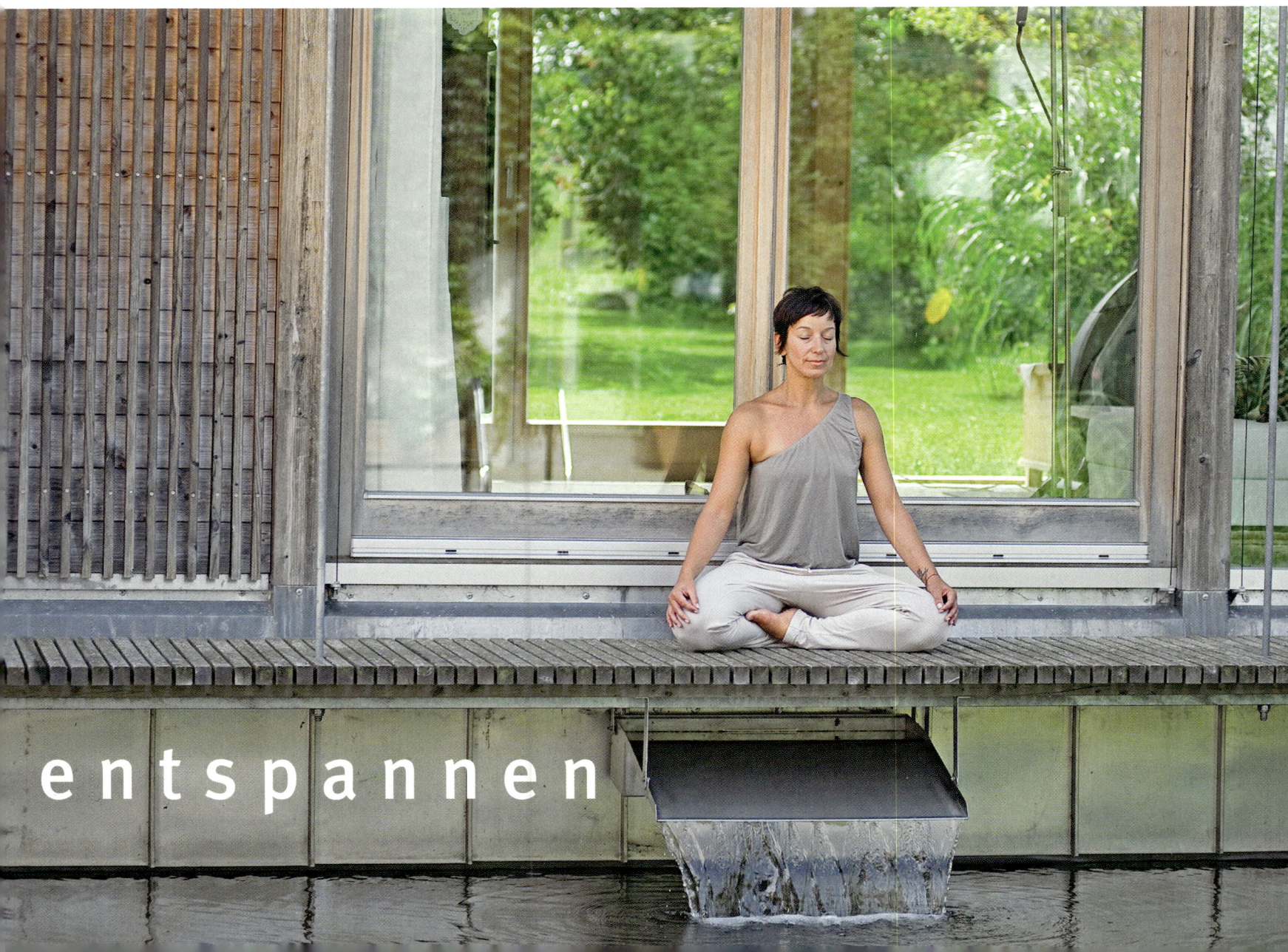

lebendig sein

entspannen

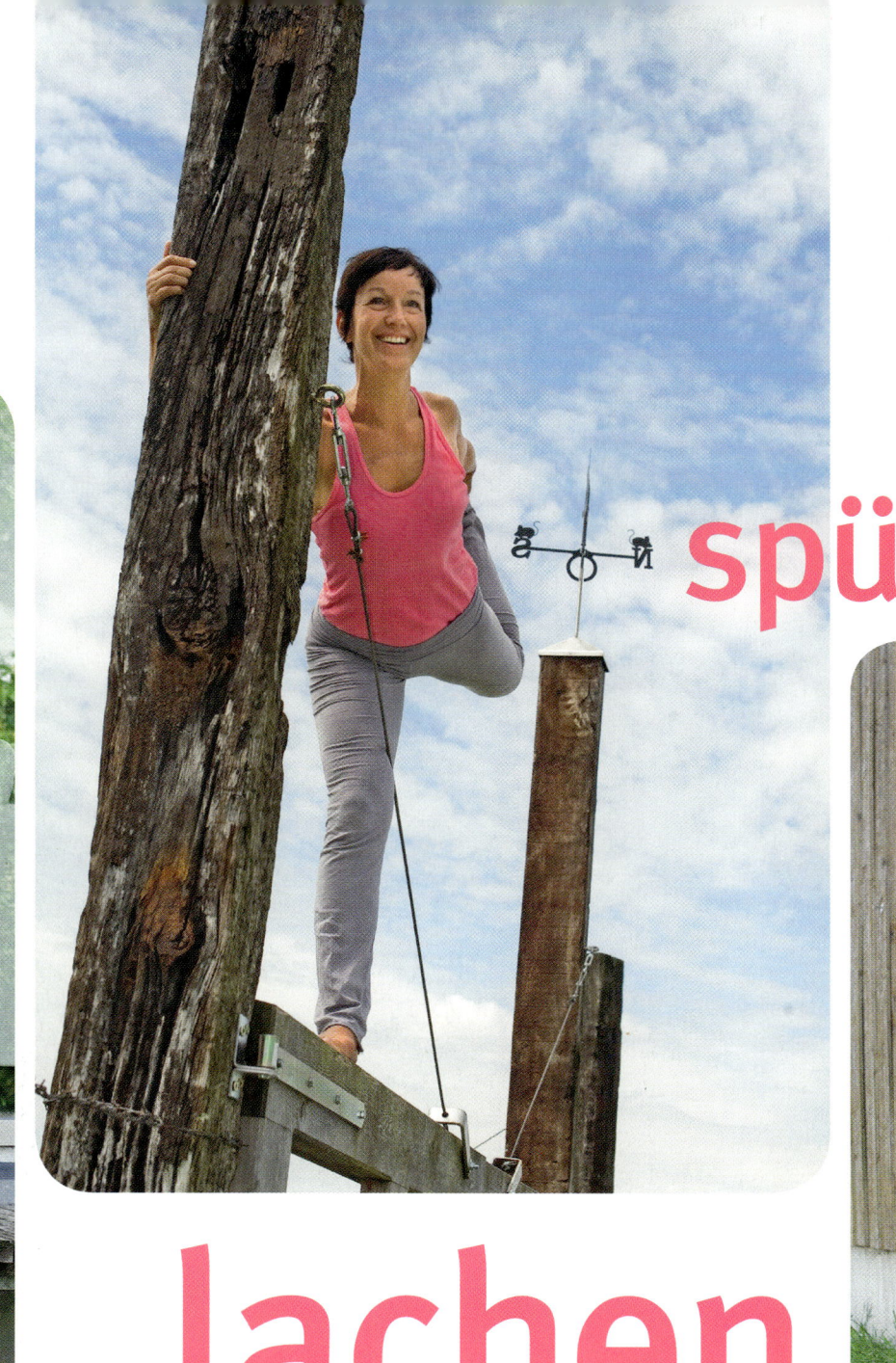

üben

spüren

lachen

genießen

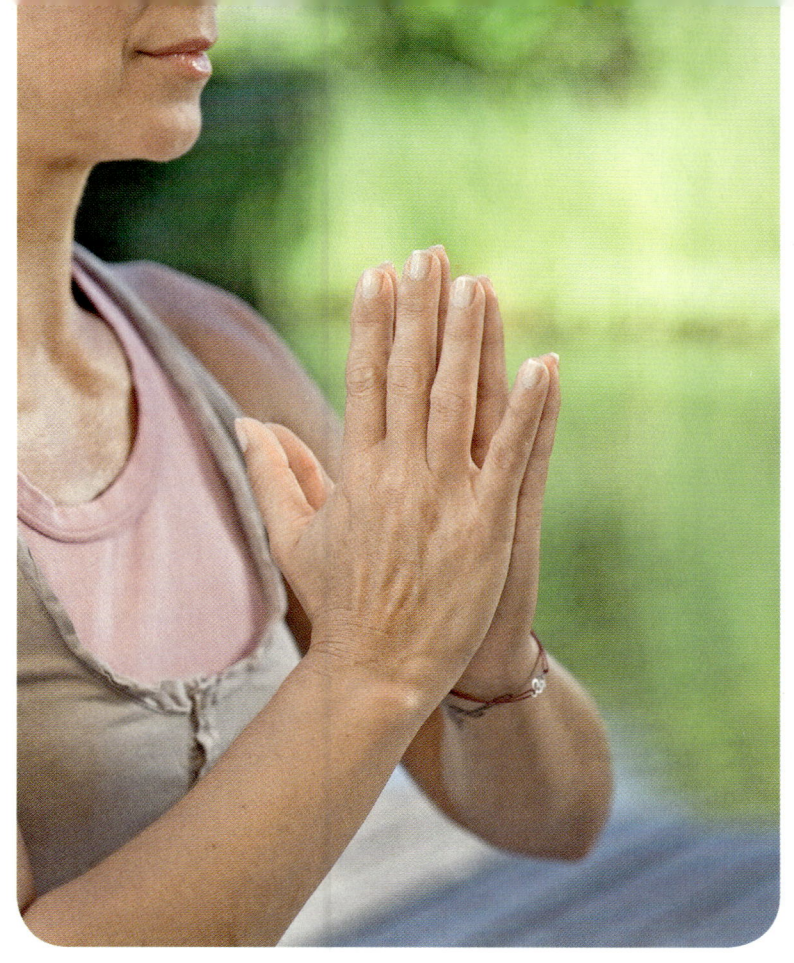

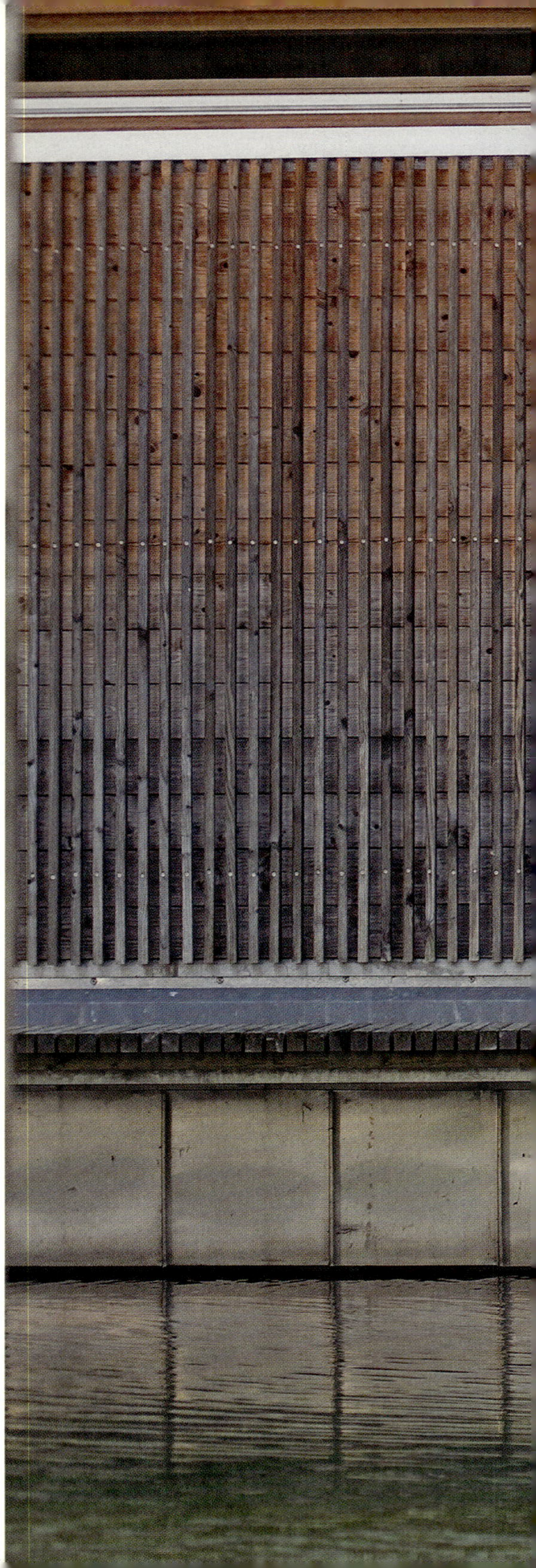

herzlich willkommen zu deiner yoga-praxis

Namaste
Die Seele in mir
grüßt die Seele in dir

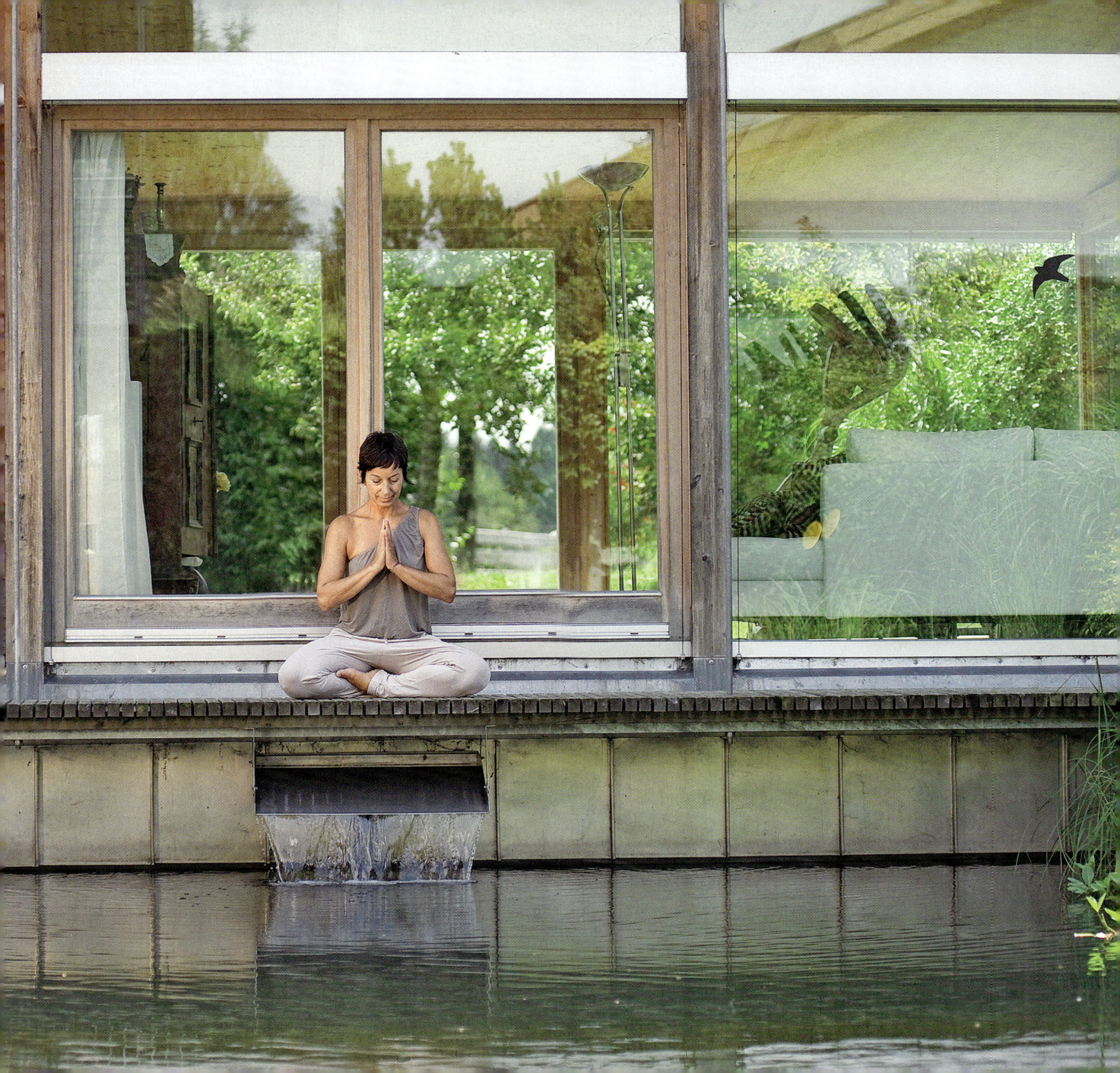

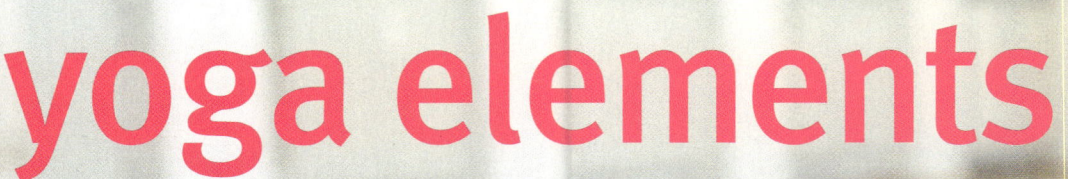

yoga elements

Meine täglichen Quickies

**Übungen für dein tägliches
Wohlbefinden**

**Übungen als Vorbereitungen
für die Asanas**

Übungen für dein 10-Minuten-Programm

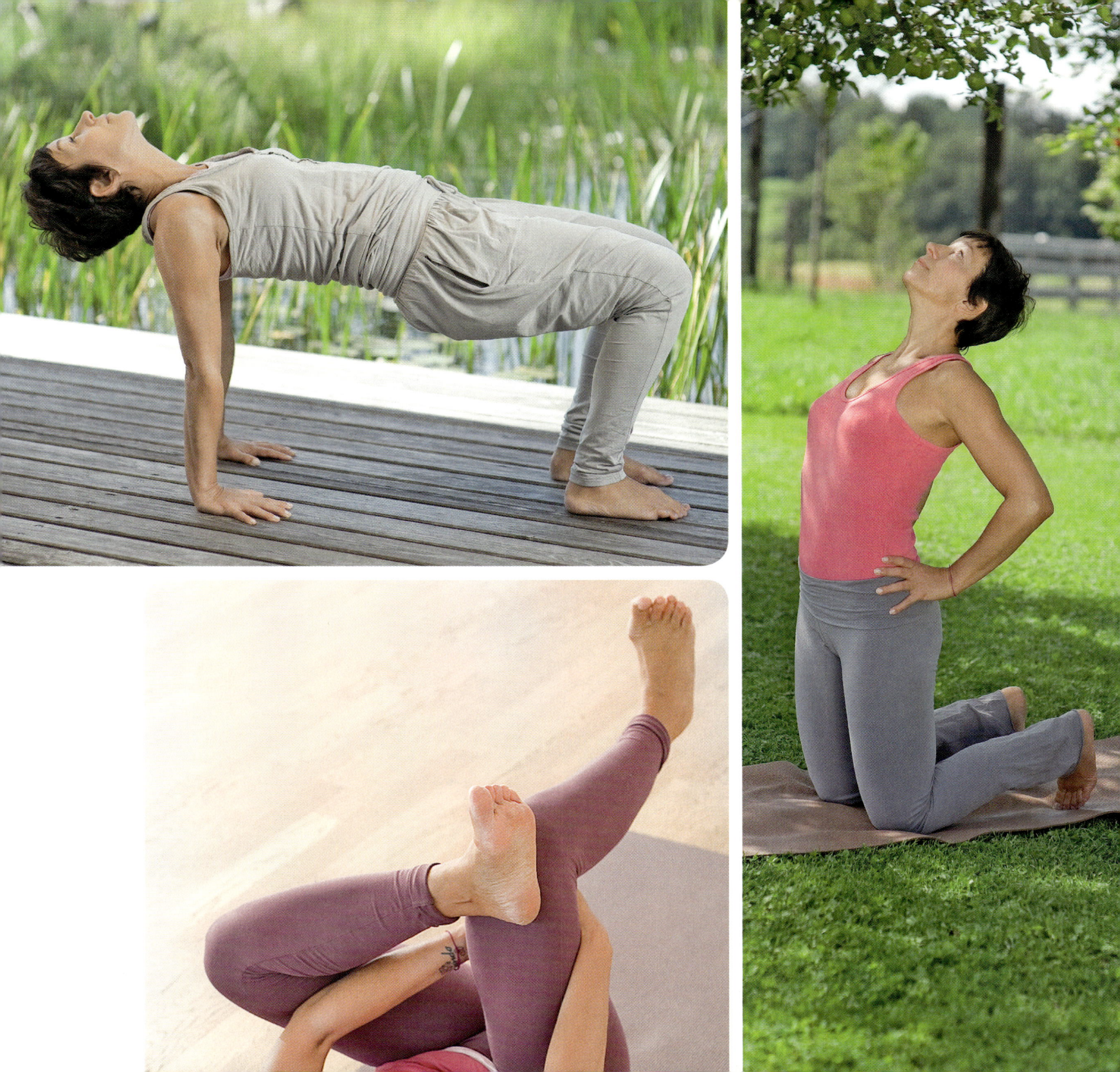

Tadasana – Berghaltung

Tada = Berg
Drishti: Nase

- stehe aufrecht
- schließe deine Füße, verbinde die großen Zehen und halte zwischen den Fersen mindestens einen Fingerbreit Abstand
- verteile das Gewicht gleichmäßig auf die gesamten Fußsohlen, spreize die Zehen
- strecke die Beine, senke dein Steißbein leicht ab
- hebe Brustbein und Schlüsselbeine
- bringe die Schultern neben deinen Körper und senke sie sanft ab
- senke deine Schulterblätter zur Wirbelsäule hin ab
- Arme und Hände hängen entspannt aber lang neben deinem Körper
- den Blick geradeaus richten
- stell dir vor, dein Scheitelmittelpunkt wird sanft zur Decke hin gezogen
- in Tadasana kannst du wunderbar Atmung und Konzentration üben
- übe 5–20 Atemzüge

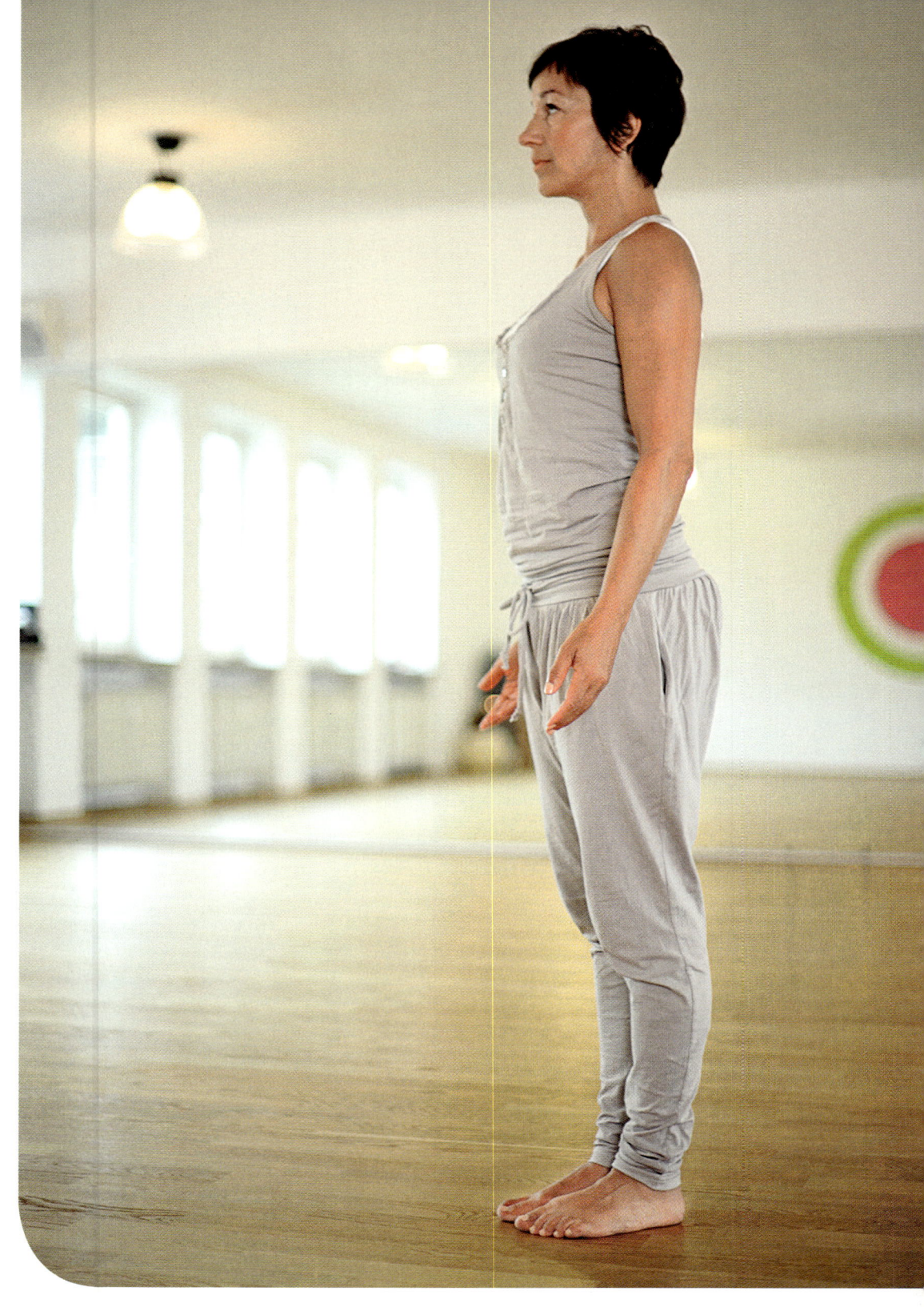

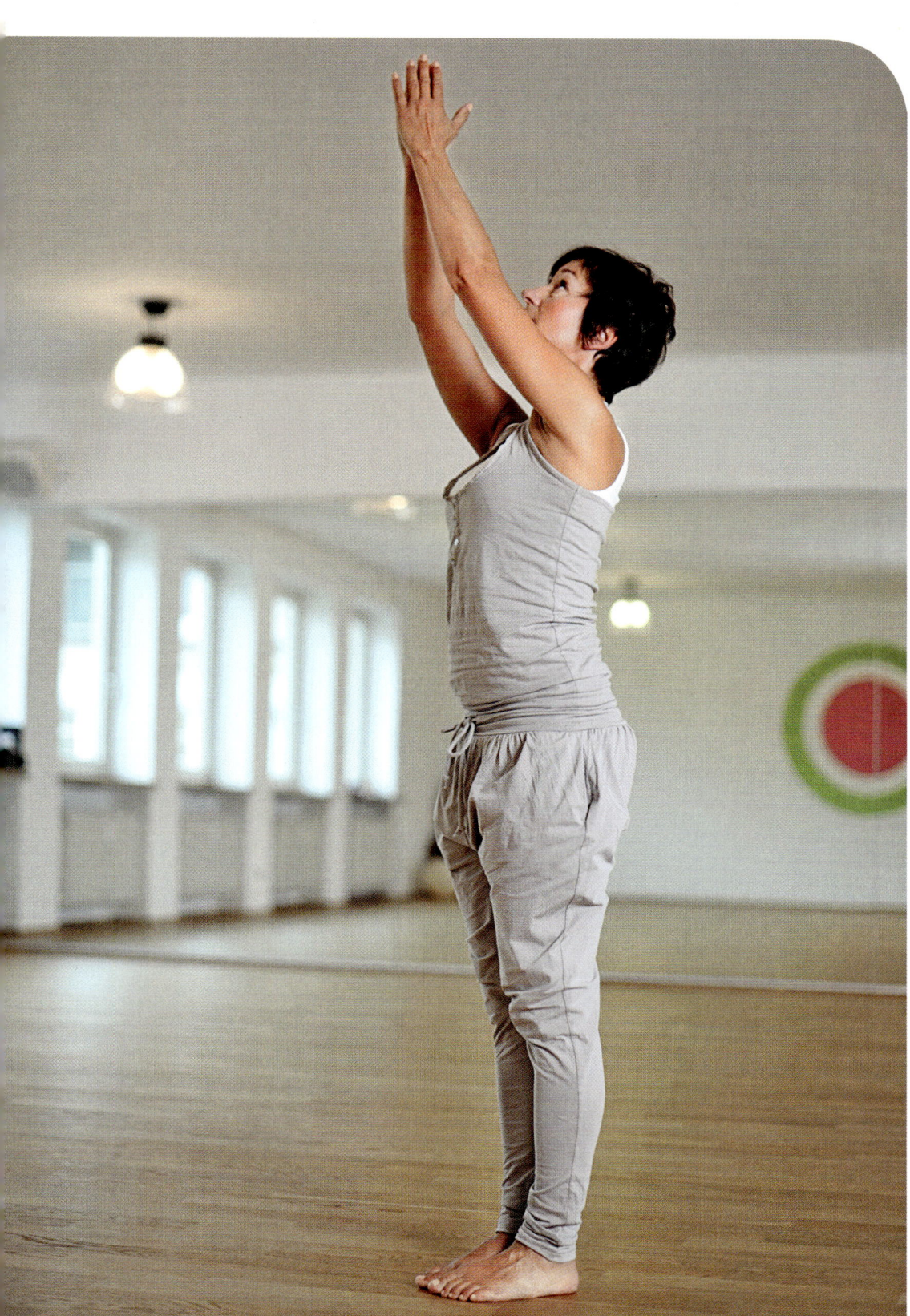

Wirkung
- streckt die Wirbelsäule
- stärkt Beine und Fußmuskulatur
- trainiert die Körperbalance
- stabilisiert die Fußgelenke

Lass dir Zeit zum Stehen, versuch dich zu zentrieren.

Variation

- hebe gerne auch deine Arme, verbinde die Hände sanft
- senke weiterhin die Schultern, versuche die Arme zu strecken
- dein Blick und deine Konzentration richten sich auf die Daumen

Sukhasana – Schneidersitz
Sukha = glücklich, bequem
Drishti: Nase

- probiere zunächst aus, wie du am glücklichsten sitzen kannst
- beginne gerne erst mit einer höheren Unterlage (z.B. Decke), damit du die Knie gut absenken kannst – die Knie sollten nie höher sein als die Hüftgelenke
- falls deine Fußgelenke Druck verspüren, gerne auch hier mit Decke oder Handtuch polstern
- richte dich gut auf den Sitzbeinhöckern ein
- kippe dein Becken nach vorne, wandere dabei vom Kreuzbein über das Steißbein zu den Sitzbeinhöckern
- bringe Länge in deine Wirbelsäule – vom Steißbein bis zum Scheitelmittelpunkt
- spüre und verlängere deine Flanken
- ziehe den Bauchnabel sanft in Richtung Wirbelsäule
- richte das Brustbein auf und senke die Schultern und bringe sie neben den Körper
- in Sukhasana kannst du hervorragend Atmung und Konzentration üben
- übe es, so lange du magst

Wirkung
- streckt die Wirbelsäule und die Bauchorgane
- entspannt die Leisten
- trainiert die Zentrierung und Entspannung

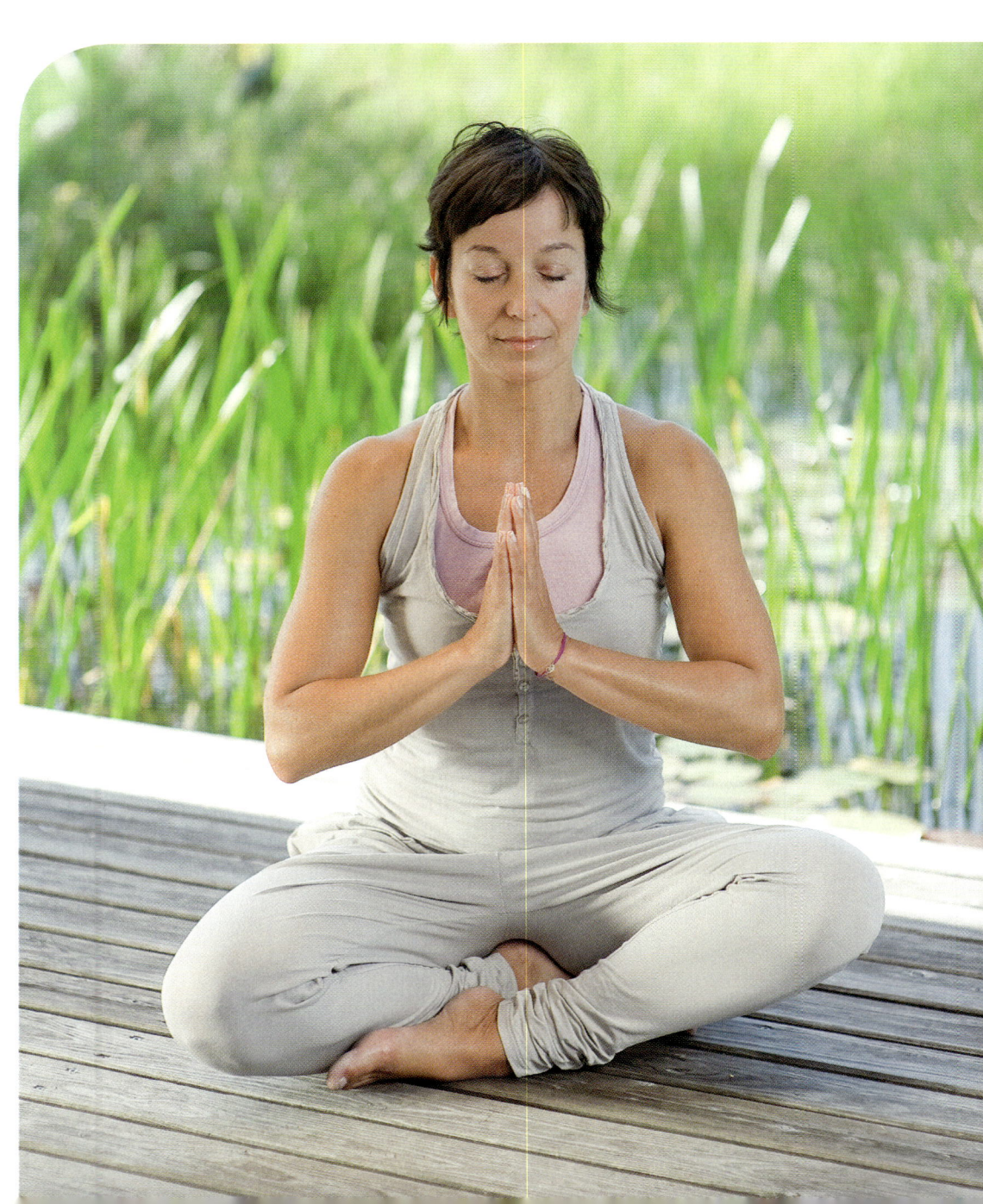

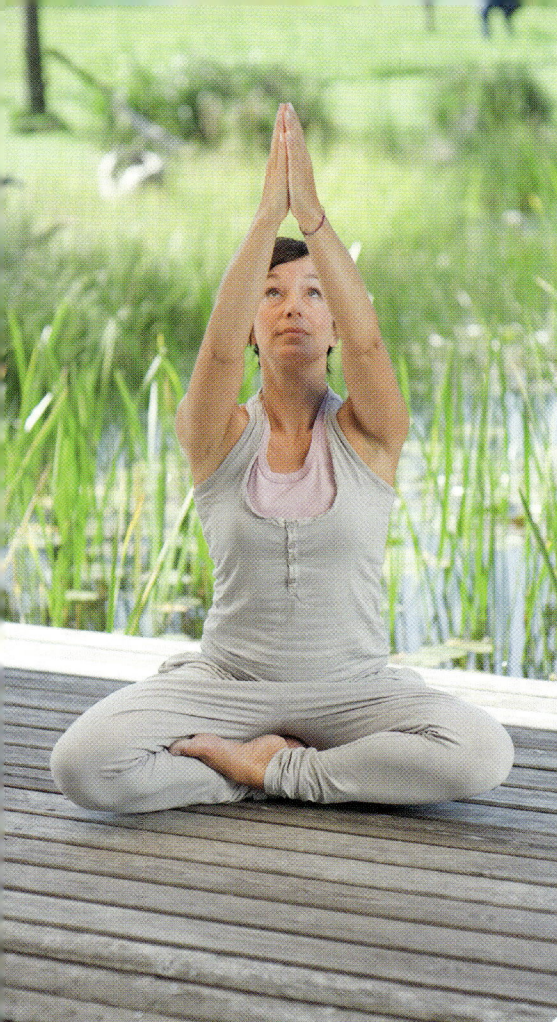

- Ganesha Mudra stimuliert die Herztätigkeit
- öffnet die Bronchien und löst Verspannungen

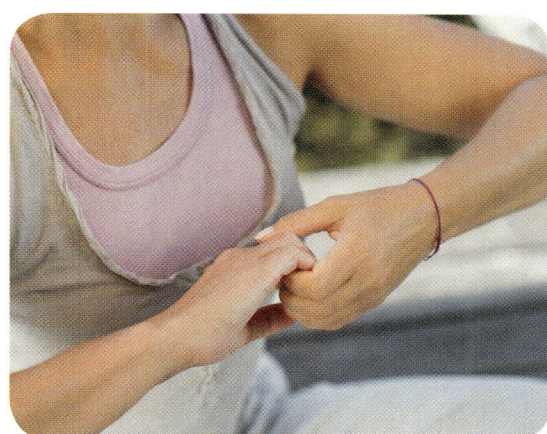

Variation
- probiere verschiedene Arm-haltungen in Sukhasana aus
- hebe die Unterarme vor dem Brustbereich
- übe mit Ganesha Mudra, lege deine Finger ineinander

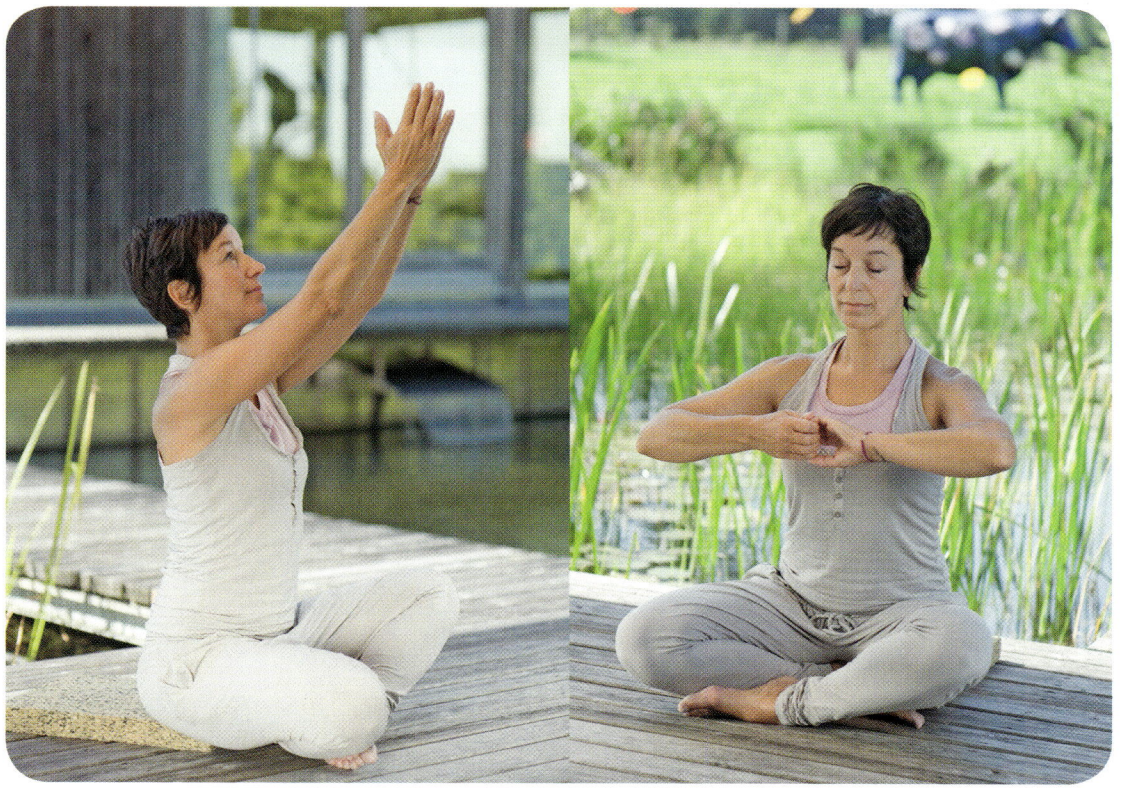

Länge schaffen –
sich öffnen
im Kniestand

Drishti: drittes Auge

- richte dich in der Knie-Stellung ein
- senke dein Steißbein ab und halte Oberschenkel und Becken über den Knien
- bringe Länge in den Oberkörper
- ziehe den Bauch sanft in Richtung
Wirbelsäule
- hebe Brustbein und Gesicht nach
vorne und oben
- stütze die Hände in die Hüften und
ziehe Schultern und Arme sanft
zurück und nach unten

Wirkung
- kräftigt die Beine und den Rumpf
- mobilisiert das Becken und den Rücken
- öffnet den Brustbereich und die Schultern

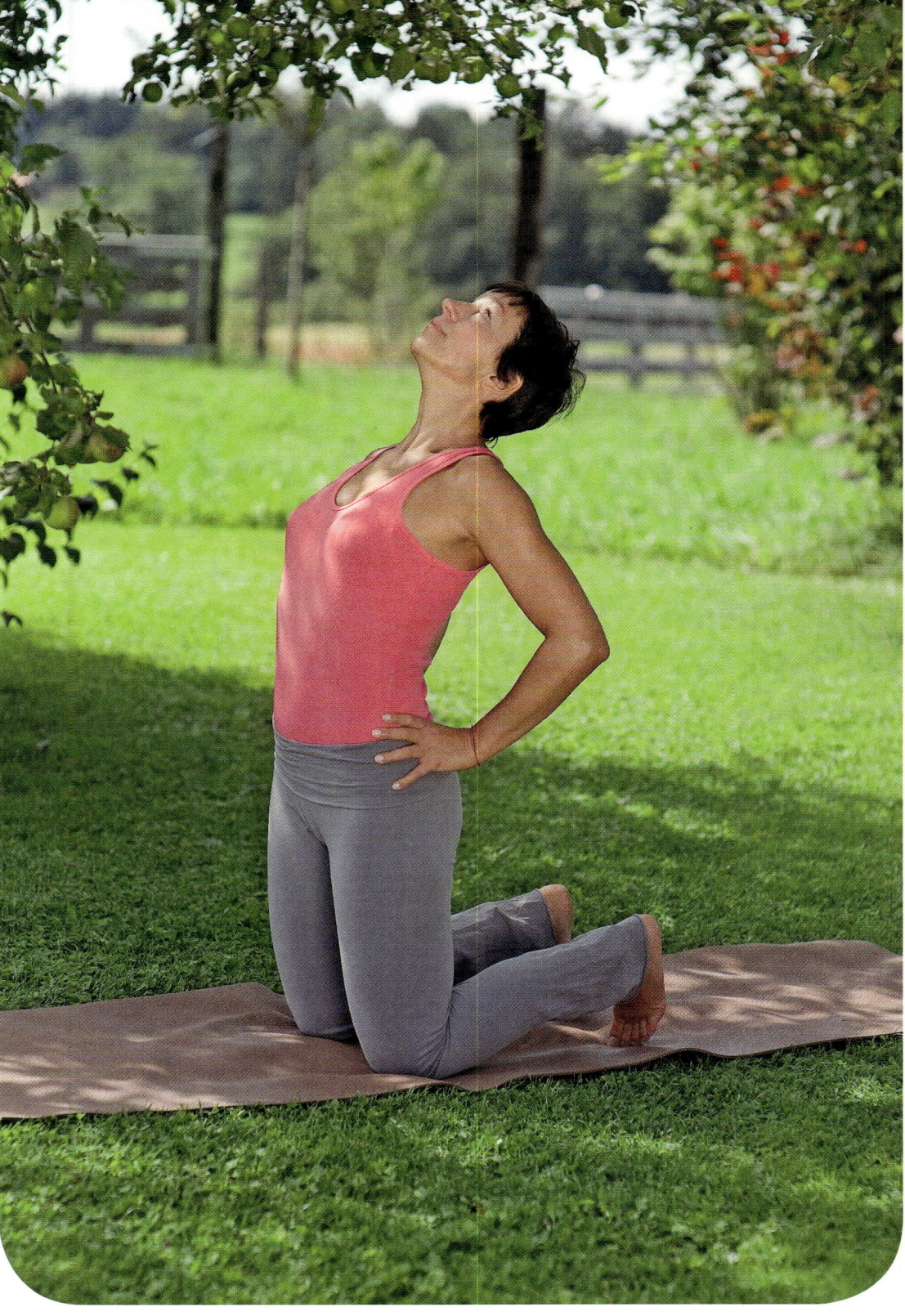

Dehnung und Mobilisation der Lendenwirbelsäule

- lege dich ausgestreckt auf den Rücken
- breite die Arme in Schulterhöhe aus, mit den Handflächen zur Decke
- ziehe die Schultern weg von den Ohren und senke sie gut zum Boden ab
- ziehe die Beine im 90°-Winkel an, lege sie mit dem Ausatmen zur rechten Seite ab
- versuche die Knie direkt übereinander einzurichten und zu schließen
- drehe langsam den Kopf nach links
- mit dem Einatmen bringe die Beine wieder zur Mitte
- mit dem Ausatmen bringe sie nach links und wende den Kopf jetzt nach rechts
- bleibe 5–10 Atemzüge auf jeder Seite
- du kannst diese Übung statisch oder dynamisch üben
- bitte während der Schwangerschaft und bei Bandscheibenproblemen achtsam üben

Wirkung

- löst Blockaden der Lendenwirbelsäule
- optimaler Ausgleich nach Rückbeugen
- gute Vorbereitung für alle Drehhaltungen
- die tägliche Wohlfühl-Übung

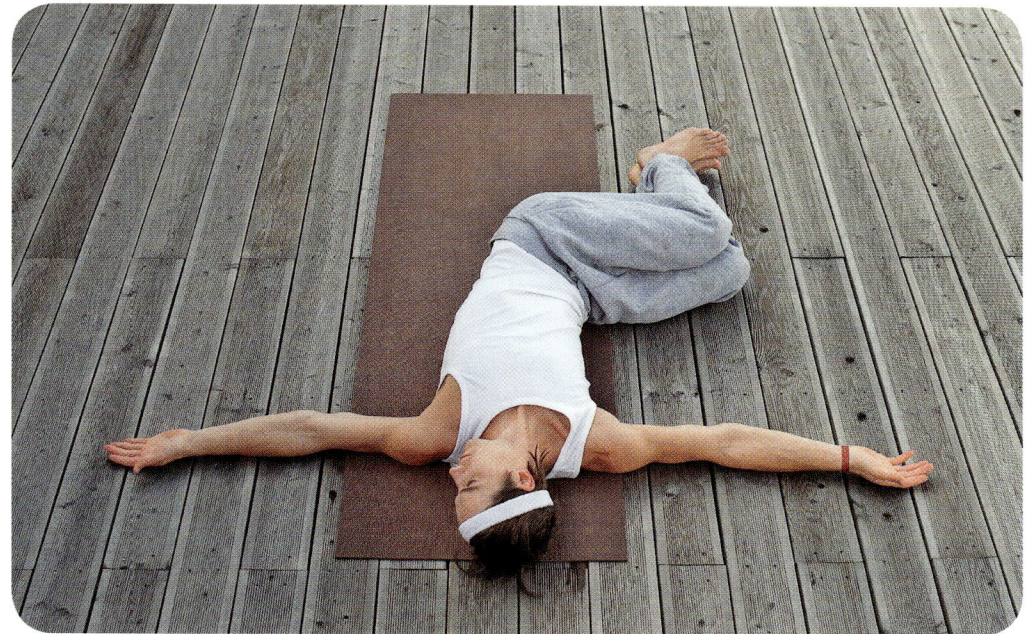

Variation

- binde Unterschenkel und Fuß um die Wade, bevor du die Beine zur Seite legst
- achte auch hier auf deine abgesenkten Schultern
- senke die Knie nur so tief zum Boden, wie du die Schultern auf der Matte halten kannst

Wirkung

- intensive Dehnung der gesamten Wirbelsäule

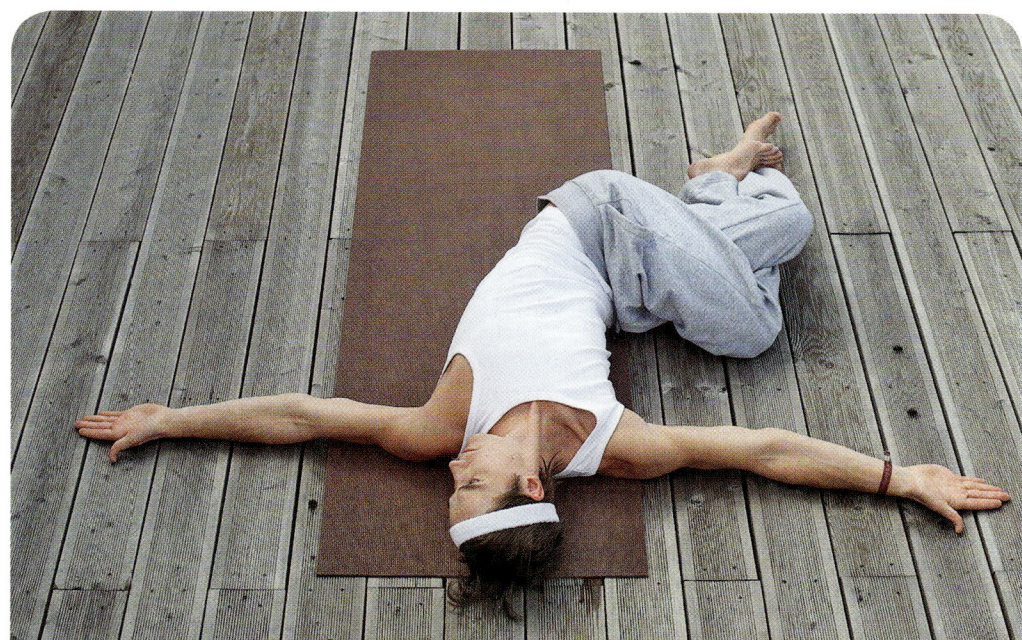

Mobilisation der Handgelenke

- kreise mit deinen Händen im Wechsel zu dir hin und von dir weg, versuche dabei, die Handgelenke verbunden zu halten
- löse und lockere die Finger dabei
- du kannst das Handgelenk-Kreisen in Tadasana oder in Sukhasana üben
- versuche die Schultern dabei entspannt zu halten
- übe es, so oft du magst

Wirkung

- Entspannung der Handgelenke
- Auflockerung der Stimmung
- gute Vorbereitung für Stützhaltungen und Umkehrhaltungen

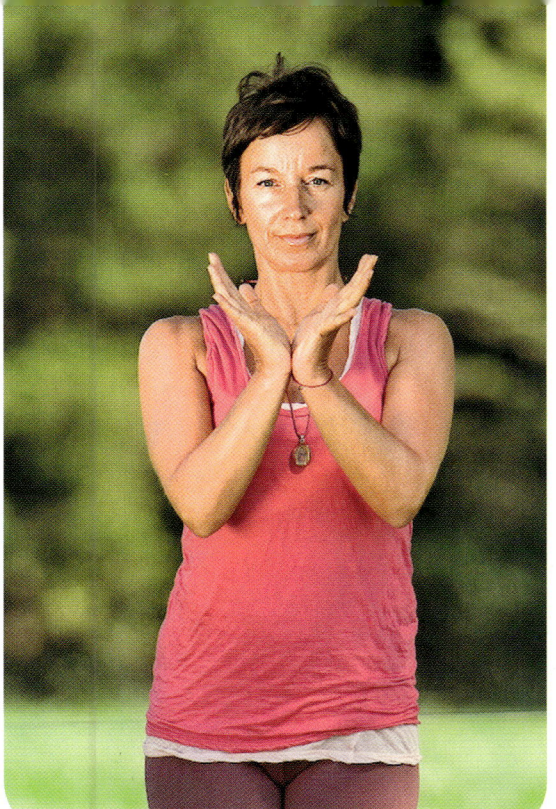
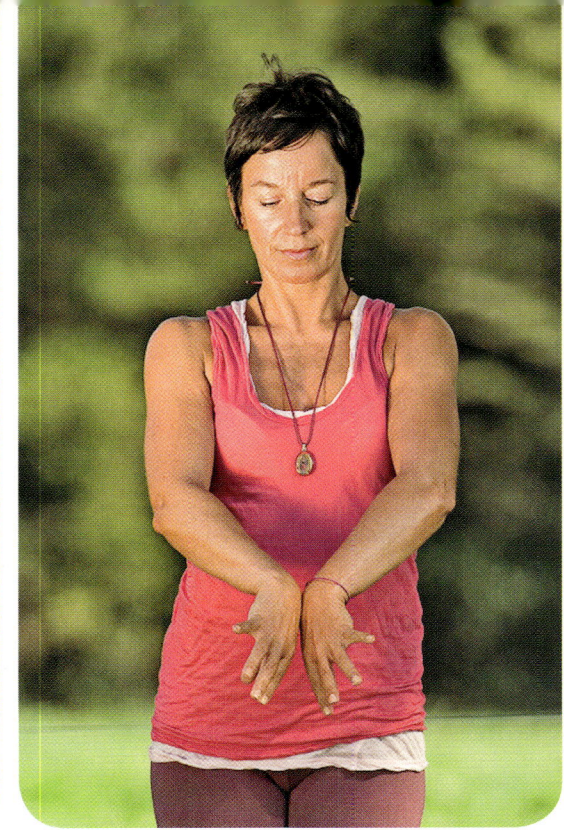

Die Beweglichkeit der Hände steht im direkten Zusammenhang mit der Beweglichkeit des Körpers. Nervenbahnen der Halswirbelsäule etwa führen durch die Arme zu den Fingern und stellen eine direkte Verbindung her. Bei akuten oder chronischen Verspannungen von Hals und Schultern ist folglich auch der Bewegungsradius der Finger und Hände eingeschränkt.

Das Auseinanderspreizen der Finger bei Stützhaltungen etc. löst einen Reflex aus, der eine Extension der Brustwirbelsäule zur Folge hat und das Atemvolumen in der Lunge vergrößert. Das ist ein Grund, warum lockere Hände und aktive Finger gute Laune machen.

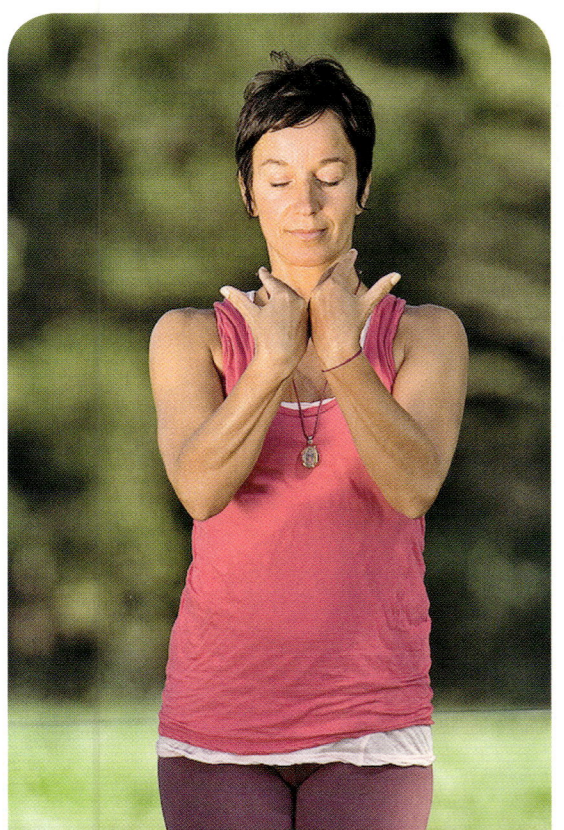
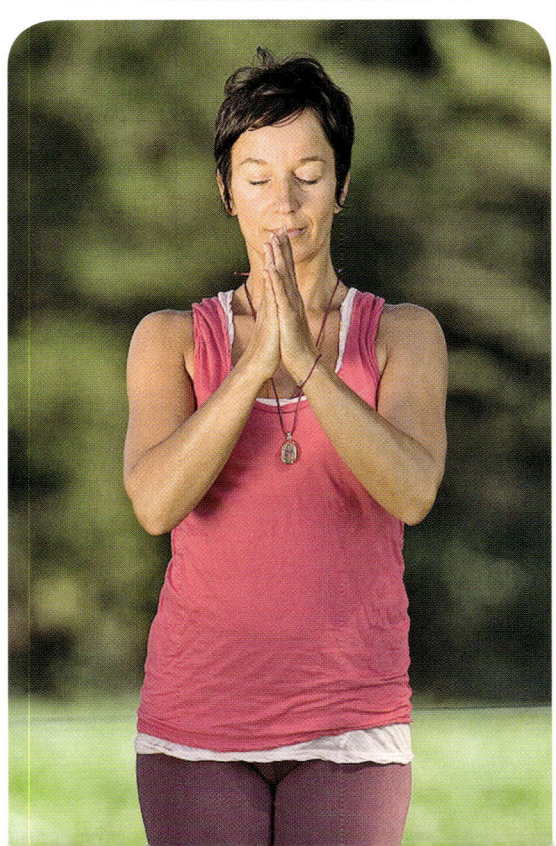

Dehnung der Handgelenke

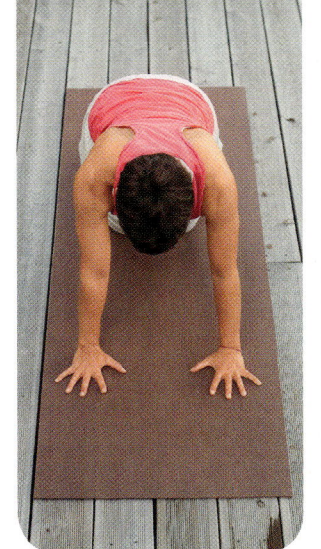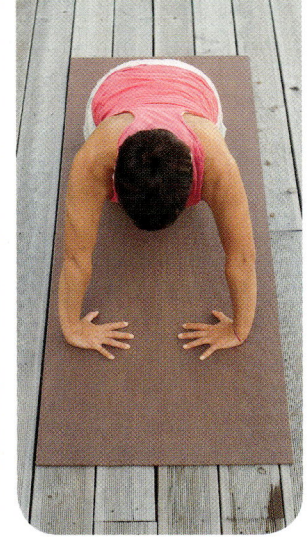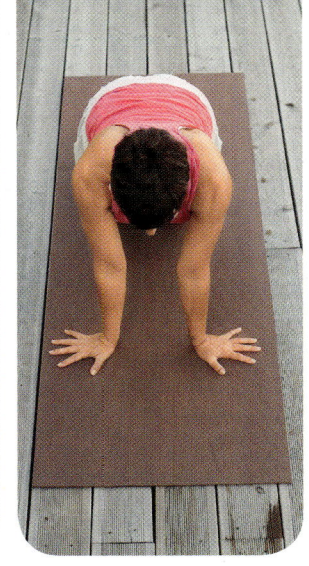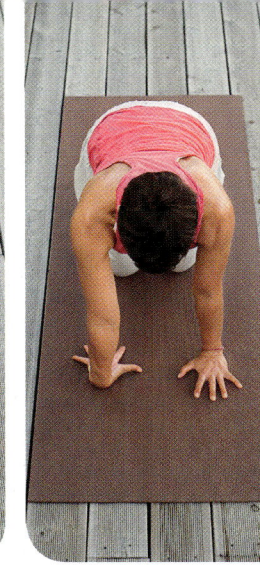

- richte dich im Vierfüßlerstand ein
- achte darauf, dass die Hüftknochen über den Knien und die Schultern über den Handgelenken eingerichtet sind
- hebe dich aus den Schultern
- strecke die Arme, ohne sie zu überstrecken
- platziere deine Hände so, dass deine Finger weit aufgefächert sind
- greife kräftig mit Handflächen, Fingern und Fingerkuppen in die Matte
- übe in allen Richtungen, in die Hände und Handgelenke bewegt werden können
- übe langsam und achtsam jeweils 5–10 Atemzüge

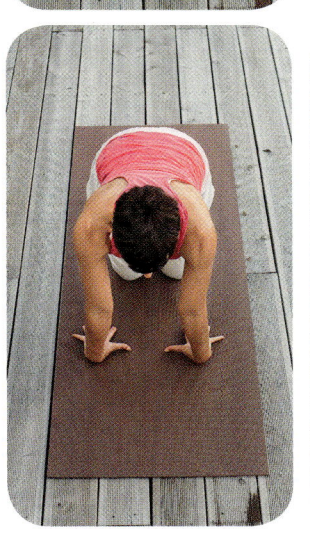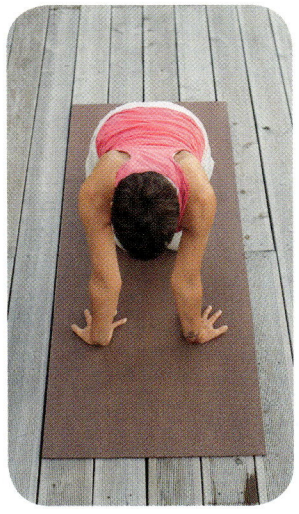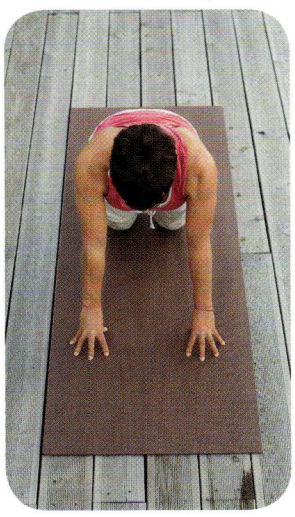

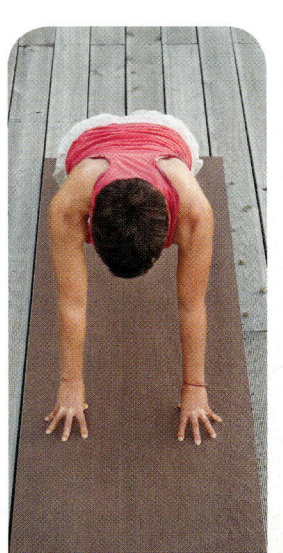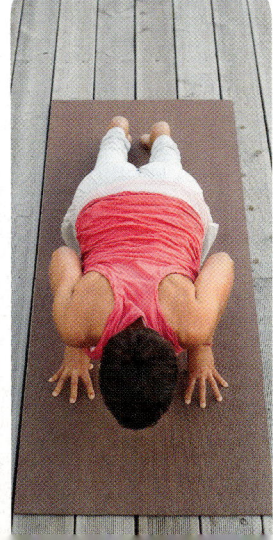

Wirkung
- Entspannung der Hände und Handgelenke
- gute Vorbereitung für Stützhaltungen und Ausgleich danach

Variation für Geübte
- wenn dein Rumpf kräftig genug ist, führe die Übung in der schiefen Ebene und in Chaturanga Dandasana (Liegestütz) aus

Dehnung im Halsbereich

- richte deinen Blick geradeaus
- senke mit der Ausatmung den Kopf langsam nach rechts
- führe sanft den Kopf mit deiner Hand
- binde den linken Arm um deinen Rücken bis zur rechten Flanke
- mit dem Einatmen komme wieder zur Mitte
- mit dem Ausatmen wechsle die Seite
- du kannst die Übung sowohl in Tadasana als auch in Sukhasana üben
- bleibe 5–10 Atemzüge auf jeder Seite
- du kannst diese Übung statisch oder dynamisch üben

Wirkung
- die tägliche Wohlfühl-Übung

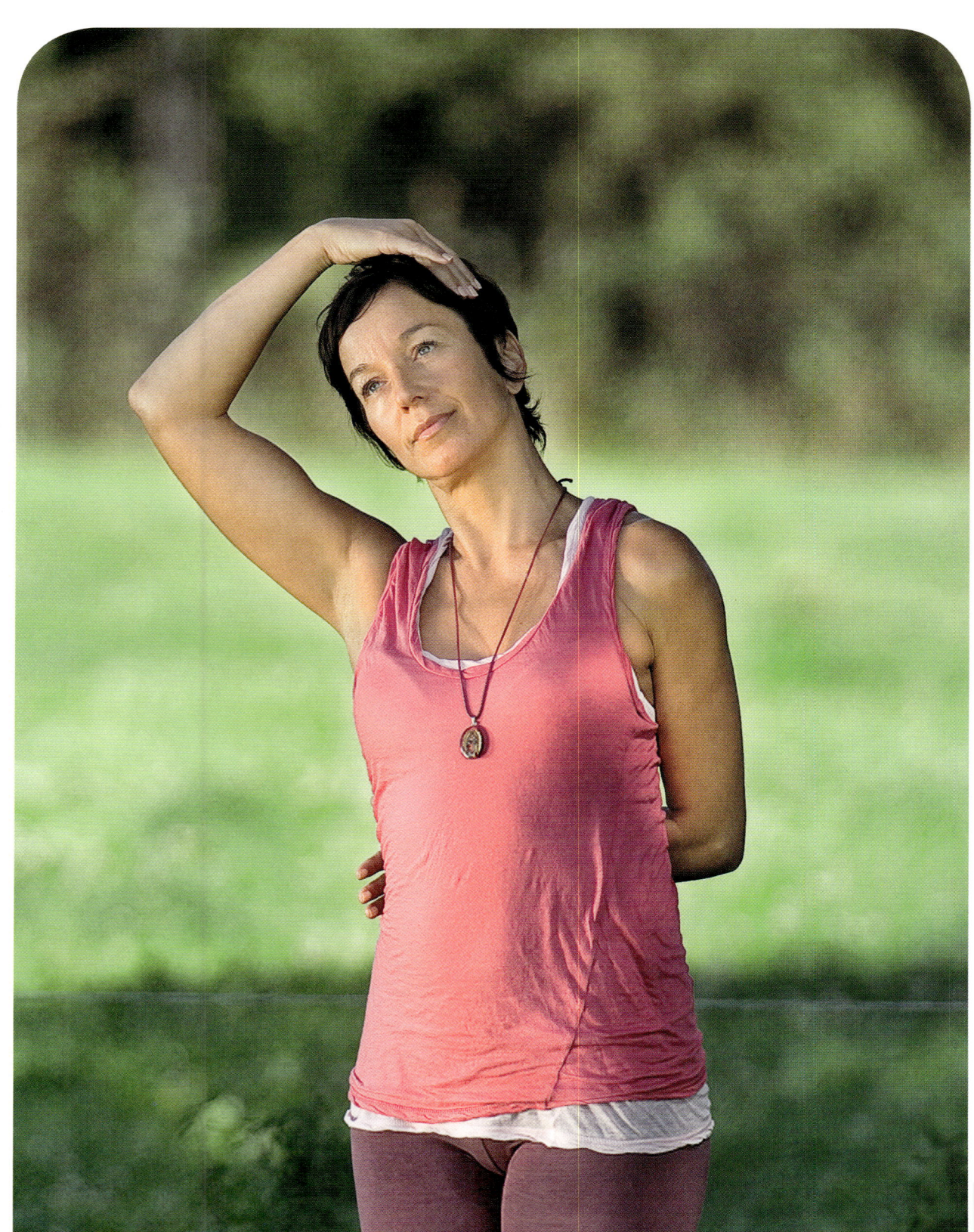

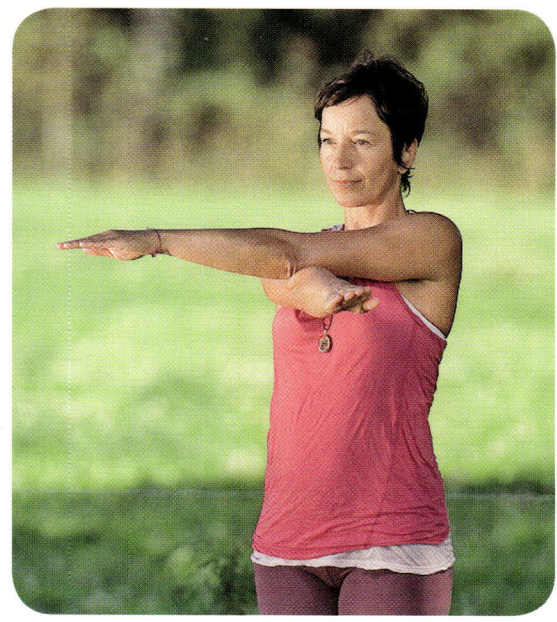

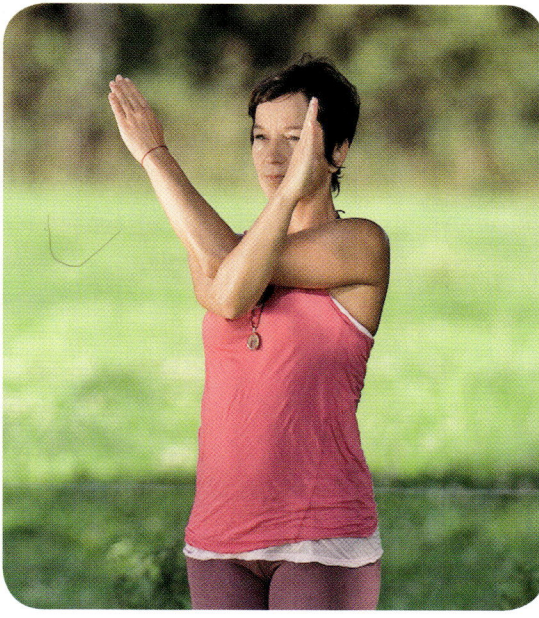

Wirkung
- gute Vorbereitung für Stützhaltungen und Umkehrhaltungen
- die tägliche Wohlfühl-Übung

Dehnung und Mobilisation der Arme und Schultern

- kreuze deine Arme vor dir
- umfasse mit dem rechten Arm deinen linken Unterarm
- versuche die Handflächen so gut wie möglich übereinander zu legen
- schiebe die Ellbogen sanft nach vorne
- du kannst die Übung in Tadasana oder Sukhasana ausführen
- bleibe 5–10 Atemzüge auf jeder Seite

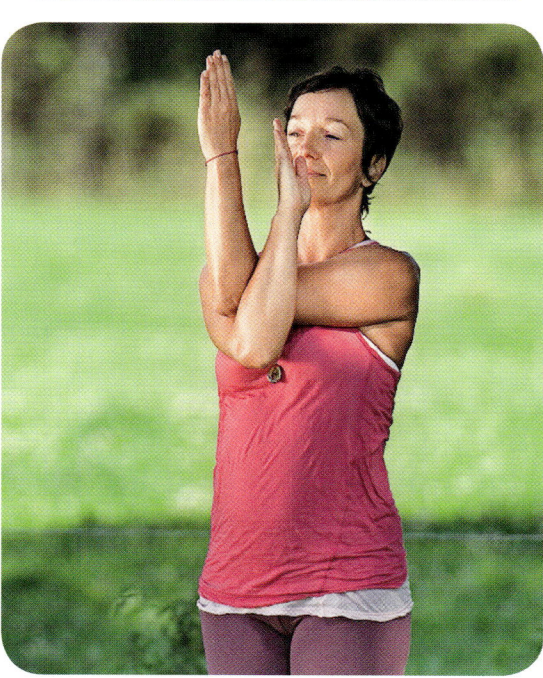

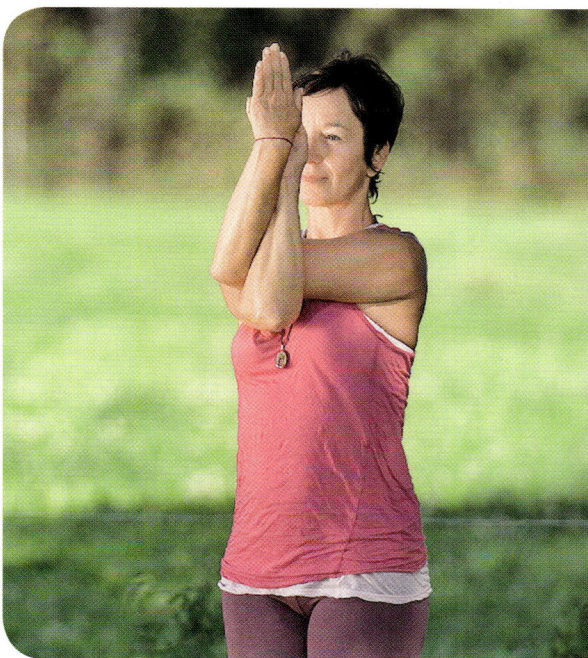

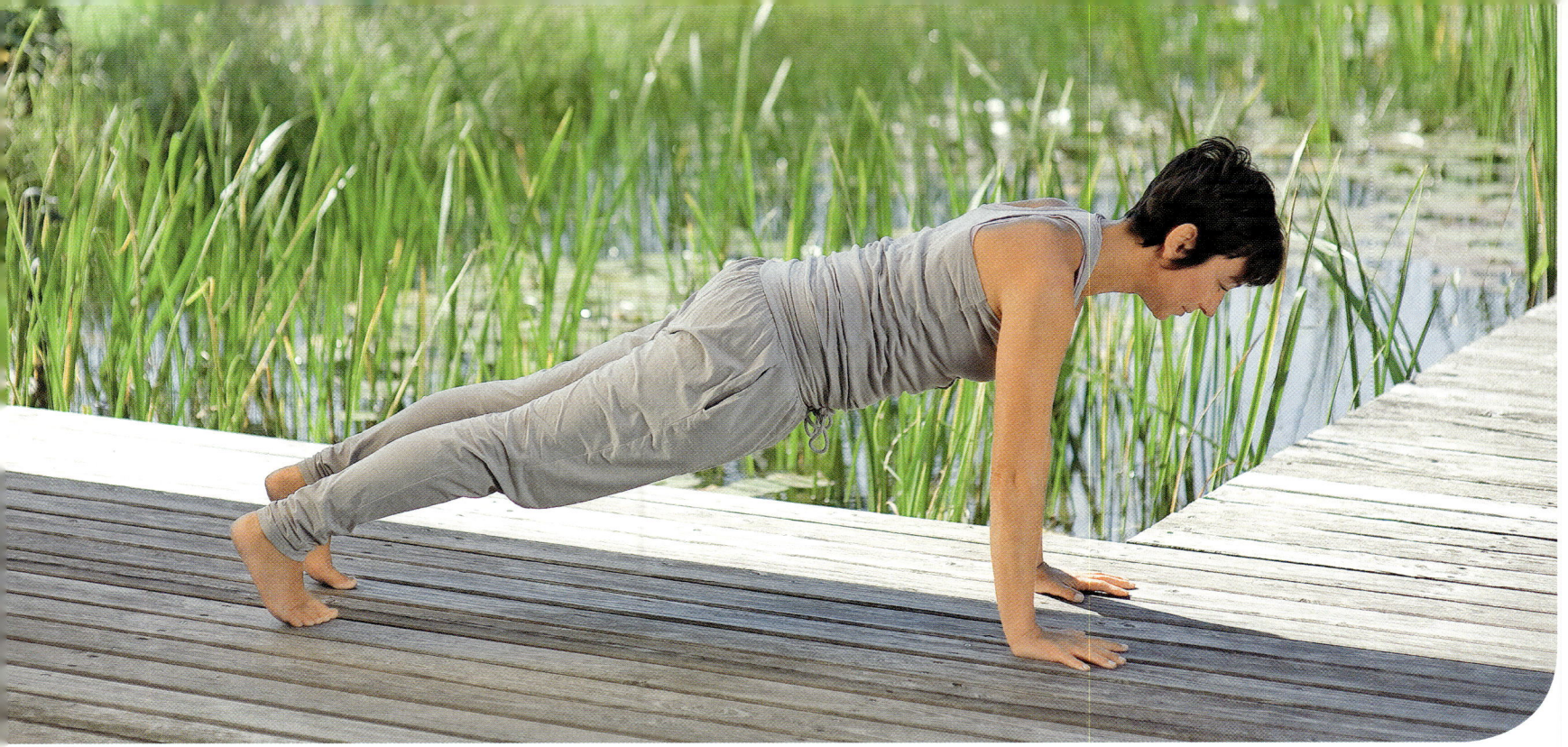

Kräftigung des Rumpfes – Bauch- und Rückenmuskulatur

- richte dich im Vierfüßlerstand ein
- achte darauf, dass die Hüftknochen über den Knien und die Schultern über den Handgelenken eingerichtet sind
- hebe dich aus den Schultern
- strecke die Arme, ohne sie zu überstrecken
- platziere deine Hände so, dass die Finger weit aufgefächert sind
- greife kräftig mit Handflächen, Fingern und Fingerkuppen in die Matte bzw. den Boden
- strecke erst das rechte Bein nach hinten aus, dann das linke Bein
- greife kräftig mit Zehen und Fußballen in den Boden, schiebe die Fersen nach hinten
- strecke die Beine – spüre die Vorder- und Rückseiten deiner Beine
- der Körper bildet von den Schultern bis zu den Füßen eine Linie
- halte deinen Kopf in Verlängerung der Wirbelsäule
- der Blick geht zwischen die Hände
- ziehe den Bauch sanft in Richtung Wirbelsäule
- senke das Steißbein leicht ab
- übe sehr achtsam, beginnend mit 5 Atemzügen und wiederhole 3 Mal

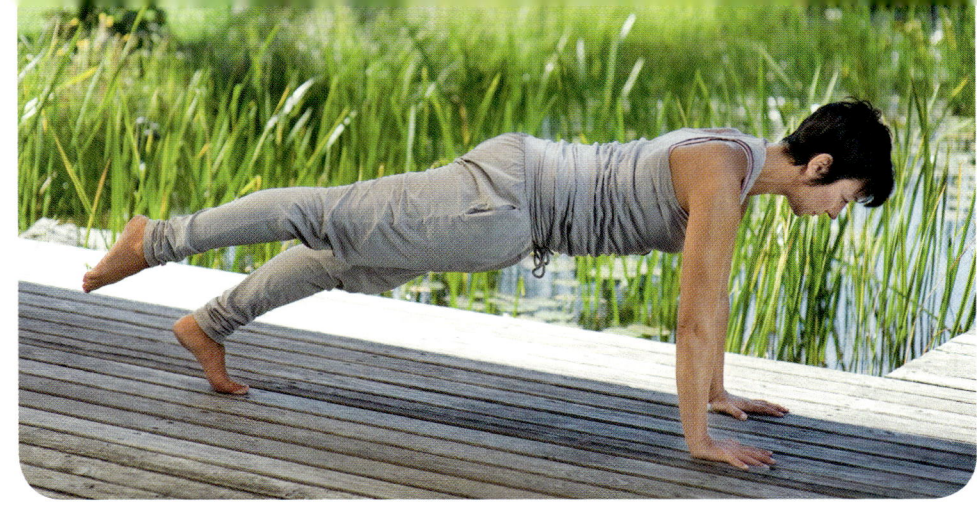

Wirkung

- kräftigt den gesamten Rumpf
- Vorbereitung und Modifikation
  für Chaturanga Dandasana
- gut kombinierbar mit den
  Handgelenks-Übungen
- Empfehlung für das tägliche
  10-Minuten-Programm

Variation für Geübte

- übe Beine oder Arme im Wechsel zu
  heben
- übe die Stützhaltung mit gekreuzten
  Beinen, halte sie dabei gestreckt und
  angespannt
- konzentriere dich gut auf deine Körpermitte, lass das Becken nicht fallen
- übe sehr achtsam, beginnend mit
  5 Atemzügen und wiederhole 3 Mal

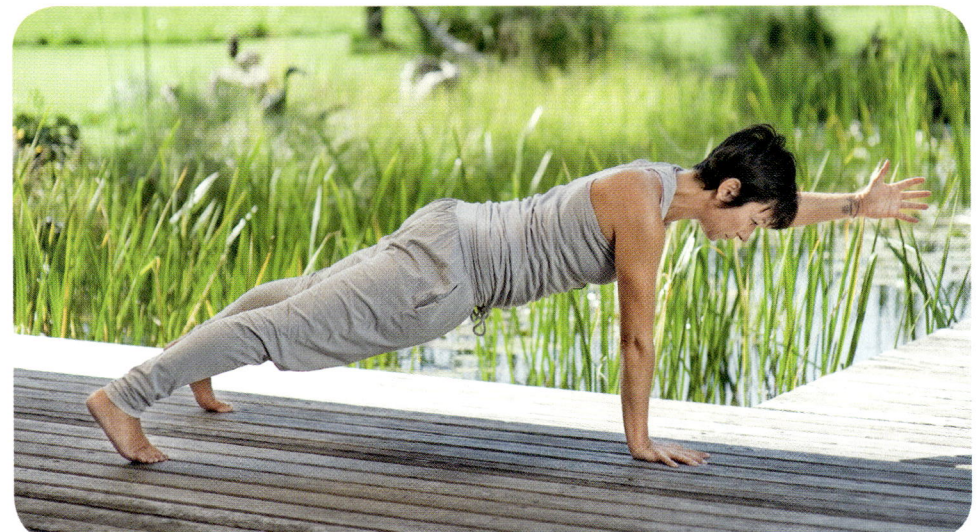

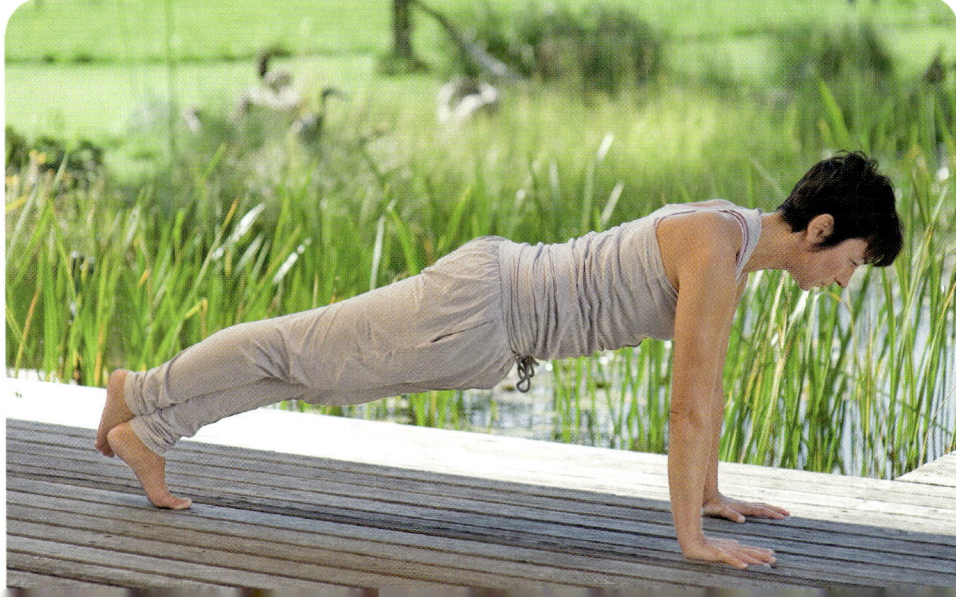

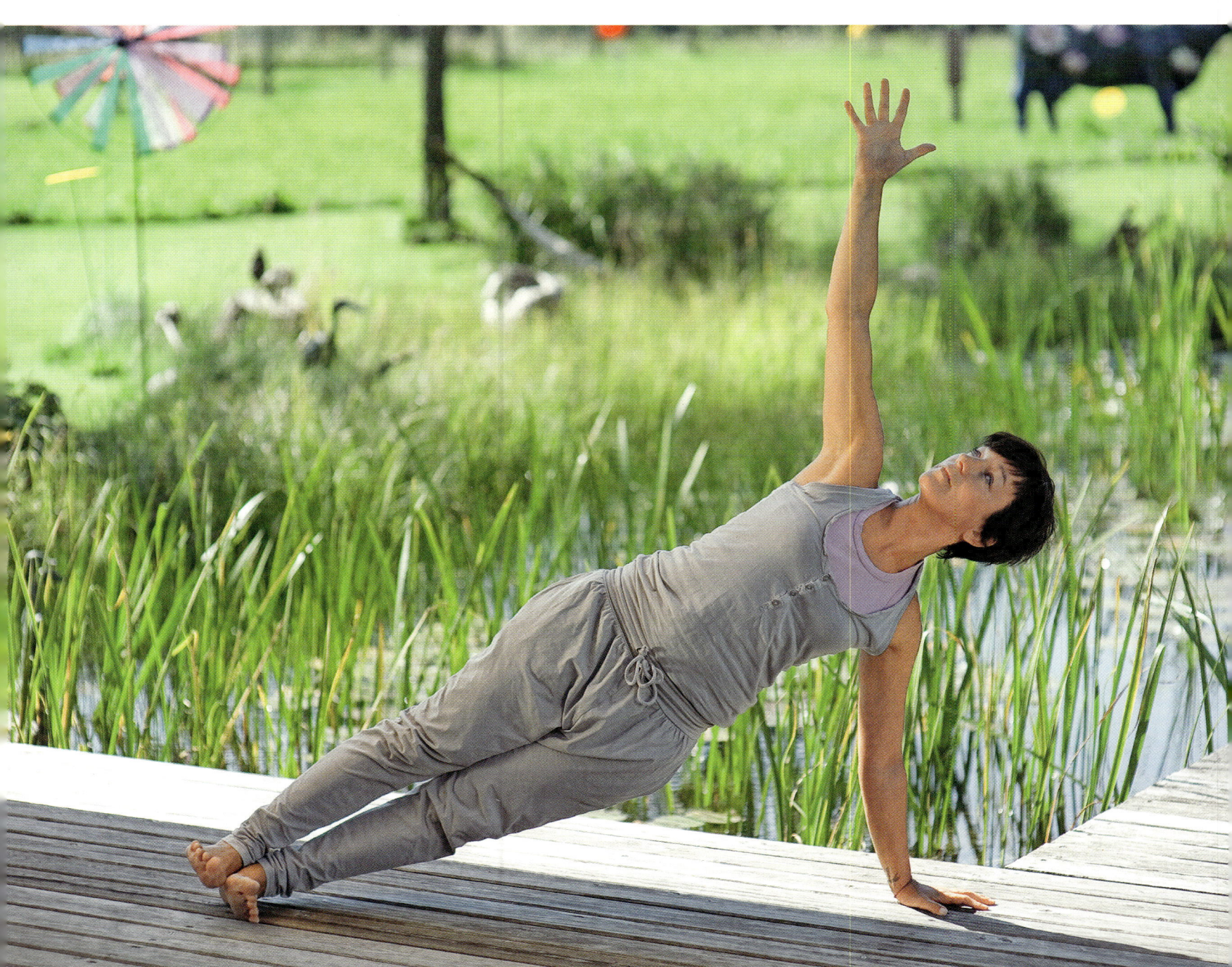

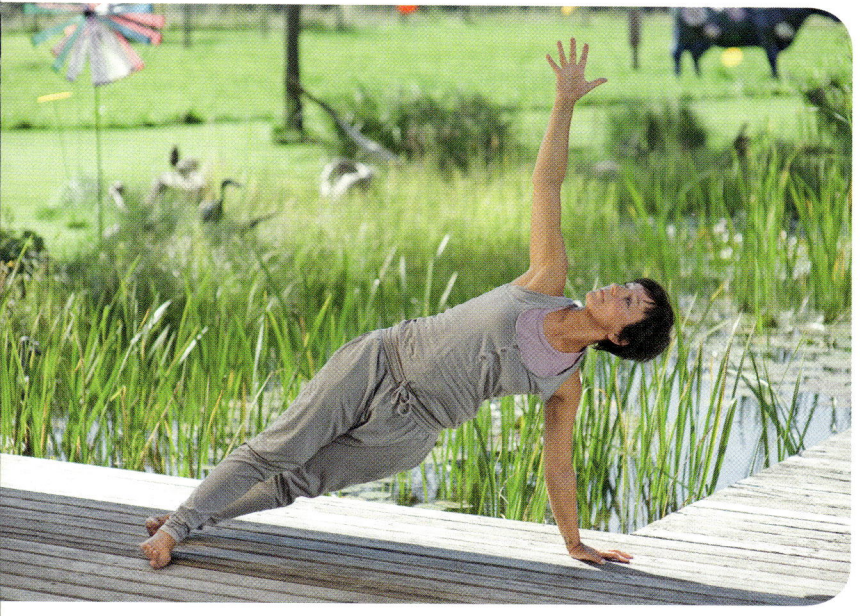
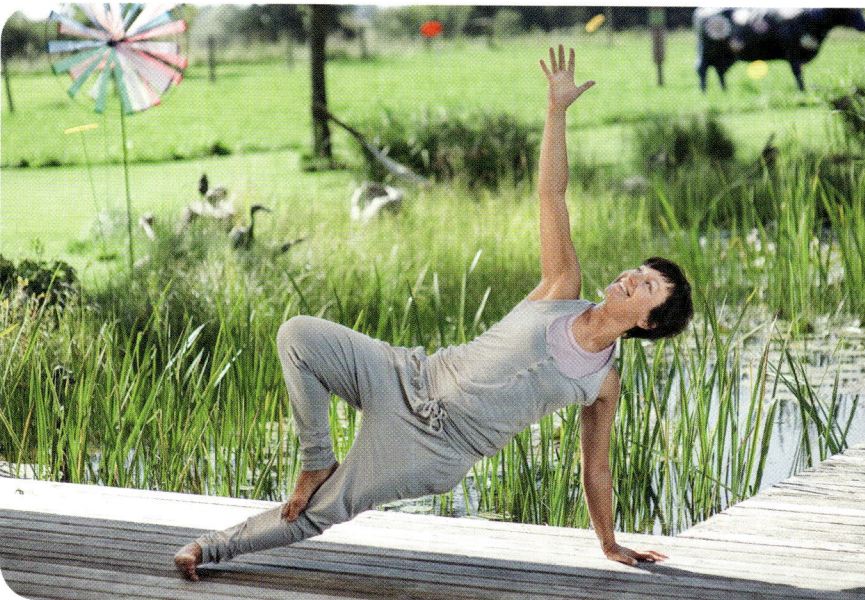

- richte dich ein wie bei der vorherigen Übung
- drehe dich zur Seite und richte deine Füße
  auf den Fußkanten ein
- lenke deine Konzentration wieder zur Körpermitte
- hebe und halte die Position
- hebe oder senke deinen Oberkörper und Becken
- beim Heben einatmen, beim Absenken ausatmen
- wechsle über die gerade Stützposition zur anderen Seite,
  wenn du die Kraft hast
- übe sehr achtsam, beginnend mit 5 Atemzügen,
  und wiederhole 3 Mal

Wirkung
- stärkt die schräge Bauchmuskulatur und die seitliche
  Rumpfmuskulatur
- Empfehlung für das tägliche 10-Minuten-Programm

Variation für Geübte
- übe in der Schrittstellung
- lege die Fußkanten übereinander
- intensiviere die Balance und rücke den Fuß langsam
  von der Wade bis zur Oberschenkelinnenseite
- richte dein Knie senkrecht nach oben aus
- genieße die Übung, auch wenn du immer mal wieder umfällst

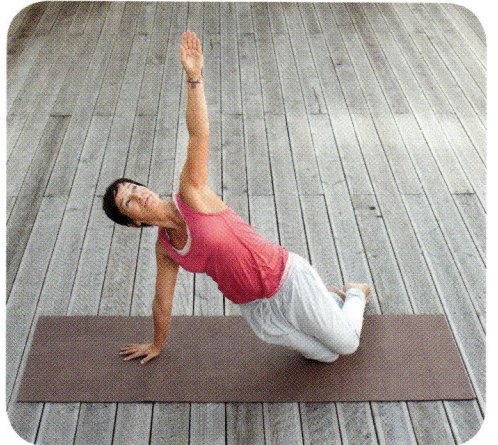

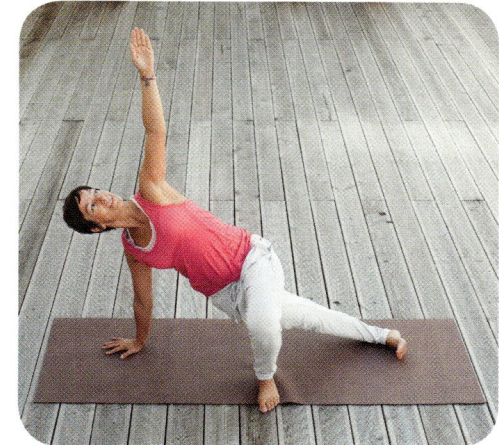

Variation für Beginner

- wenn du deinen Körper
  mit gestreckten Beinen
  nicht anheben kannst,
  beginne die Übung auf
  beiden Knien, oder mit
  einem Knie und einem
  gestreckten Bein
- du wirst anfangs
  Schultern und Arme
  stark spüren, doch sie
  werden mit der Zeit
  entlastet, je kräftiger
  Bauch und Rücken mit-
  arbeiten

Dynamische Kräftigung
des Rumpfes für Geübte

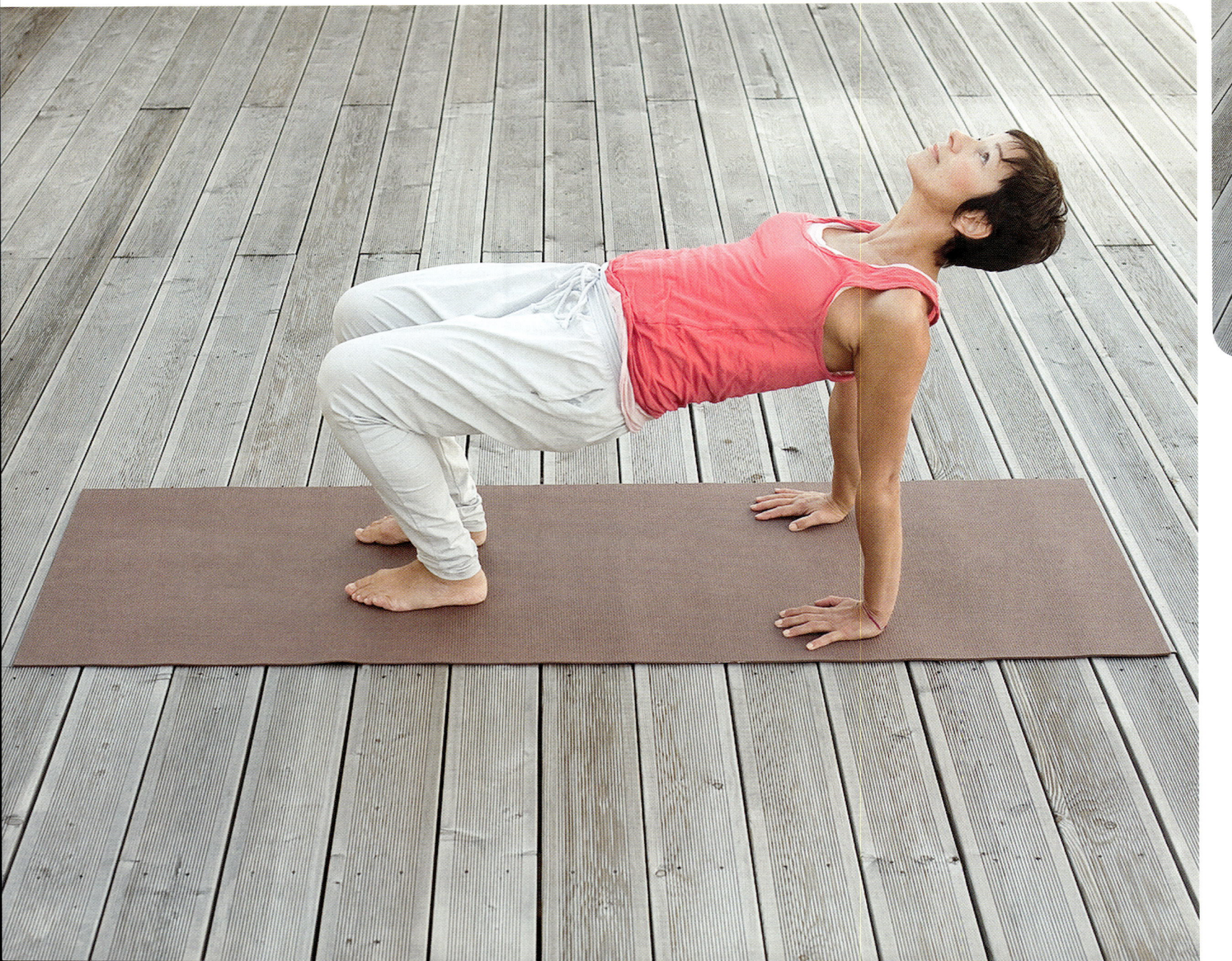

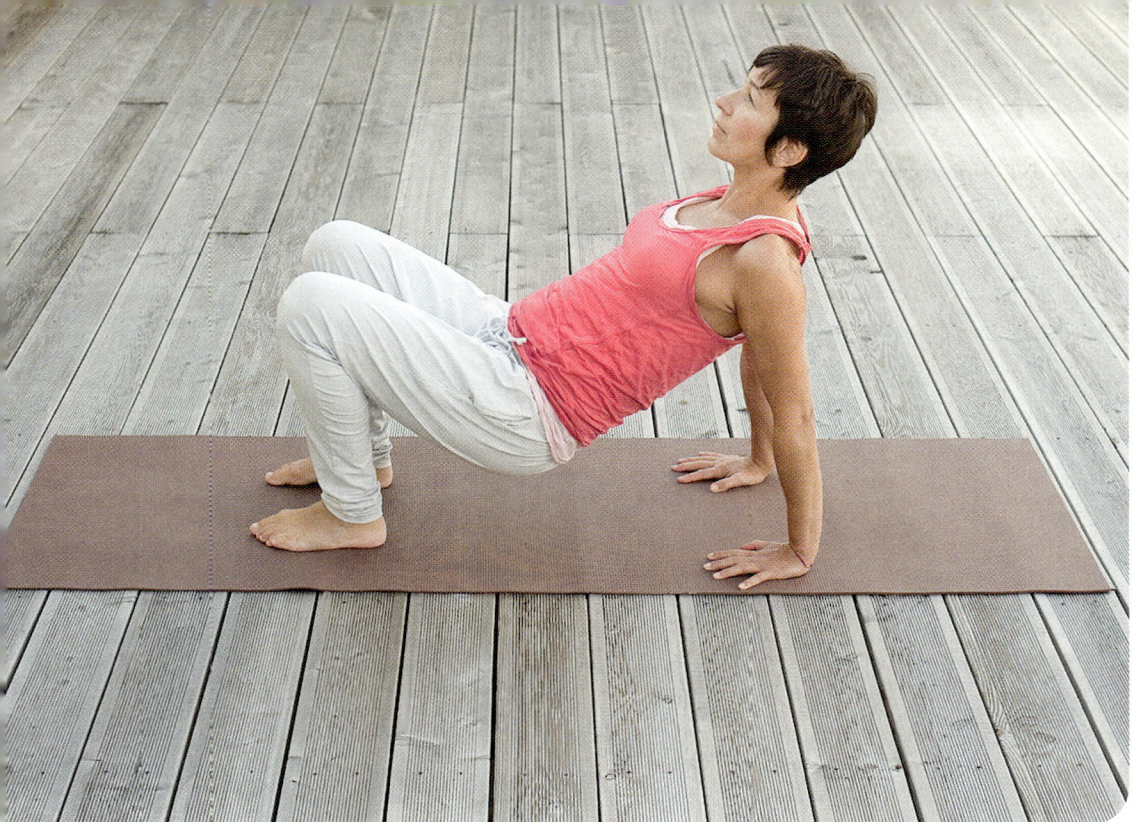

- versuche dein Becken und Gesäß so weit wie möglich durch die Arme zu bringen
- runde dich ein und kontrahiere den Bauch
- zum Abschluss kannst du die Beine heben
- übe es, so oft du magst
- gleiche deine Handgelenke danach wieder aus, übe die Variation „Handrücken auflegen" im Vierfüßlerstand

Wirkung
- intensive Kräftigung des gesamten Körpers
- gute Vorbereitung für Vinyasa
- Empfehlung für das tägliche 10-Minuten-Programm

- bringe Hände und Schultern übereinander
- richte Füße und Knie übereinander aus
- Unterschenkel und Oberschenkel sind im 90°-Winkel
- hebe den gesamten Körper an
- bringe den Brustbereich weit nach oben
- hebe dich aus den Schultern
- betone die Füße und Fußinnenkanten
- drehe deine Oberschenkel leicht nach innen
- bewege dich mit dem Einatmen nach oben
- mit dem Ausatmen führe die Bewegung gemäß den Abbildungen aus

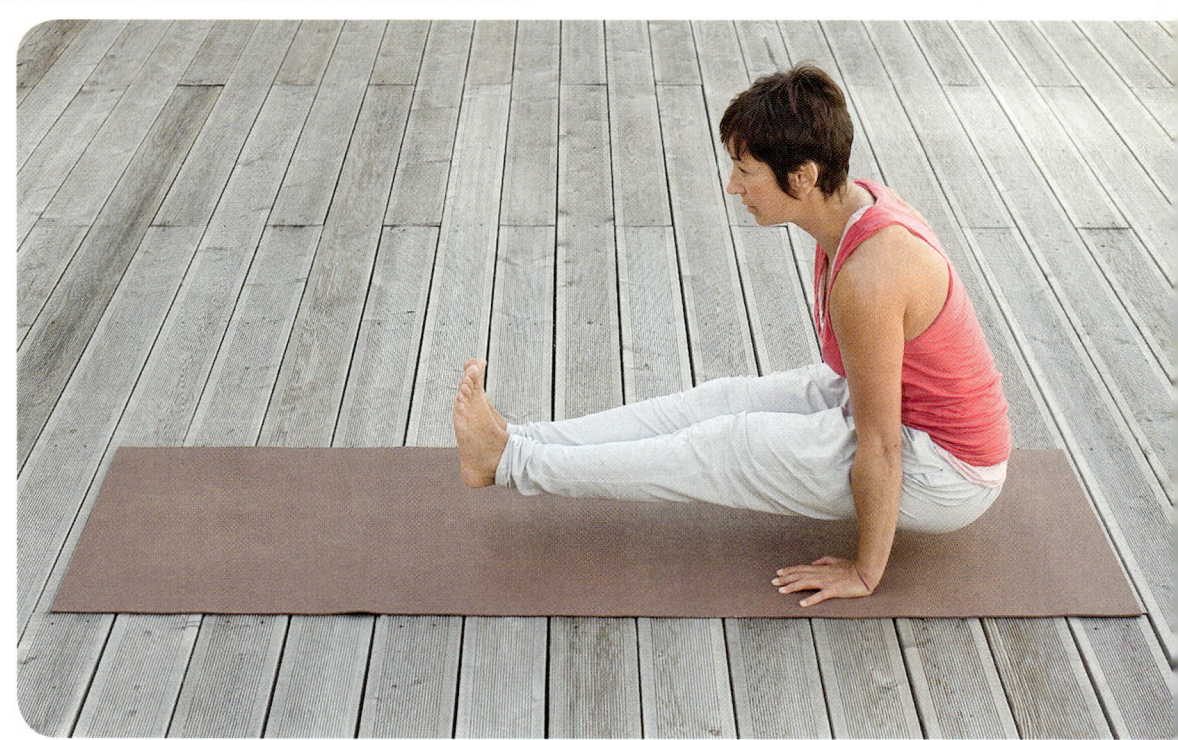

Dehnung der Gesäß- und Hüftmuskulatur

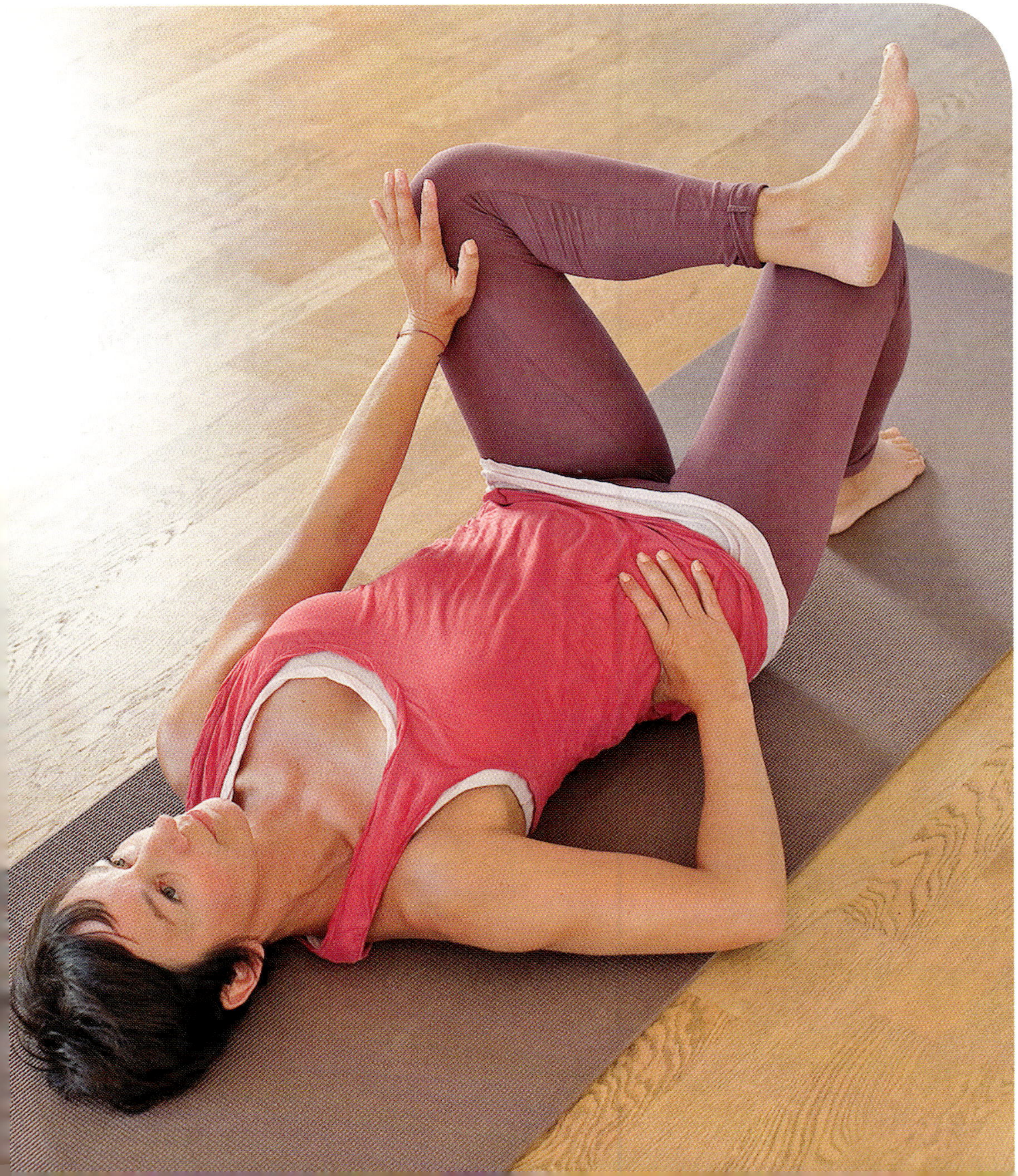

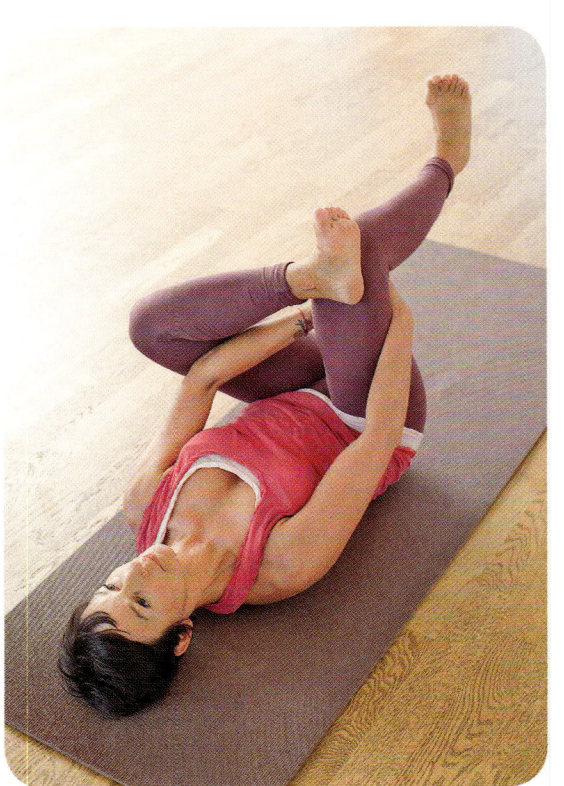

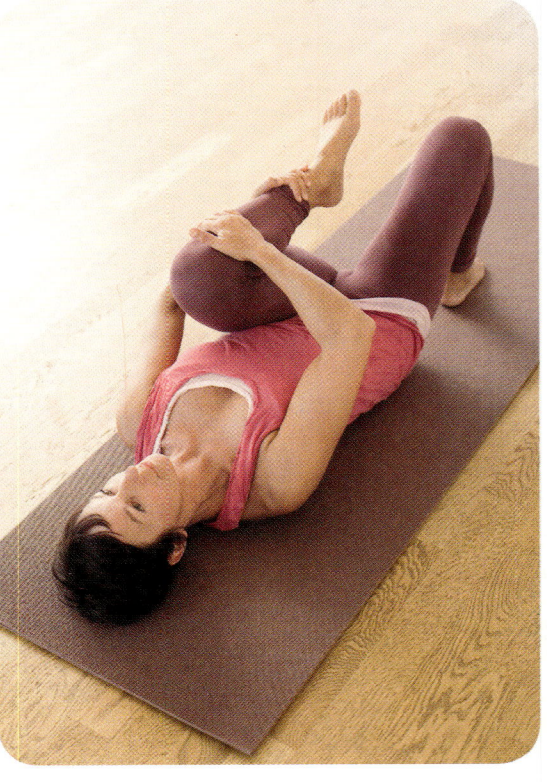

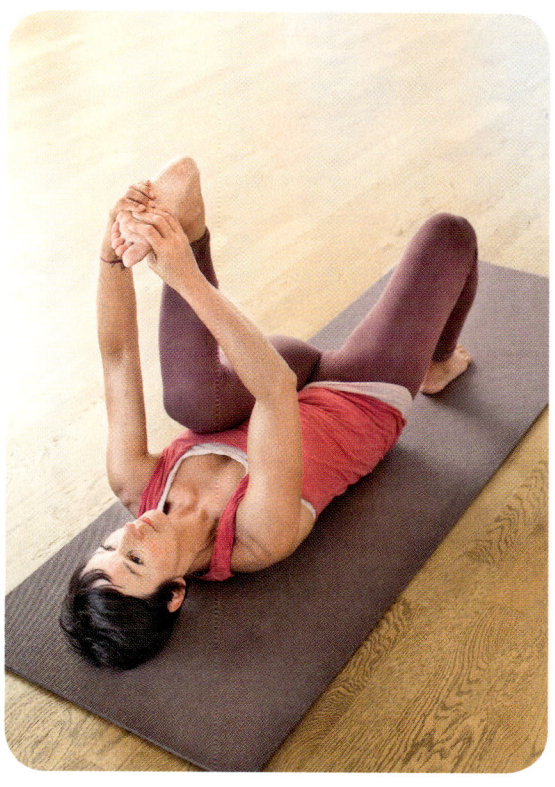
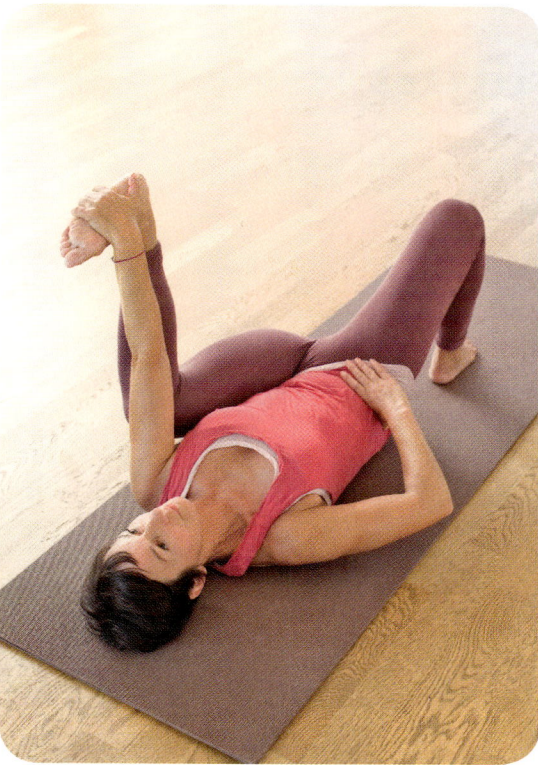

- richte dich in der Rückenlage ein
- stelle einen Fuß auf und schlage das andere Bein darüber, lege das Fußgelenk auf
- achte auf deine Körpermitte, erde deinen unteren Rücken
- ziehe den Bauchnabel sanft in Richtung Wirbelsäule
- entspanne die Schultern, ziehe sie nach unten
- schiebe deine Schulterblätter ebenfalls nach unten zur Wirbelsäule
- lege deine Hand sanft an die Innenseite des Knies, drücke Knie und Oberschenkel von dir weg
- übe anschließend die Variationen gemäß den Abbildungen
- strecke die Beine erst aus, wenn du entspannt auf dem Rücken liegen kannst
- insbesondere bei Rückenproblemen übe achtsam, mit gebeugten Beinen
- richte dich in jede einzelne Position gut ein, bleibe unbewegt, ohne zu federn, und konzentriere dich auf deine Atmung
- übe jeweils 10 tiefe Atemzüge lang

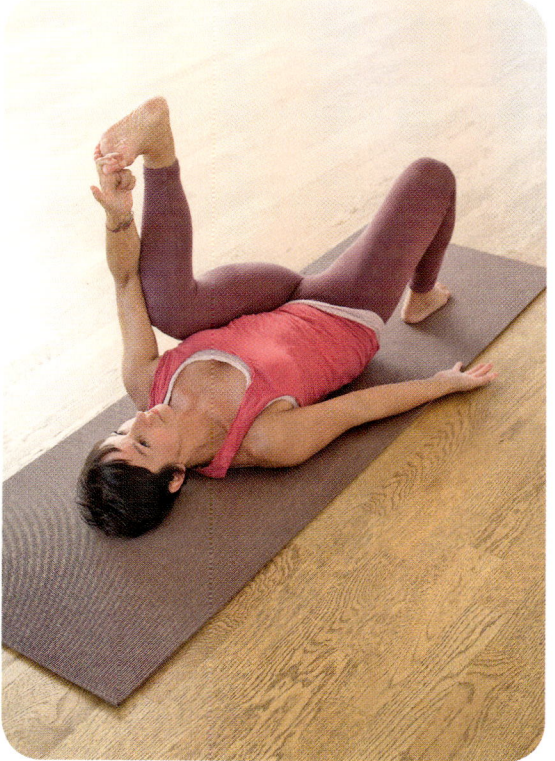
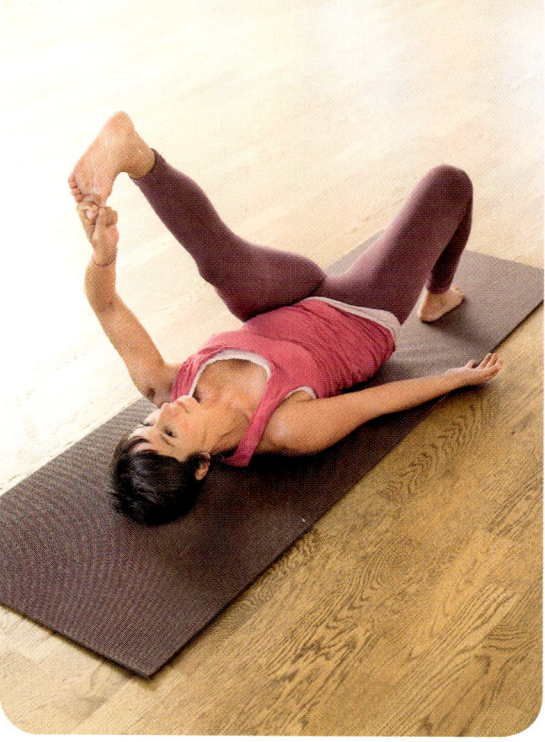

Wirkung
- dehnt die Gesäß- und Hüftmuskulatur
- entspannt und entlastet den unteren Rücken
- Vorbereitung für alle Asanas, welche die Hüften öffnen
- macht gute Laune

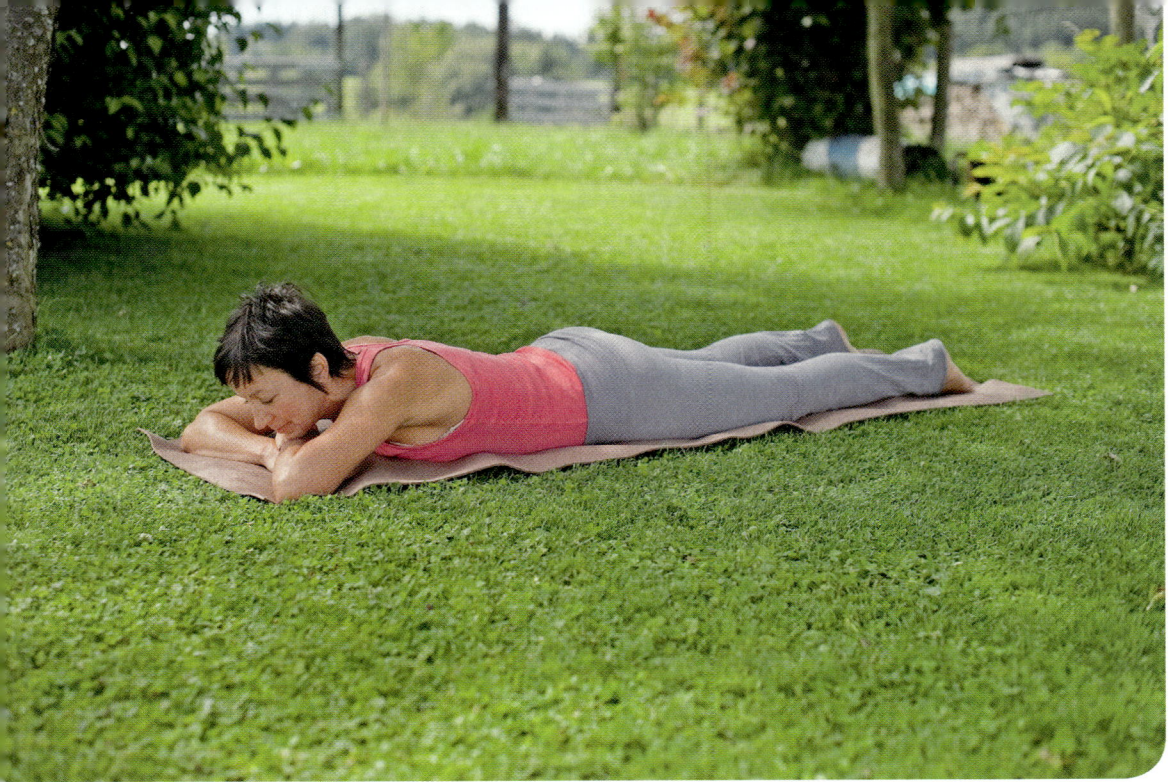

Kräftigung der Lendenwirbelsäule – Rückbeuge

- begib dich in die Bauchlage
- strecke die Beine nach hinten aus und öffne sie hüftbreit
- lege die Arme ausgestreckt am Boden ab
- bringe die Schultern neben deinen Körper und ziehe sie nach unten
- halte deinen Kopf in Verlängerung der Wirbelsäule
- der Blick ist in Verlängerung der Halswirbelsäule
- ziehe den Bauch sanft in Richtung Wirbelsäule, sodass ein gefühlter Hohlraum zwischen Körper und Matte entsteht
- senke das Steißbein leicht ab, drücke das Schambein Richtung Boden
- mit dem Einatmen hebe den Oberkörper aus der Kraft der Lendenwirbelsäule nach vorne und oben an – schaffe Länge
- mit dem Ausatmen senke dich wieder sanft auf die Handrücken
- übe sehr achtsam, beginnend mit 5 Atemzügen und wiederhole 3 Mal

Wirkung

- kräftigt den unteren Rücken, weitet den Brustkorb
- gute Vorbereitung und Modifikation für Shalabhasana (die Heuschrecke)
- die tägliche Wohlfühl-Übung

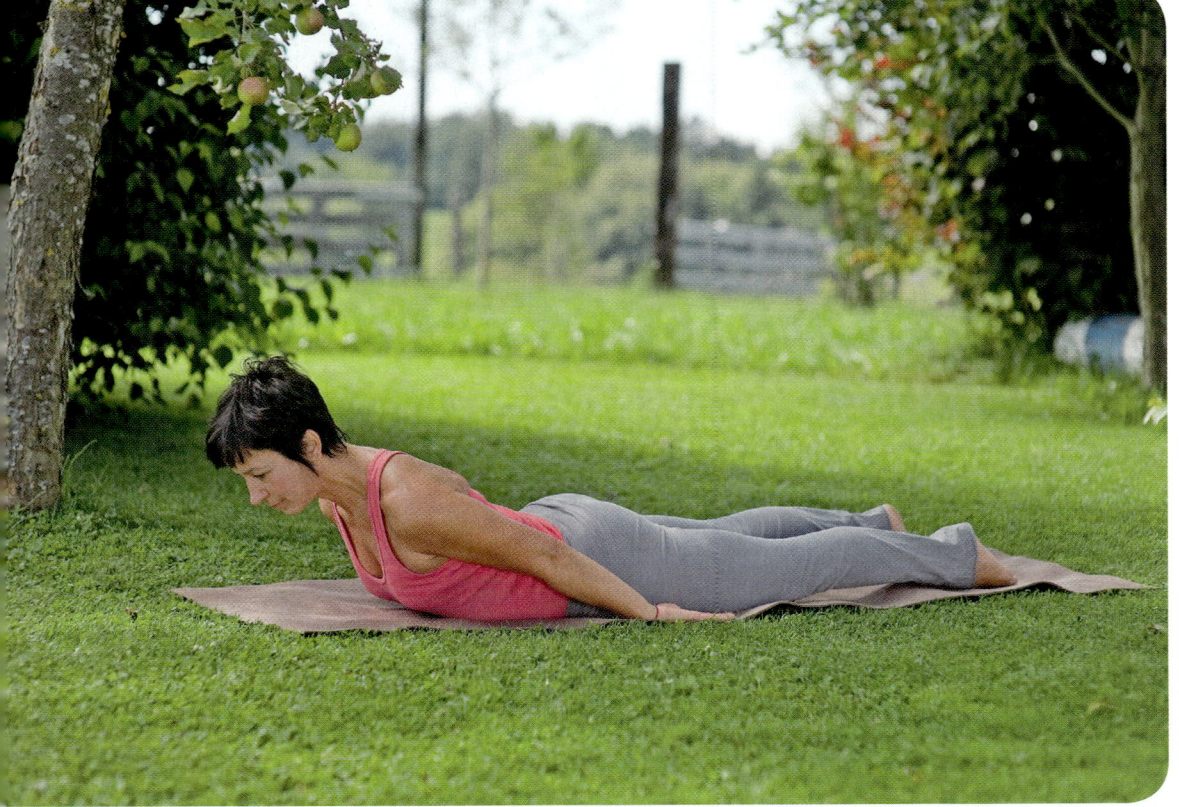

Variation

Shalabhasana – Heuschrecke
Salabha = Heuschrecke
Drishti: Nase

- richte dich wie in der vorherigen Übung ein
- mit dem Einatmen hebe Rumpf, Beine und Arme gleichzeitig
- achte vor allem auf die Länge, weniger auf die Höhe
- mit dem Ausatmen senke deinen Körper wieder ab
- übe sehr achtsam, beginnend mit 5 Atemzügen, und wiederhole 3 Mal

Wirkung

- weitet den Brustkorb
- dehnt die Vorderseite der Wirbelsäule
- öffnet die Bauchregion
- stärkt Beinvorder- und Beinrückseiten
- ist anregend für den Kreislauf und bringt zusätzliche Energie

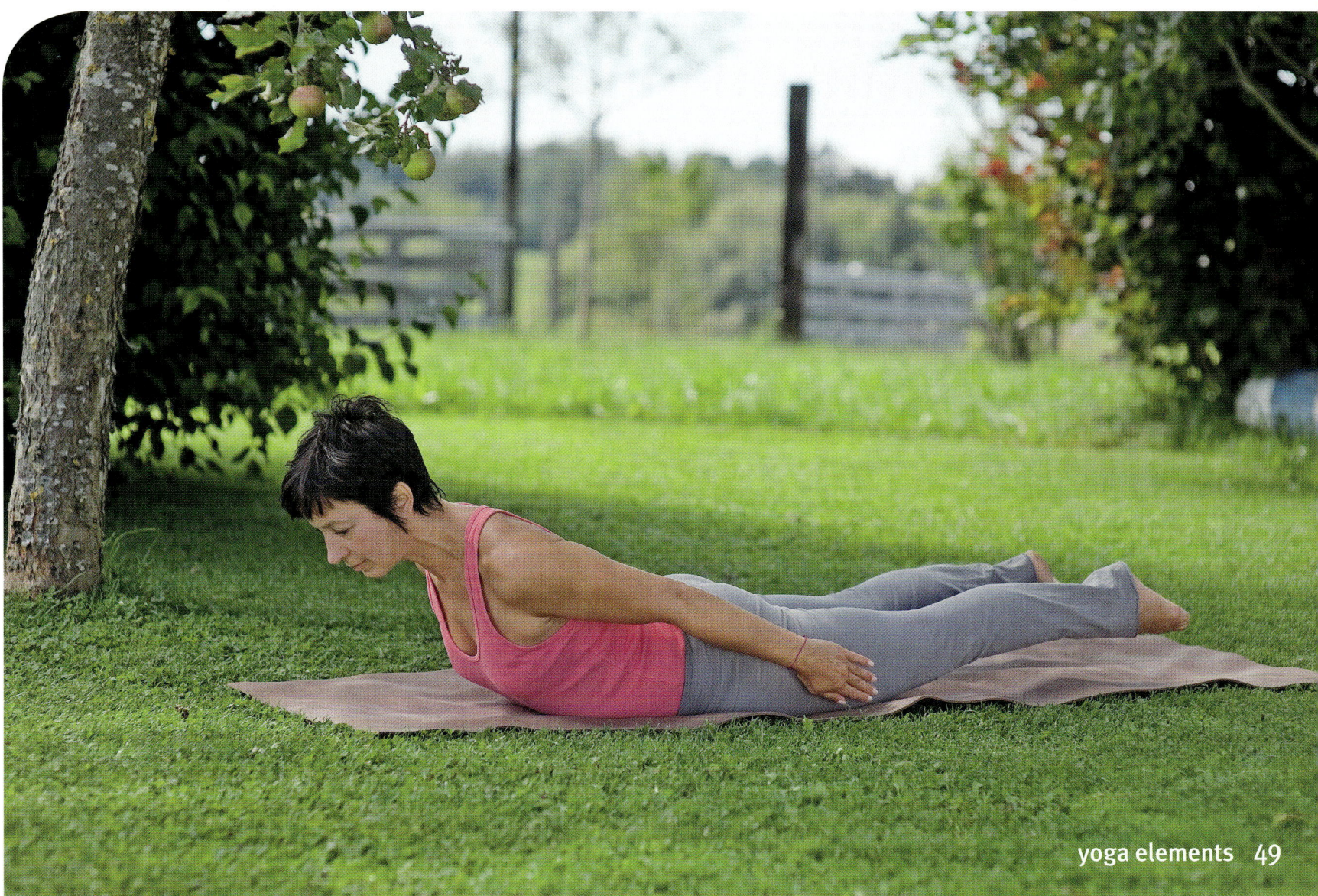

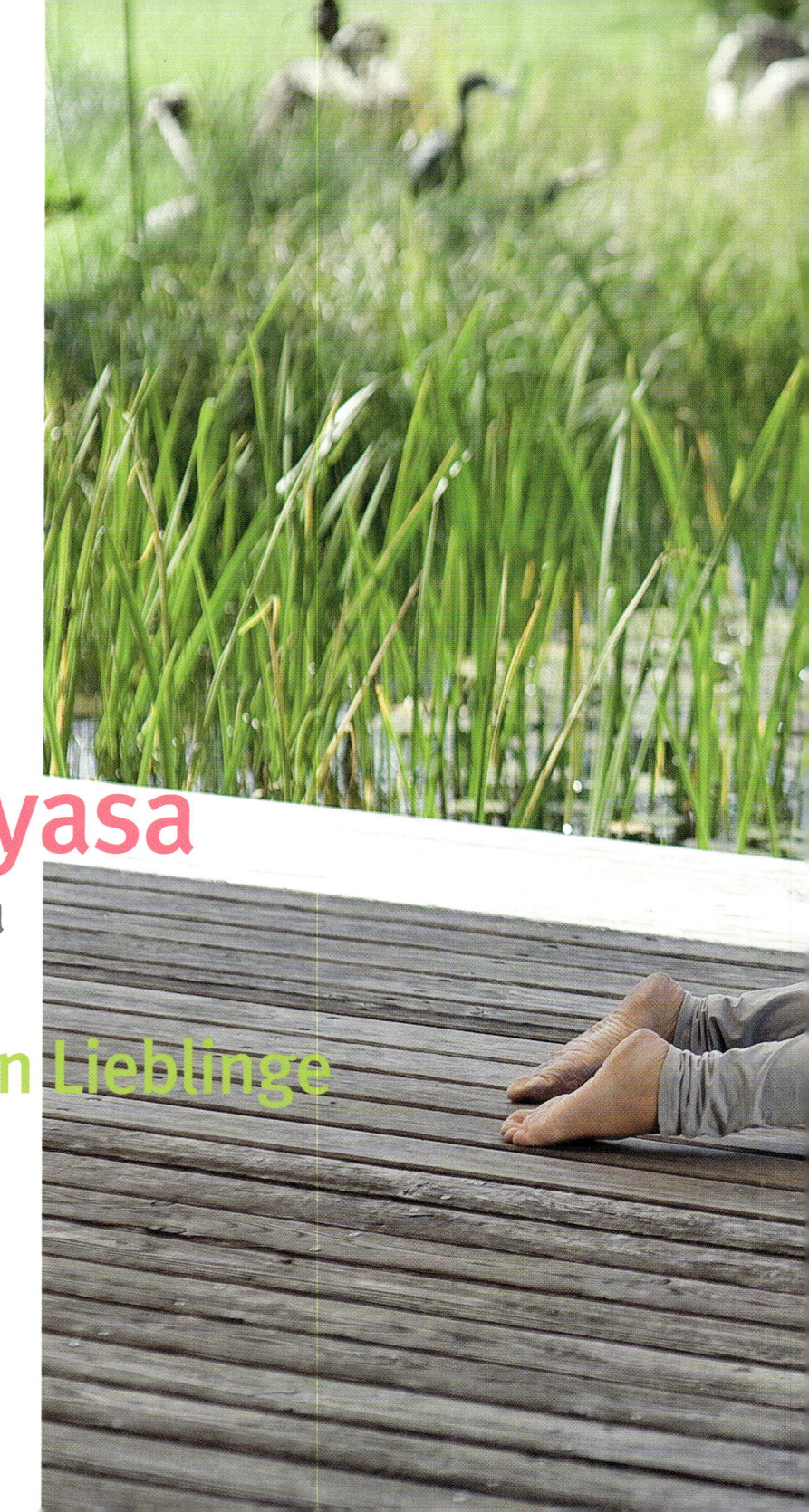

sonnengrüße & vinyasa

... aus dem Ashtanga Yoga

meine persönlichen Lieblinge

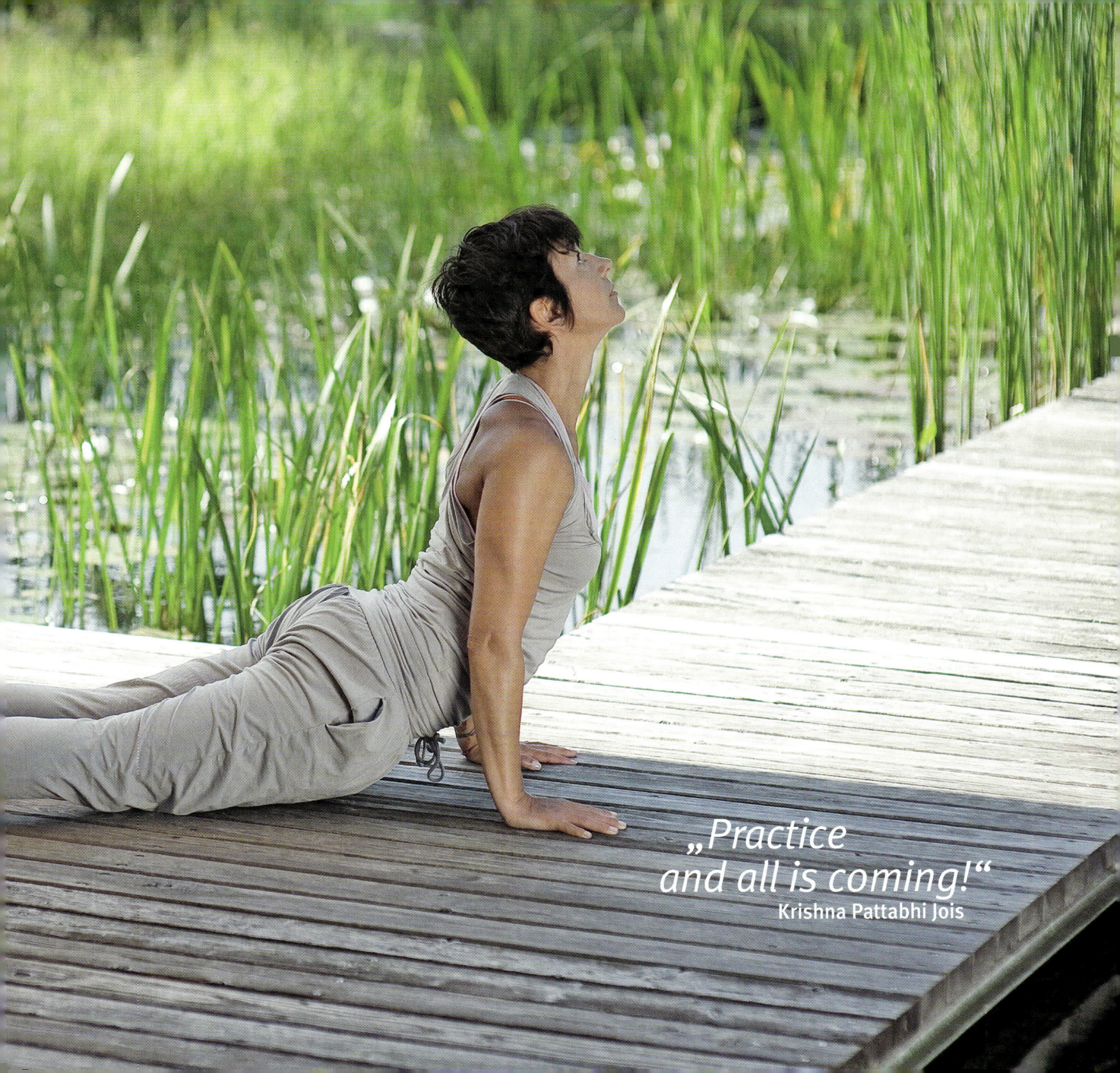

*„Practice
and all is coming!"*
Krishna Pattabhi Jois

surya namaskara A – sonnengruß A

Surya = Sonne
Namaskara = Gruß

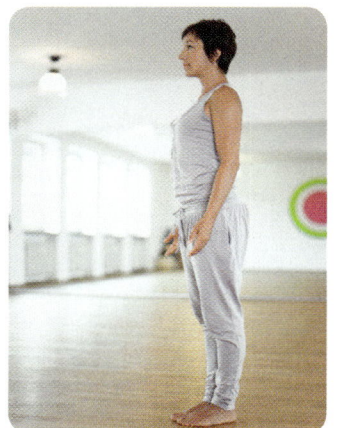

Samasthiti

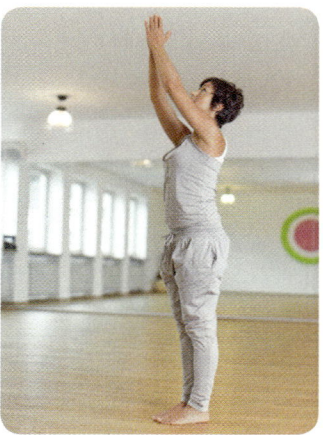

Tadasana
Einatmen

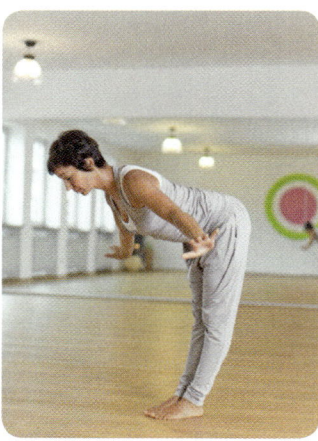

Übergang vom Stehen
zur Vorbeuge

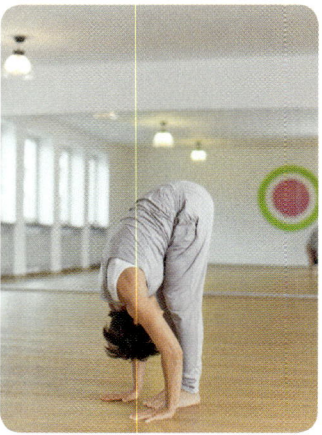

Uttanasana
Ausatmen

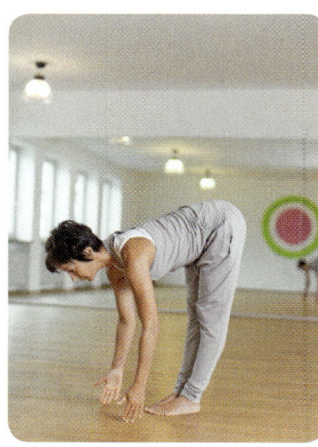

Ardha Uttanasana
Einatmen

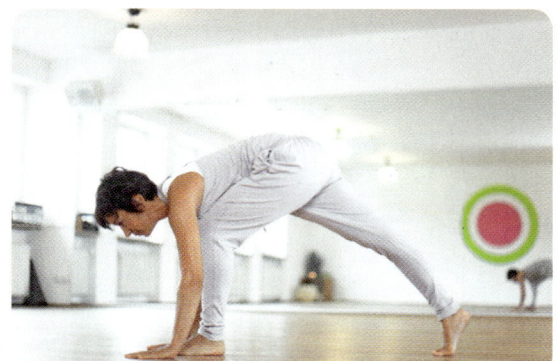

Übergang
Schrittbewegung zurück

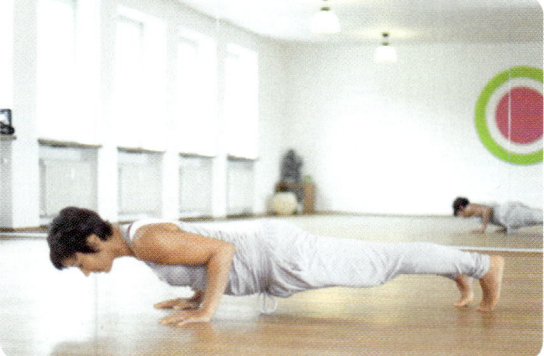

Chaturanga Dandasana
Ausatmen

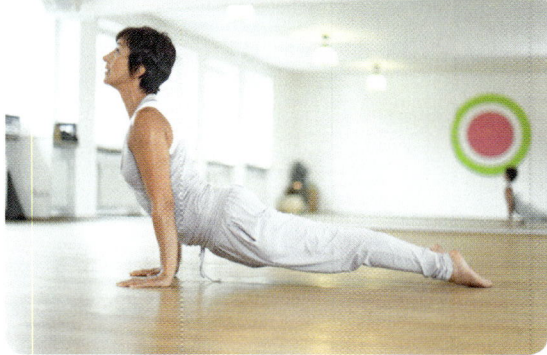

Urdvha Mukha Svanasana
Einatmen

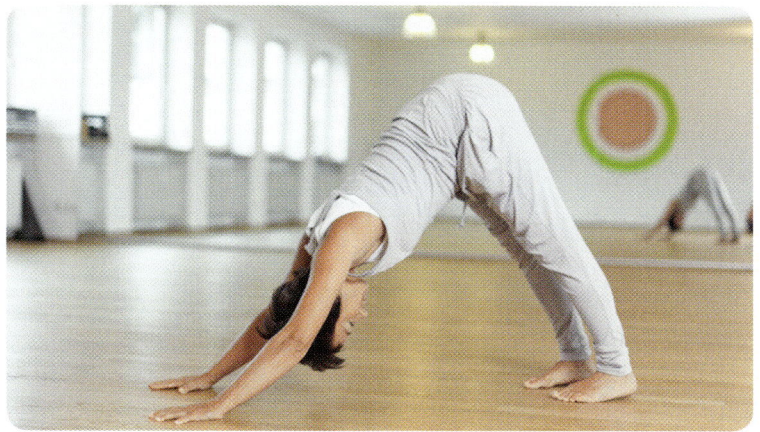

Adho Mukha Svanasana
Ausatmen – hier 5 Atemzüge halten

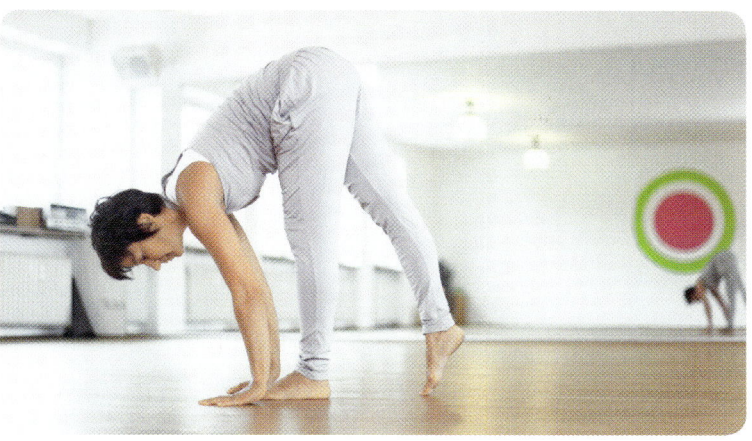

Schrittbewegung nach vorne
Einatmen

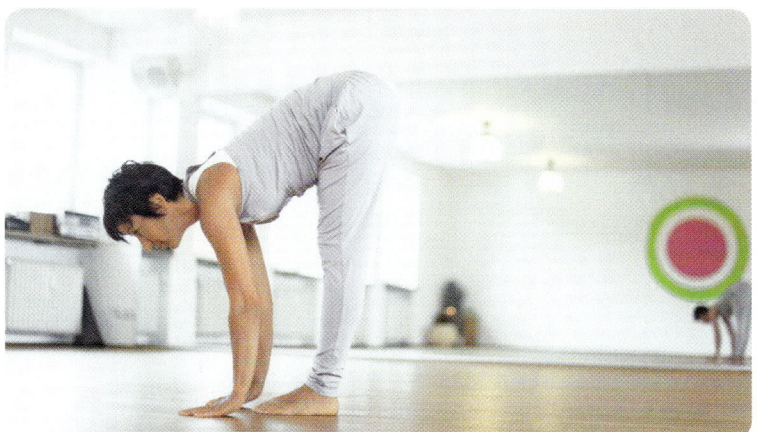

Ardha Uttanasana

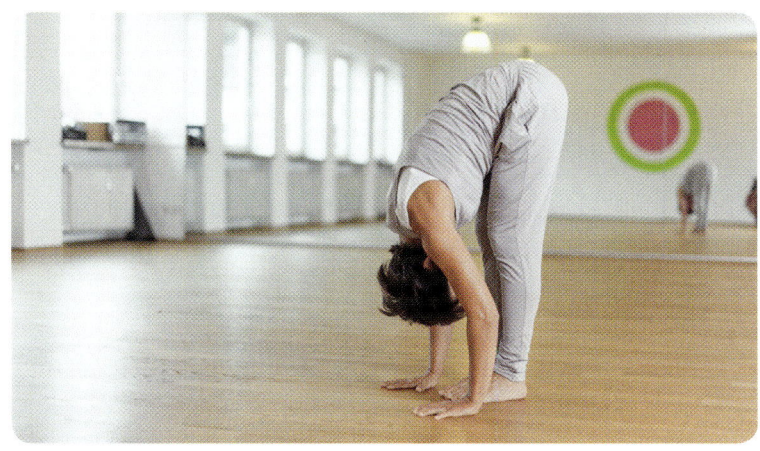

Uttanasana
Ausatmen

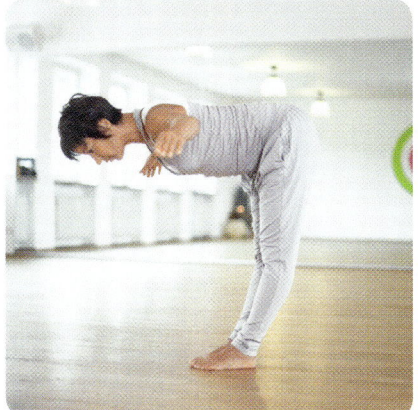

Ardha Uttanasana – Übergang
nach oben   Einatmen

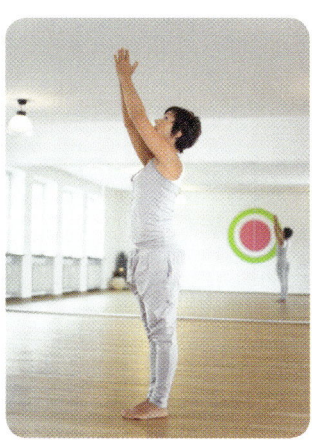

Tadasana

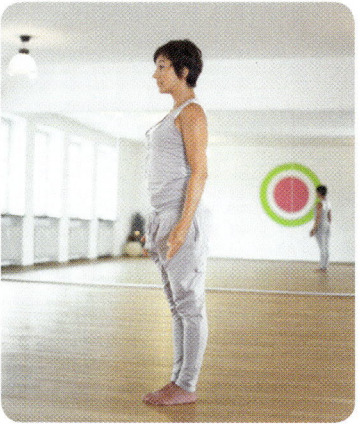

Samasthiti
Ausatmen

- übe täglich Sonnengruß A + B,
  jeweils 5 Wiederholungen
- du wirst dich wunderbar warm
  und geschmeidig fühlen
- alles andere wird kommen

surya namaskara B – sonnengruß B

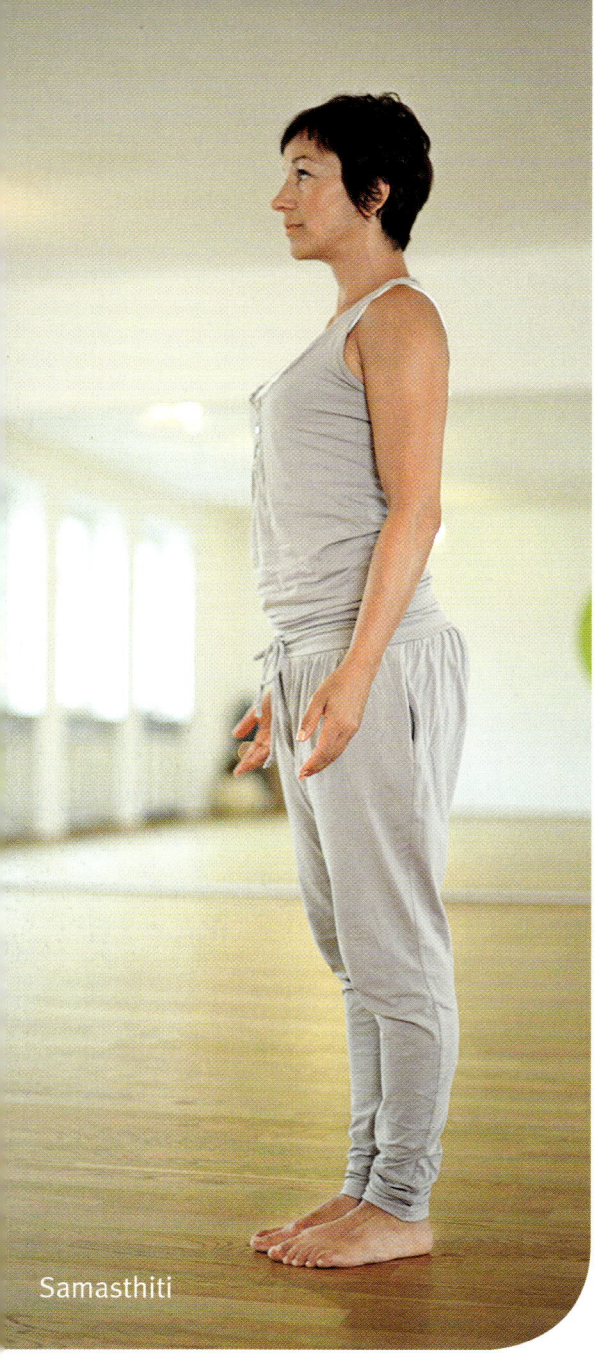

Samasthiti

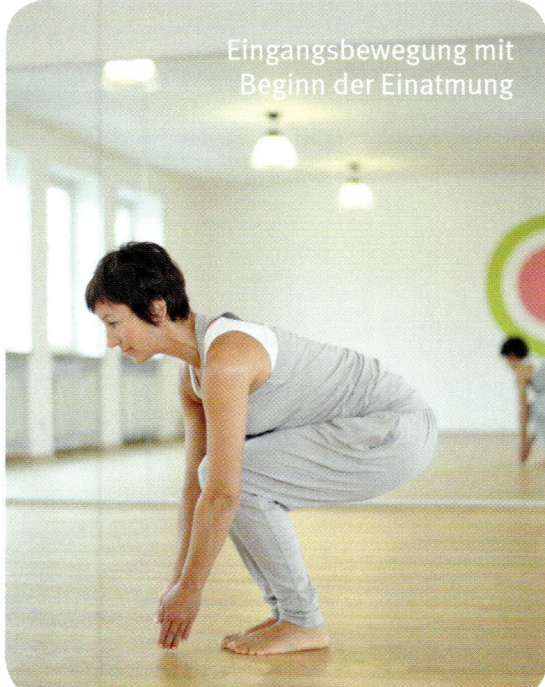

Eingangsbewegung mit Beginn der Einatmung

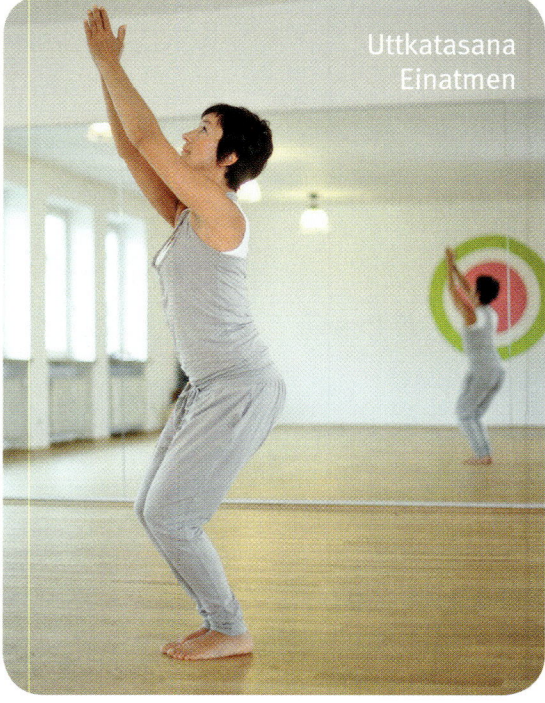

Uttkatasana
Einatmen

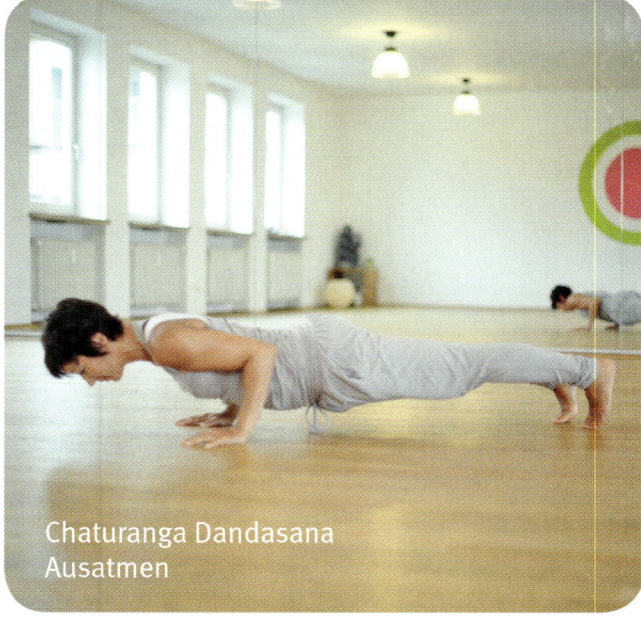

Chaturanga Dandasana
Ausatmen

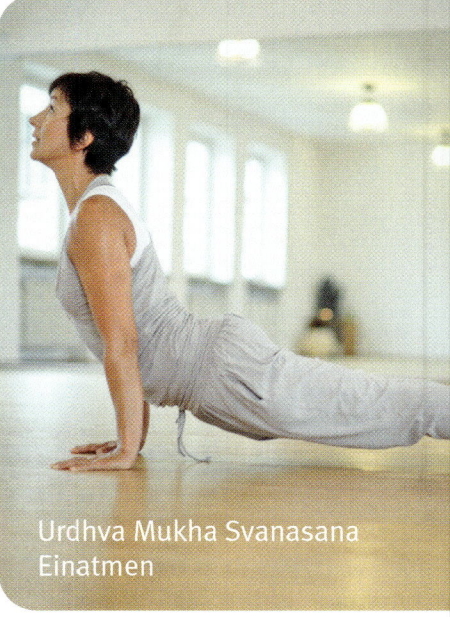

Urdhva Mukha Svanasana
Einatmen

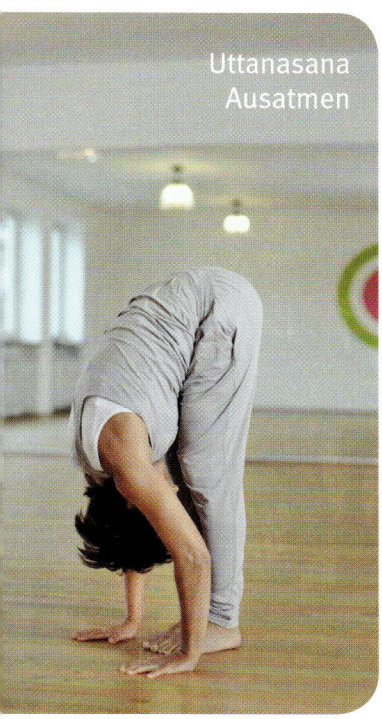

Uttanasana
Ausatmen

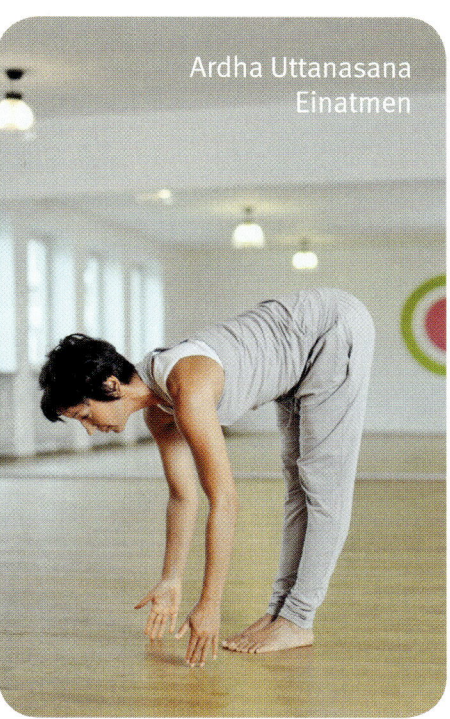

Ardha Uttanasana
Einatmen

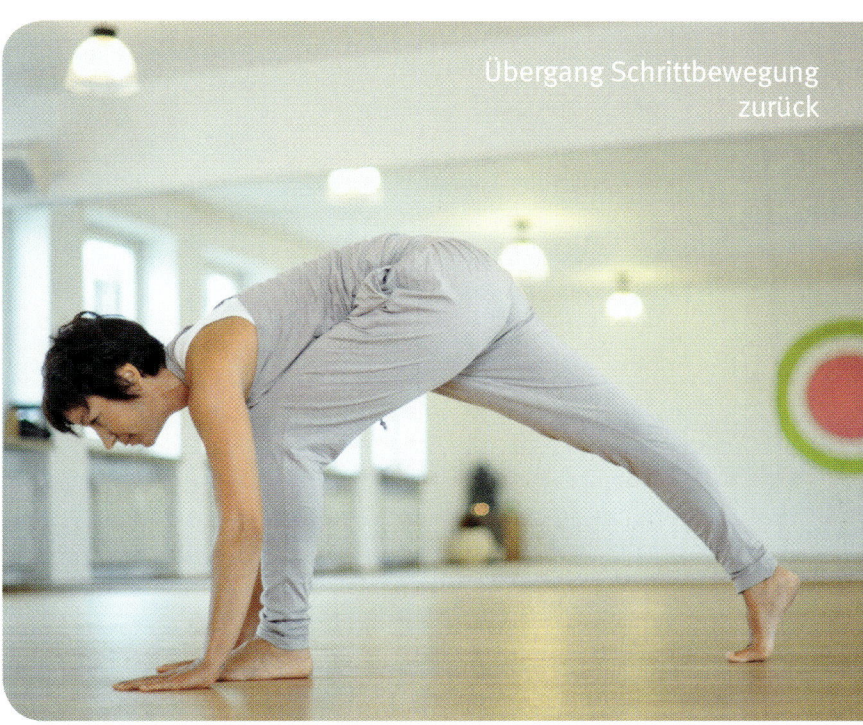

Übergang Schrittbewegung
zurück

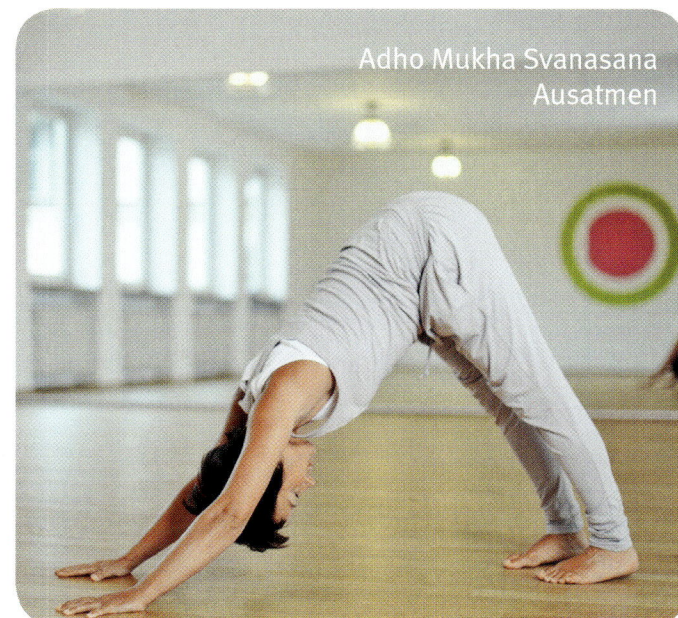

Adho Mukha Svanasana
Ausatmen

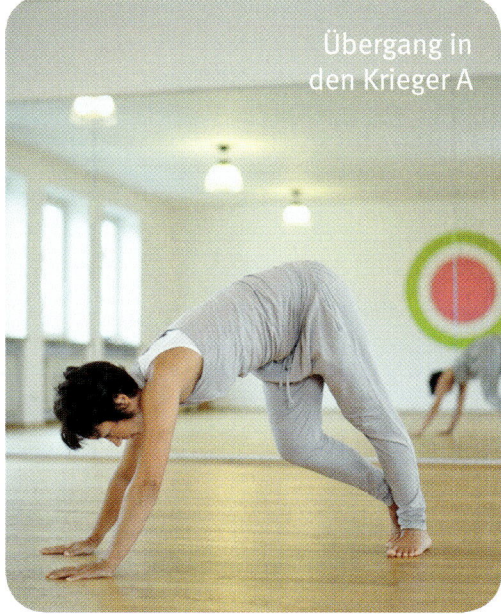

Übergang in
den Krieger A

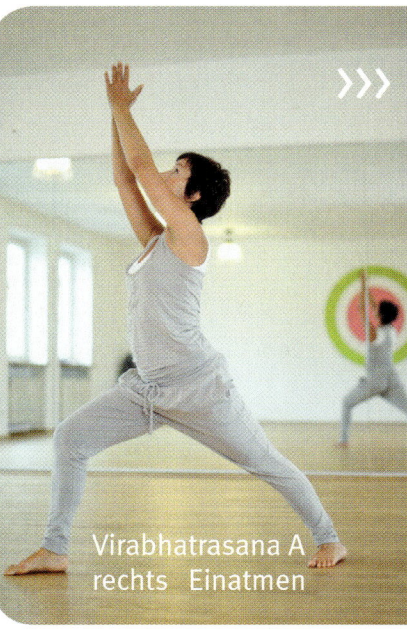

>>>

Virabhatrasana A
rechts   Einatmen

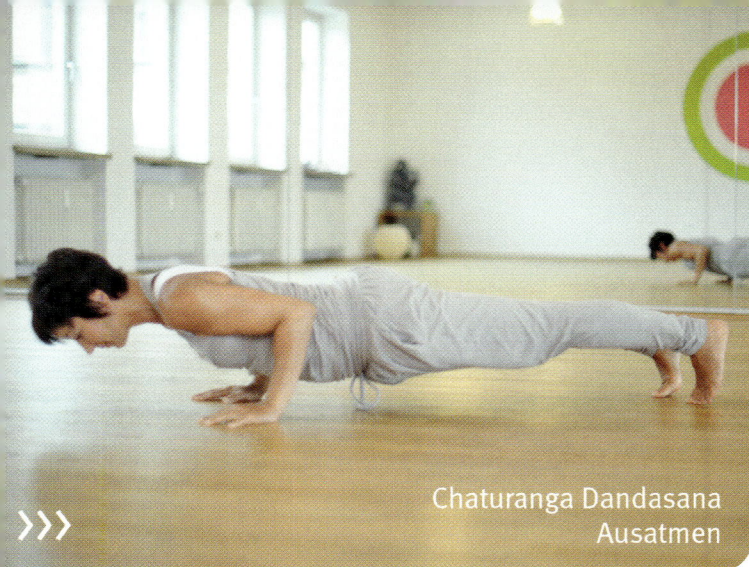
Chaturanga Dandasana
Ausatmen

>>>

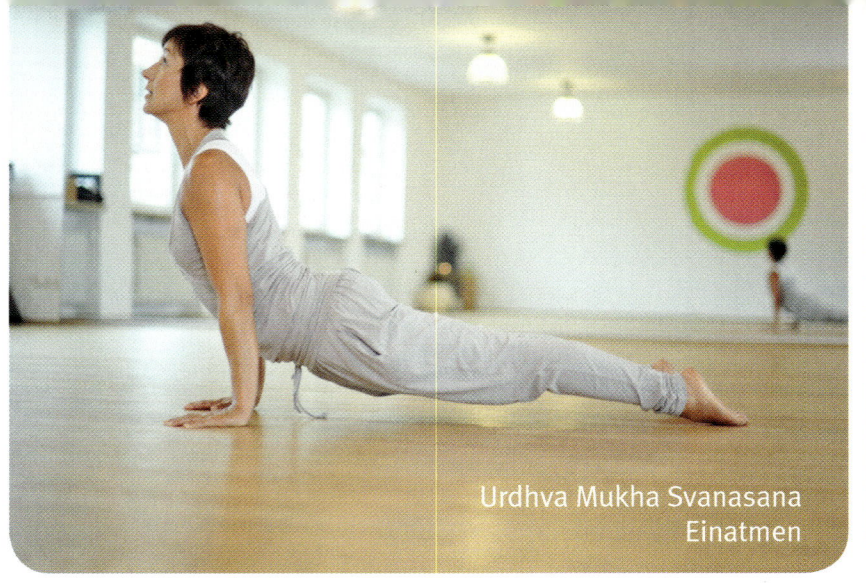
Urdhva Mukha Svanasana
Einatmen

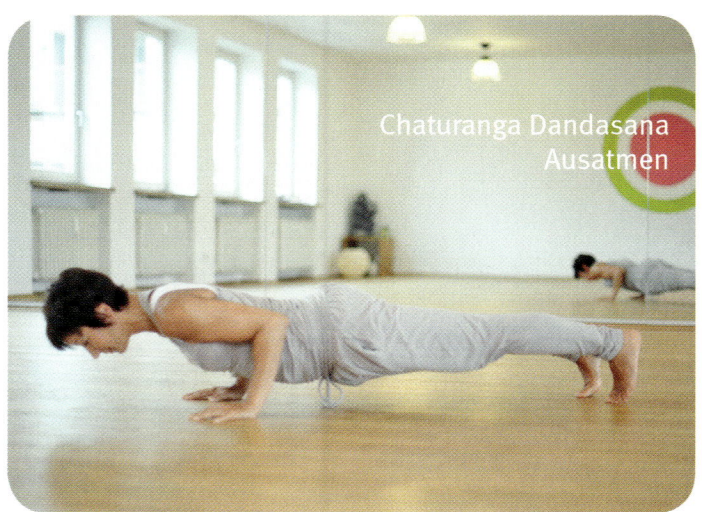
Chaturanga Dandasana
Ausatmen

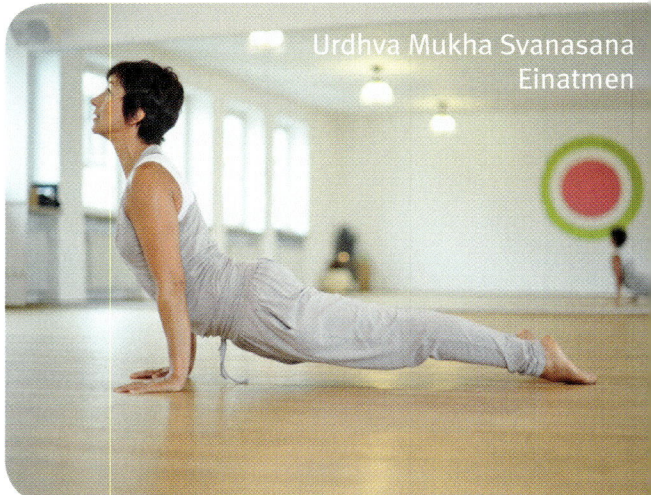
Urdhva Mukha Svanasana
Einatmen

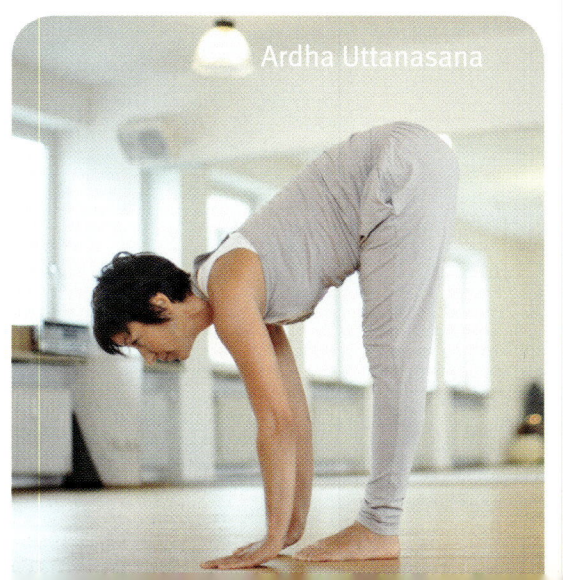
Ardha Uttanasana

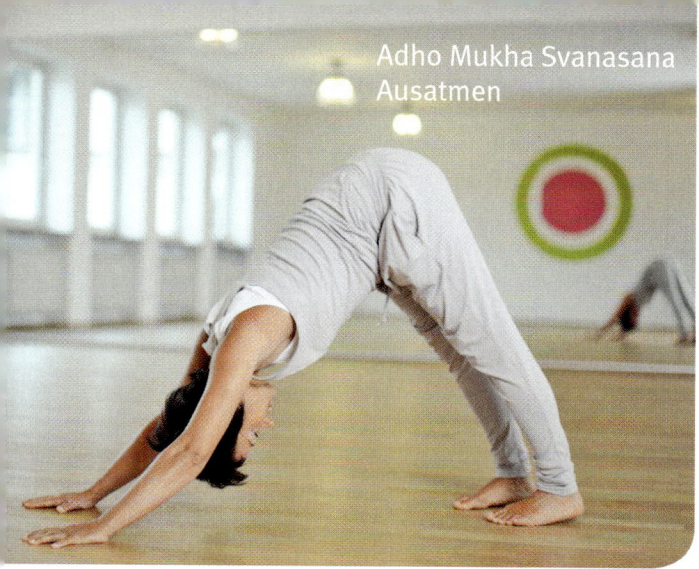

Adho Mukha Svanasana
Ausatmen

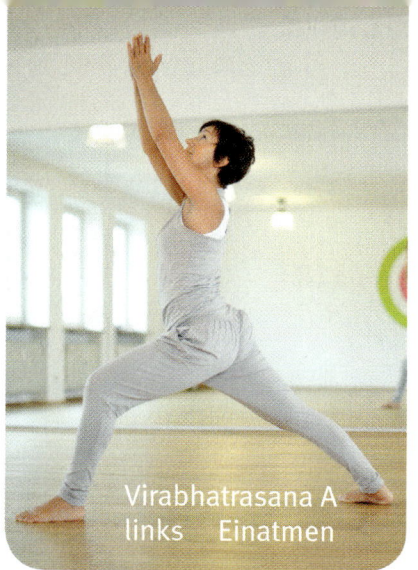

Virabhatrasana A
links   Einatmen

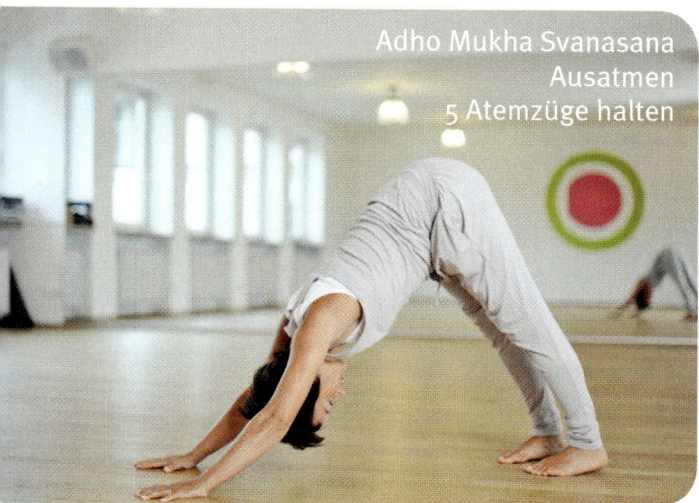

Adho Mukha Svanasana
Ausatmen
5 Atemzüge halten

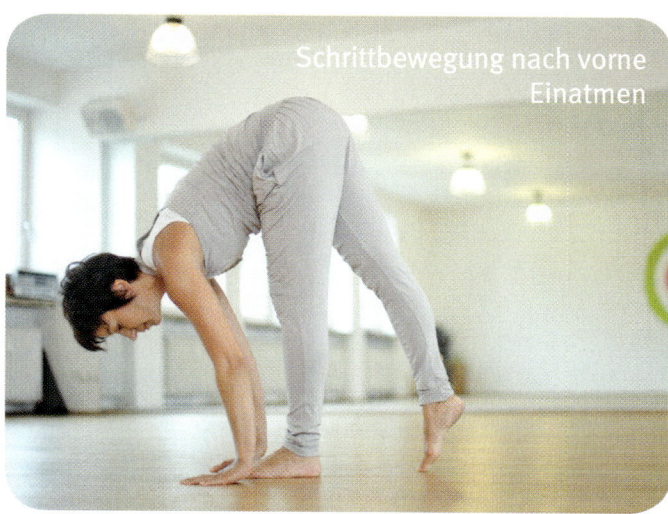

Schrittbewegung nach vorne
Einatmen

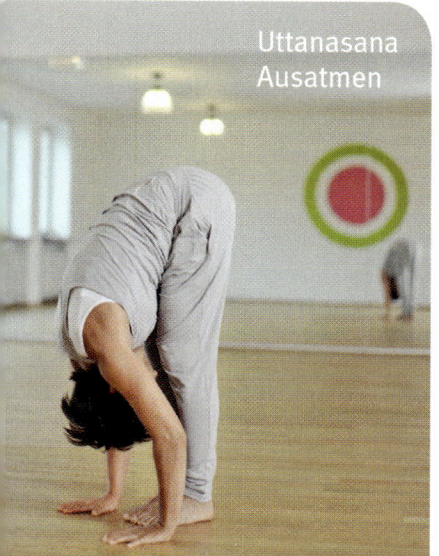

Uttanasana
Ausatmen

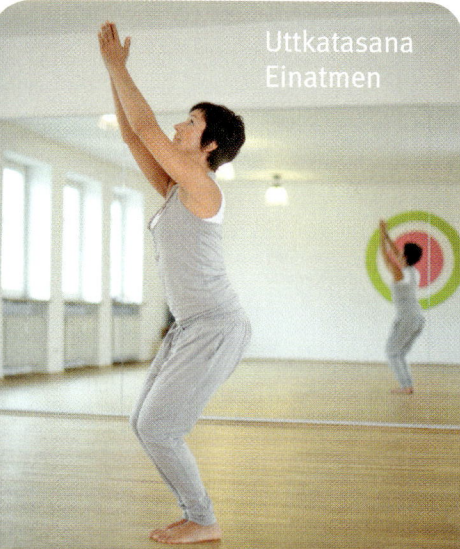

Uttkatasana
Einatmen

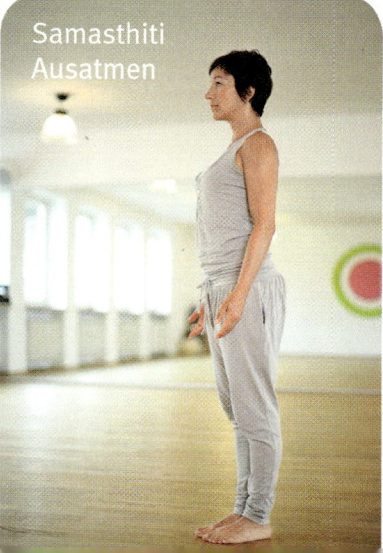

Samasthiti
Ausatmen

... im Sonnengruß B
Atmung und Bewegung synchronisieren,
das braucht Ruhe und Geduld, nimm sie dir
... das Erlebnis ist wunderbar!

Traditionell wird der Sonnengruß draußen im Freien geübt,
mit Blick in Richtung Osten zur aufgehenden Sonne.
Vielleicht findest du einen schönen Platz für dich
auf einer Wiese, in den Bergen, am Strand – genieße es!

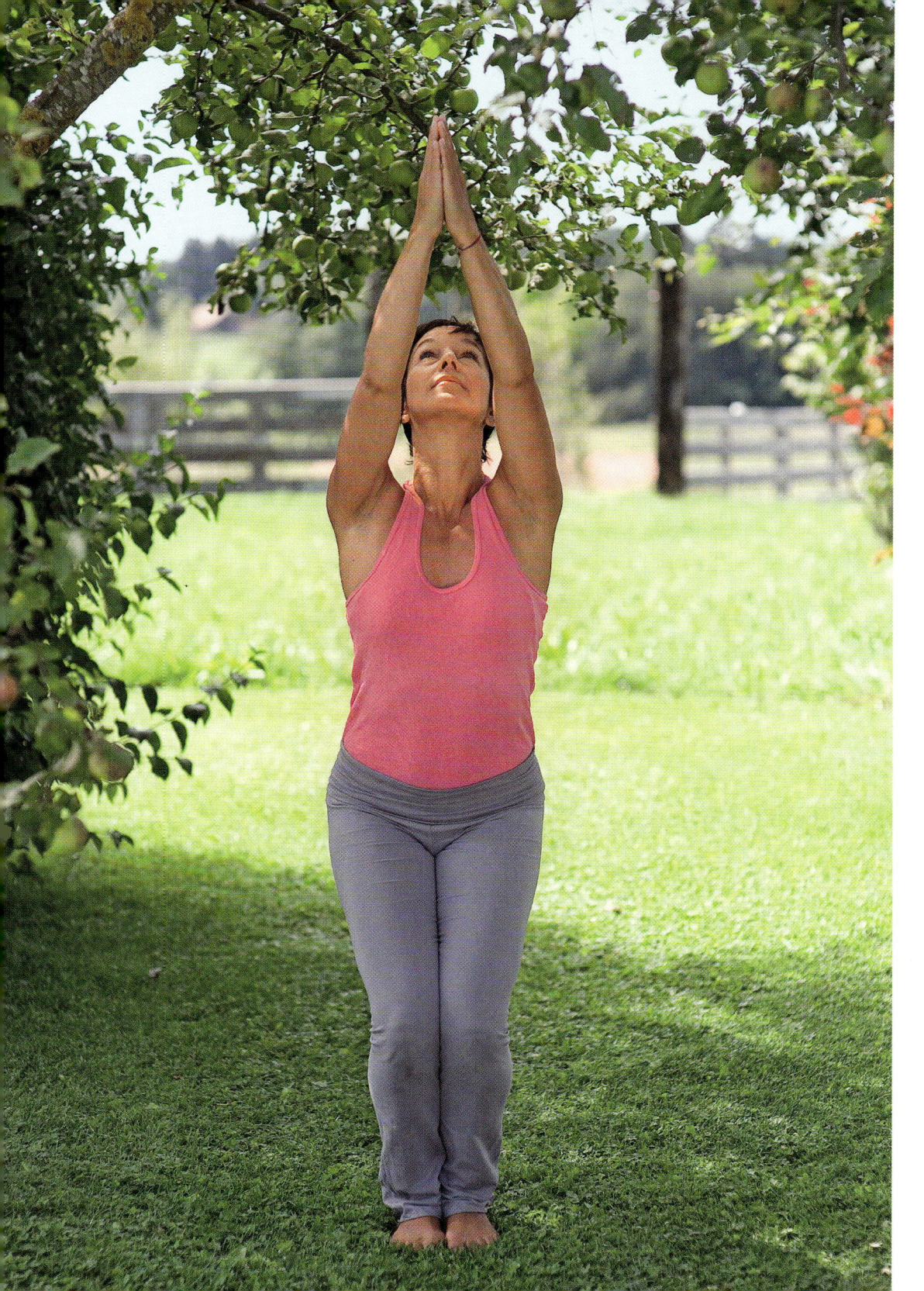

VINYASA –
Übergangsbewegung von Asana zu Asana
vi = auf eine besondere Art und Weise
nyasa = anordnen

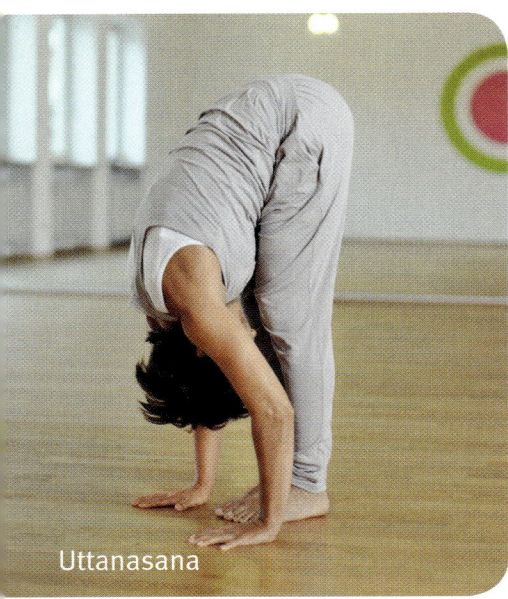
Uttanasana

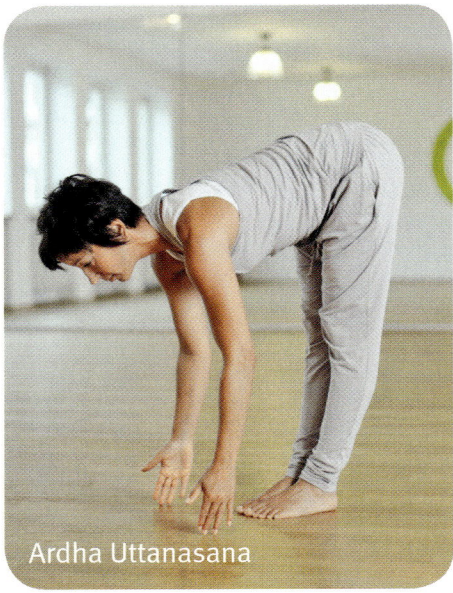
Ardha Uttanasana

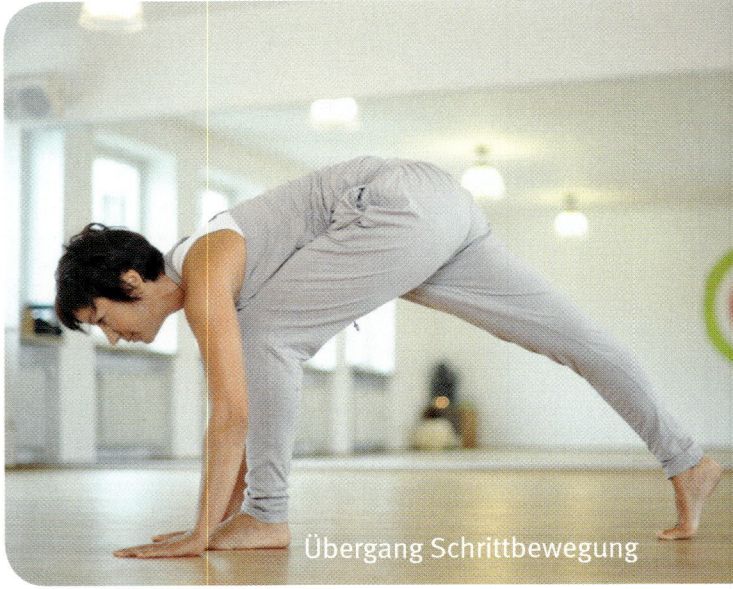
Übergang Schrittbewegung

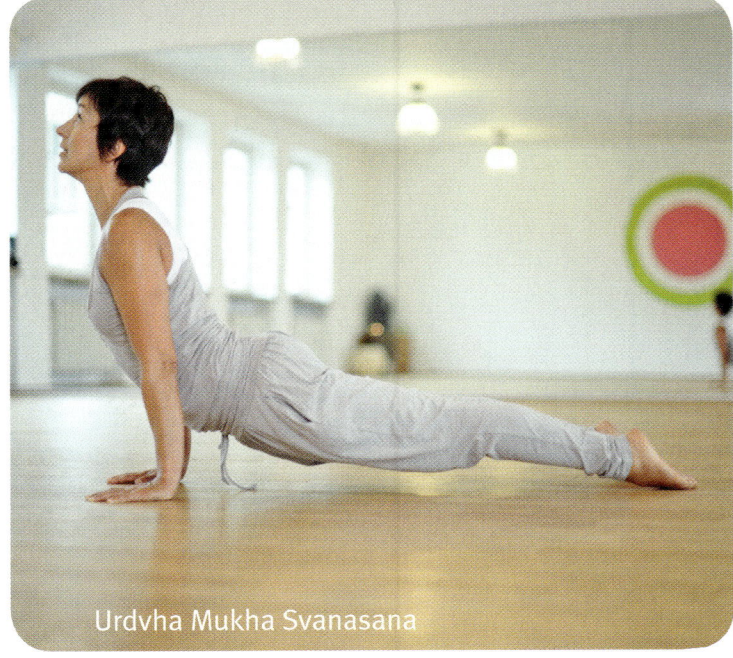
Urdvha Mukha Svanasana

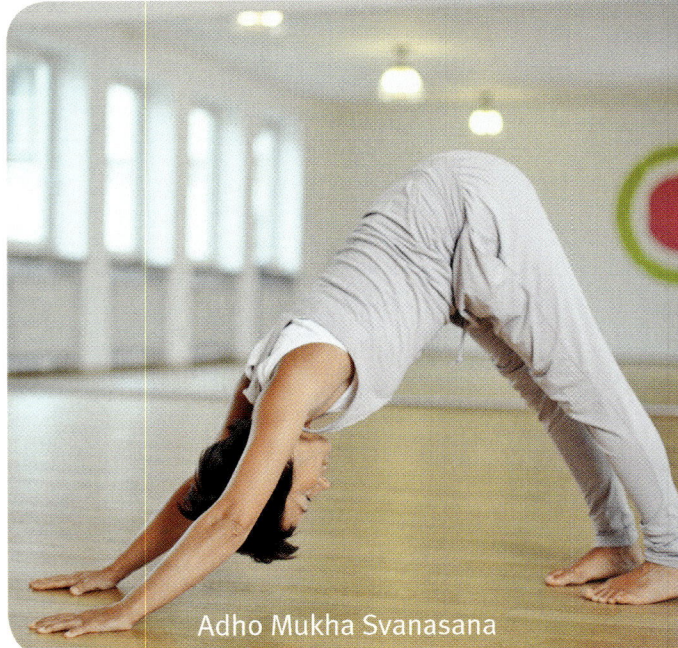
Adho Mukha Svanasana

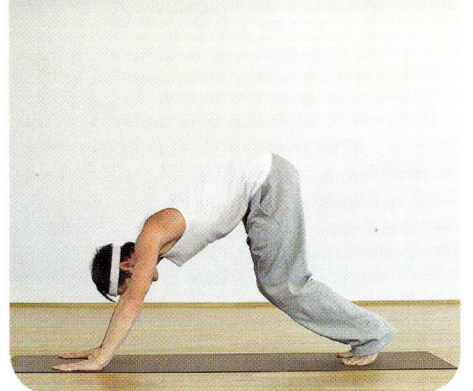

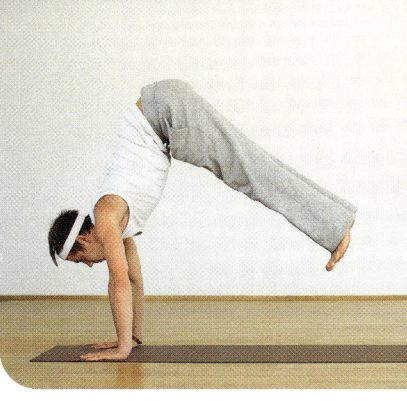

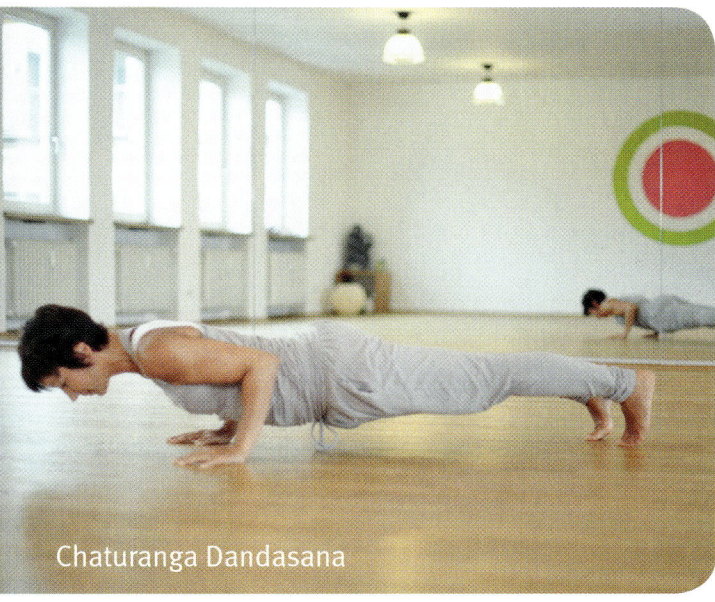

Chaturanga Dandasana

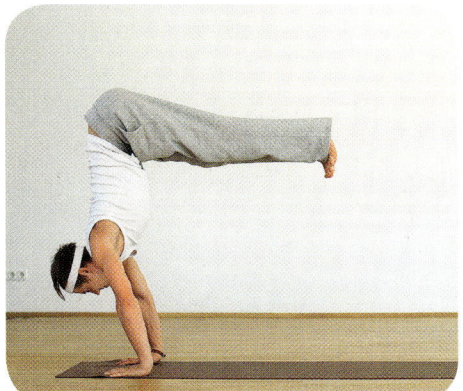

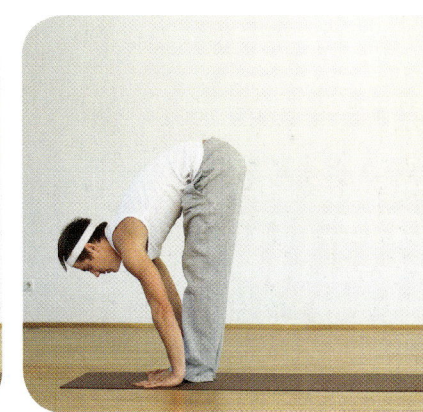

Variation für Geübte

... springen üben

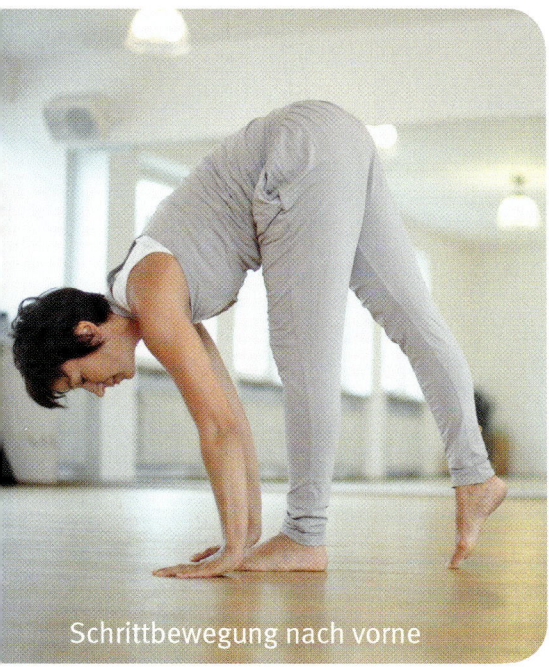

Schrittbewegung nach vorne

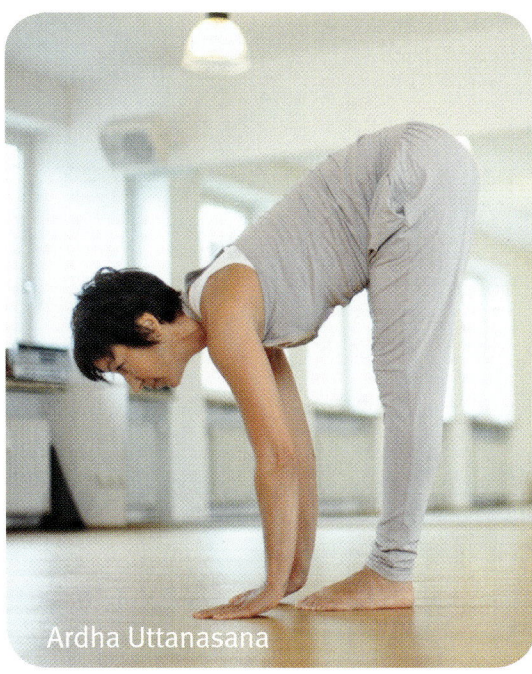

Ardha Uttanasana

Vinyasa umfasst eine Abfolge von Asanas, die durch die Atmung rhythmisch und zyklisch geleitet und bewegt werden.

Vinyasa am Boden

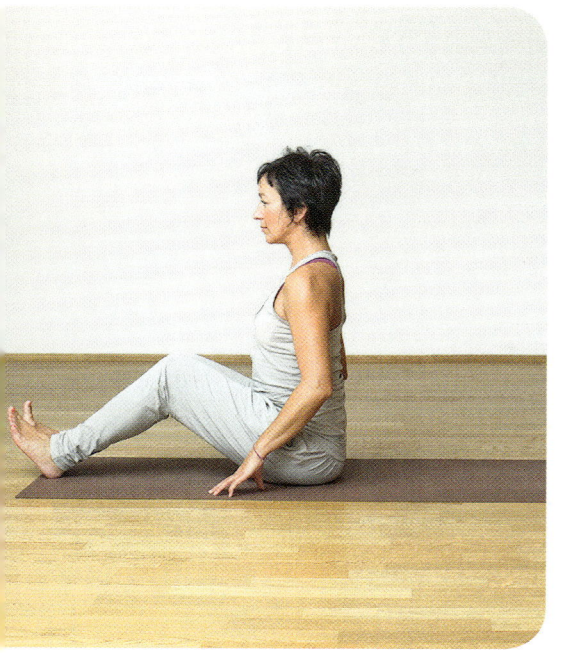
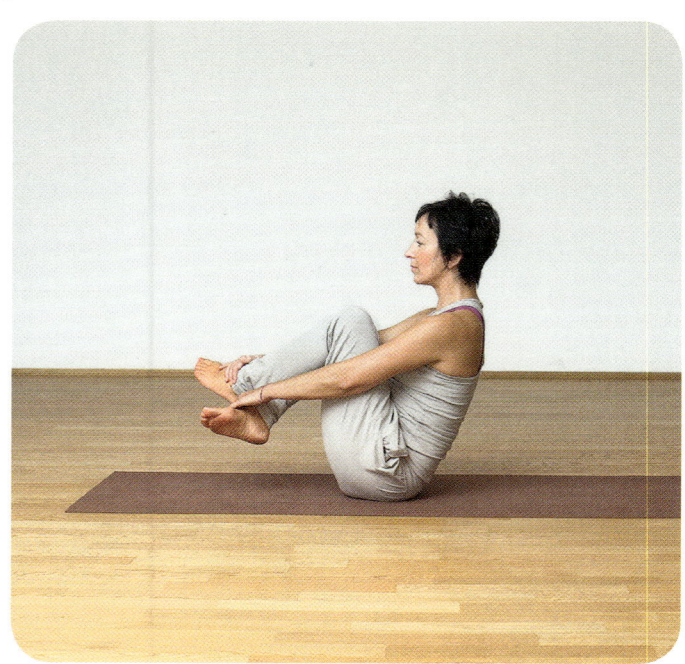
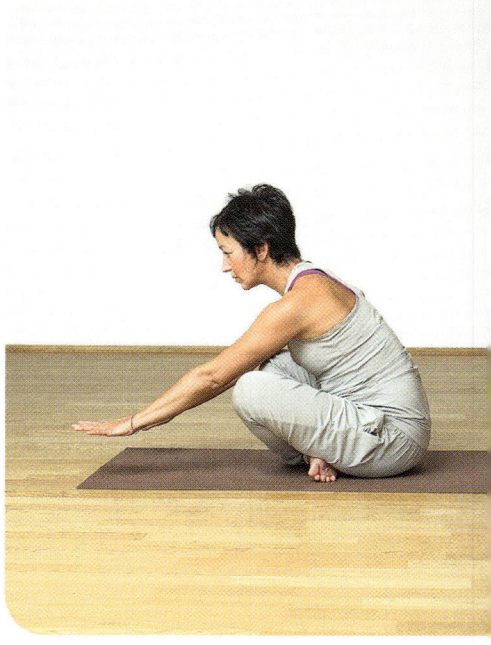

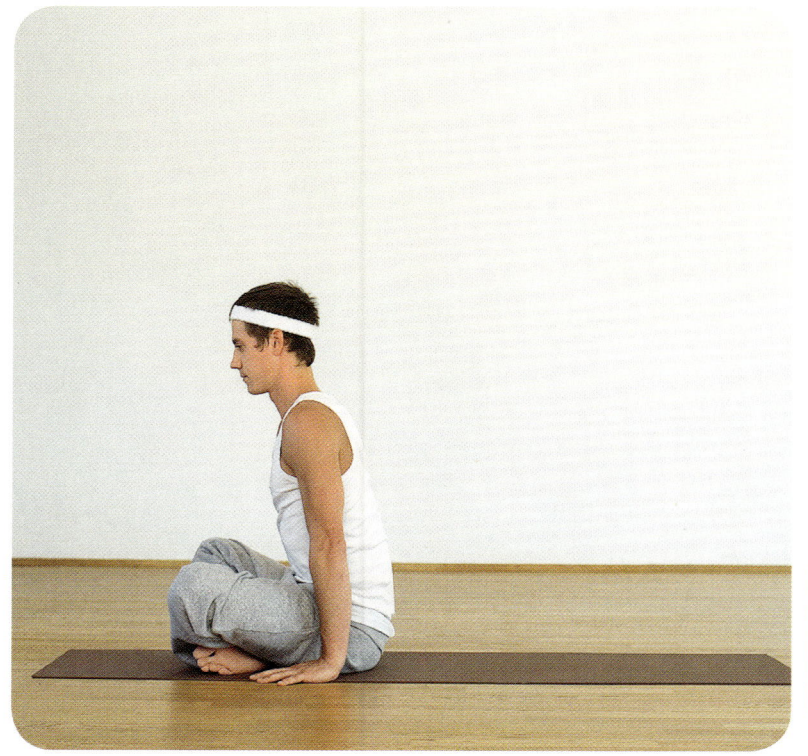
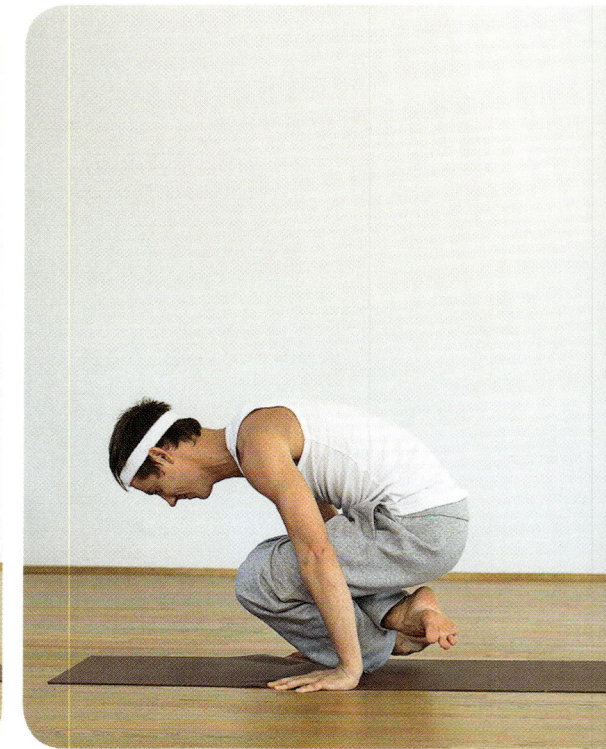

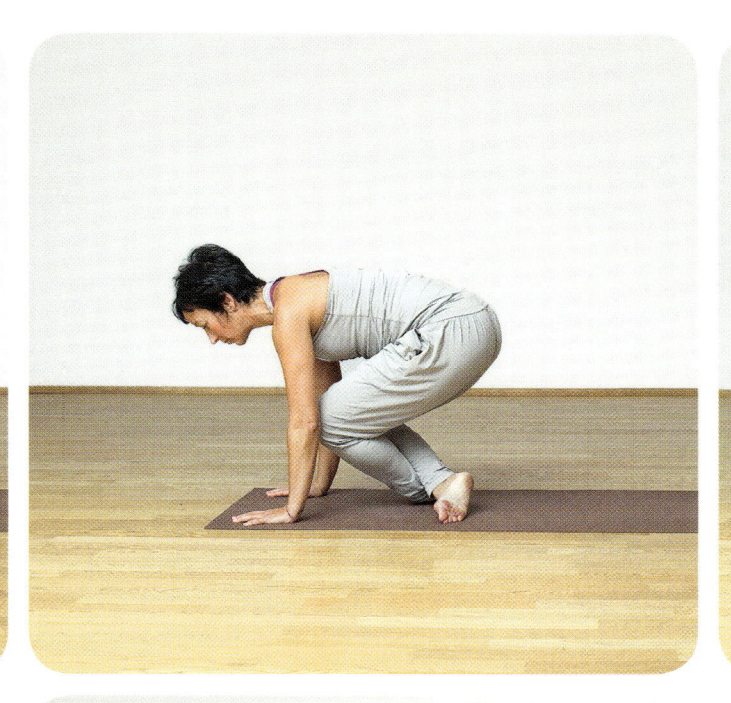

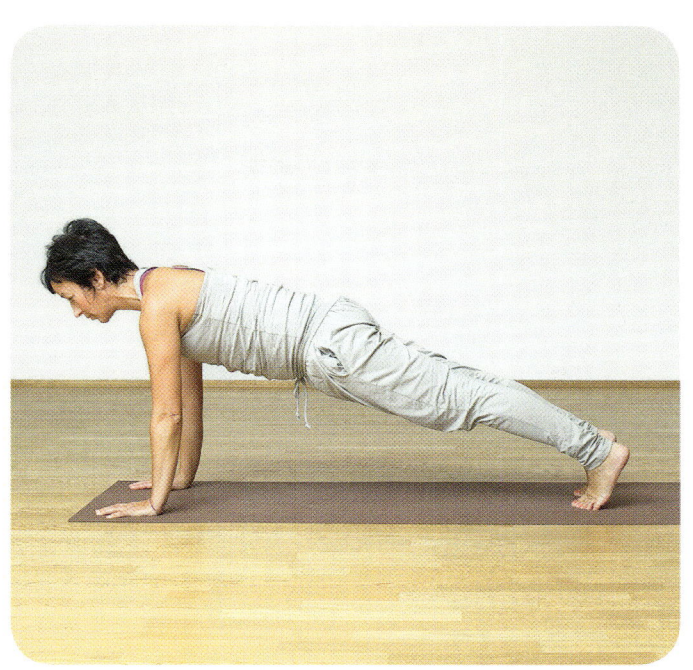

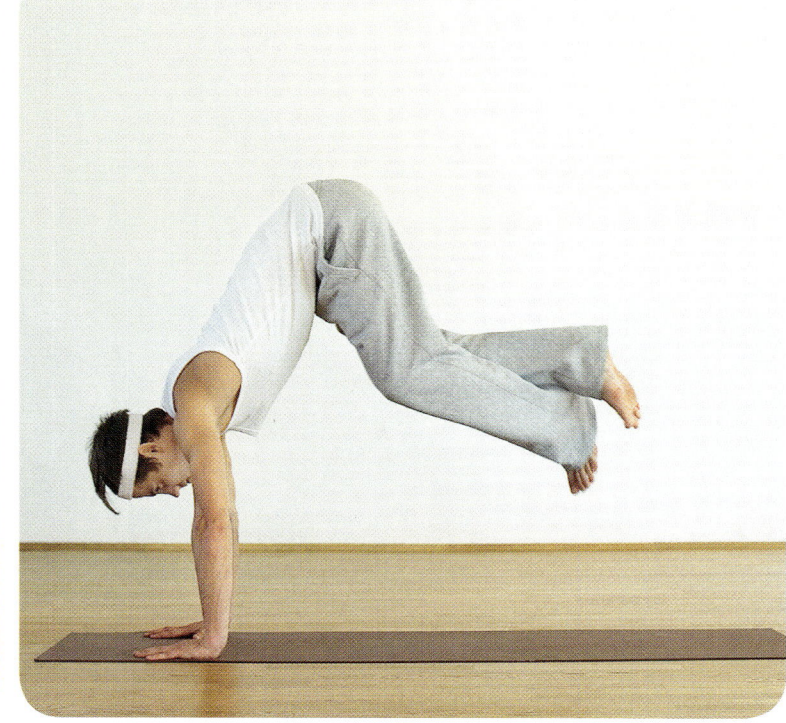

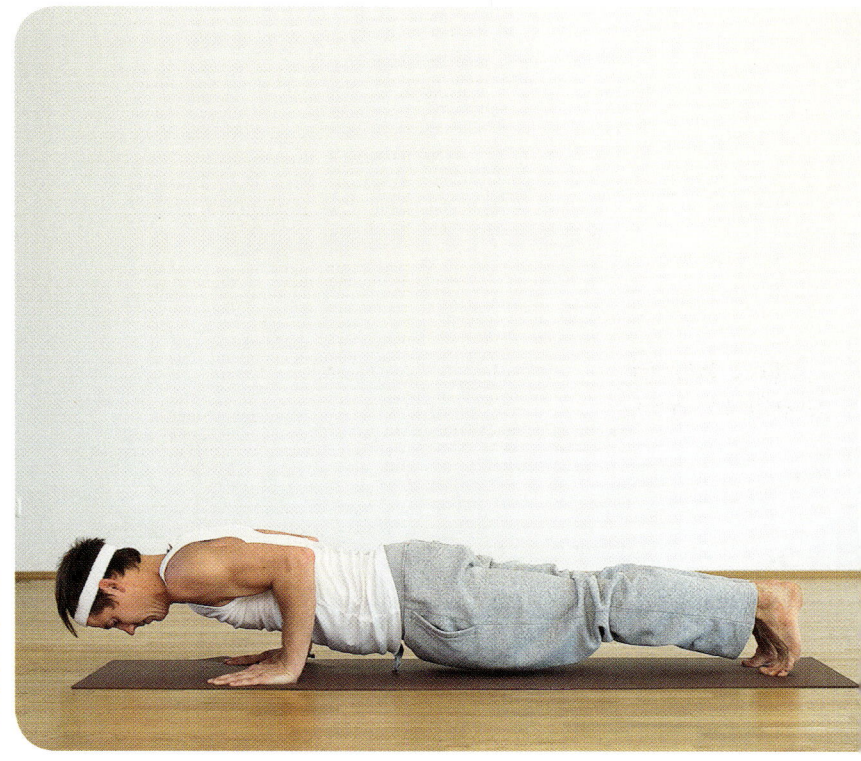

... vom Hund nach unten wieder nach vorne

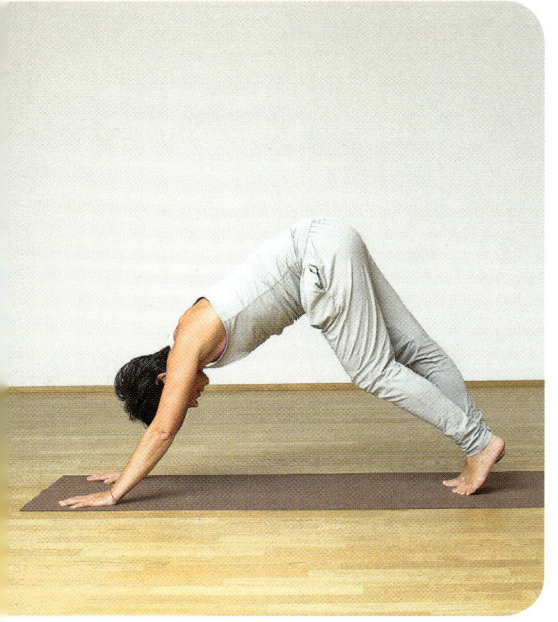 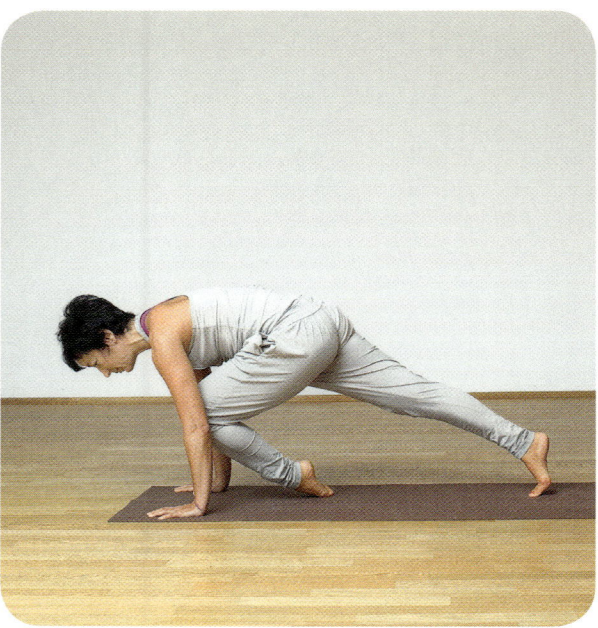 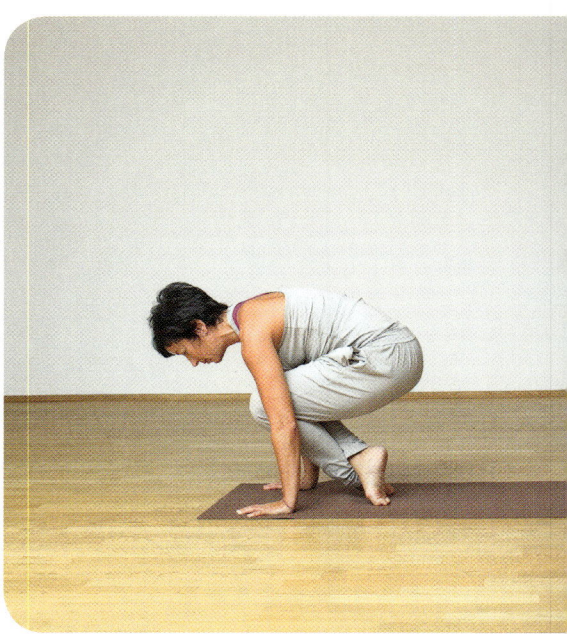

Variation für Geübte

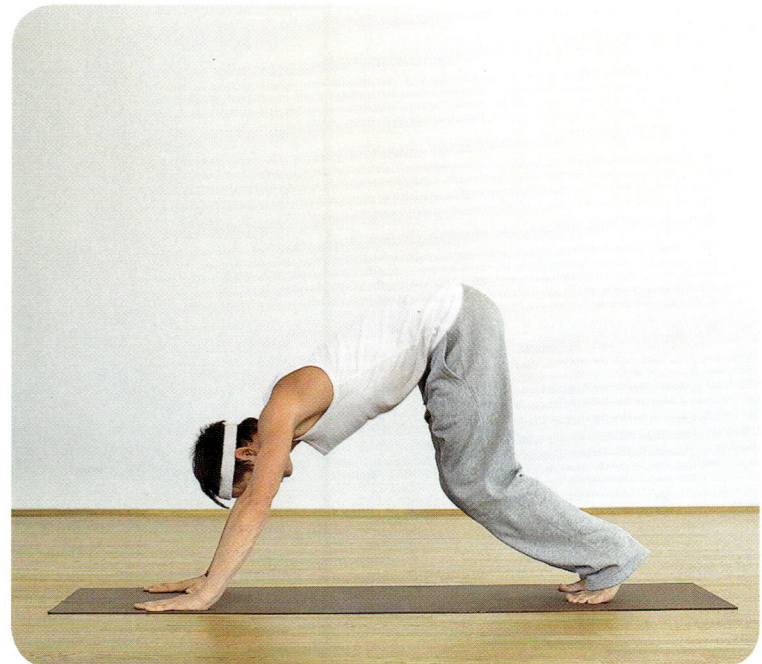 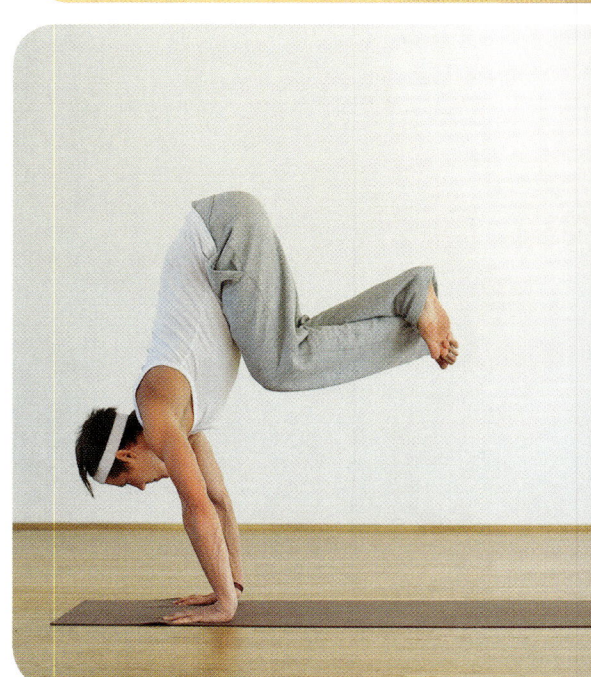

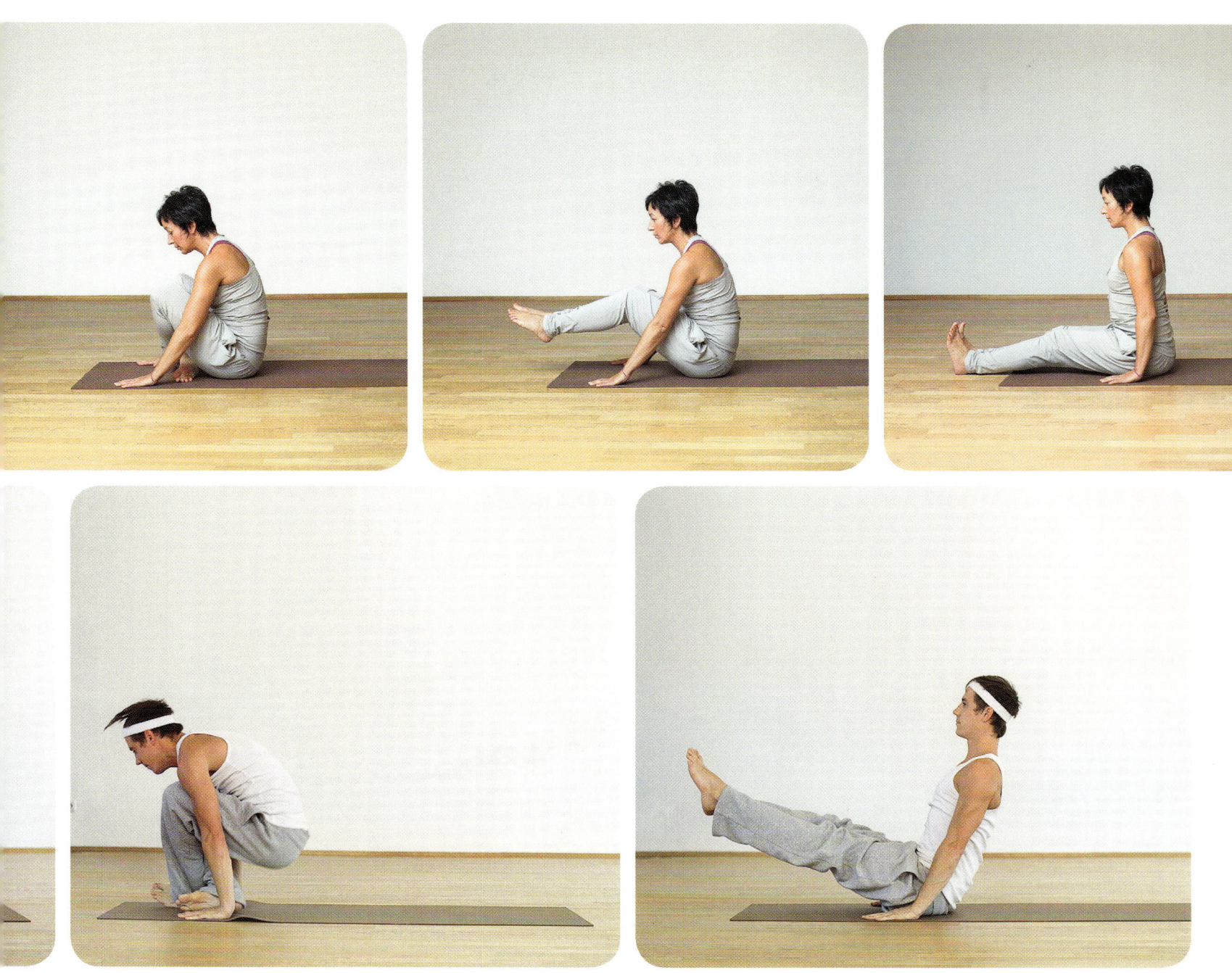

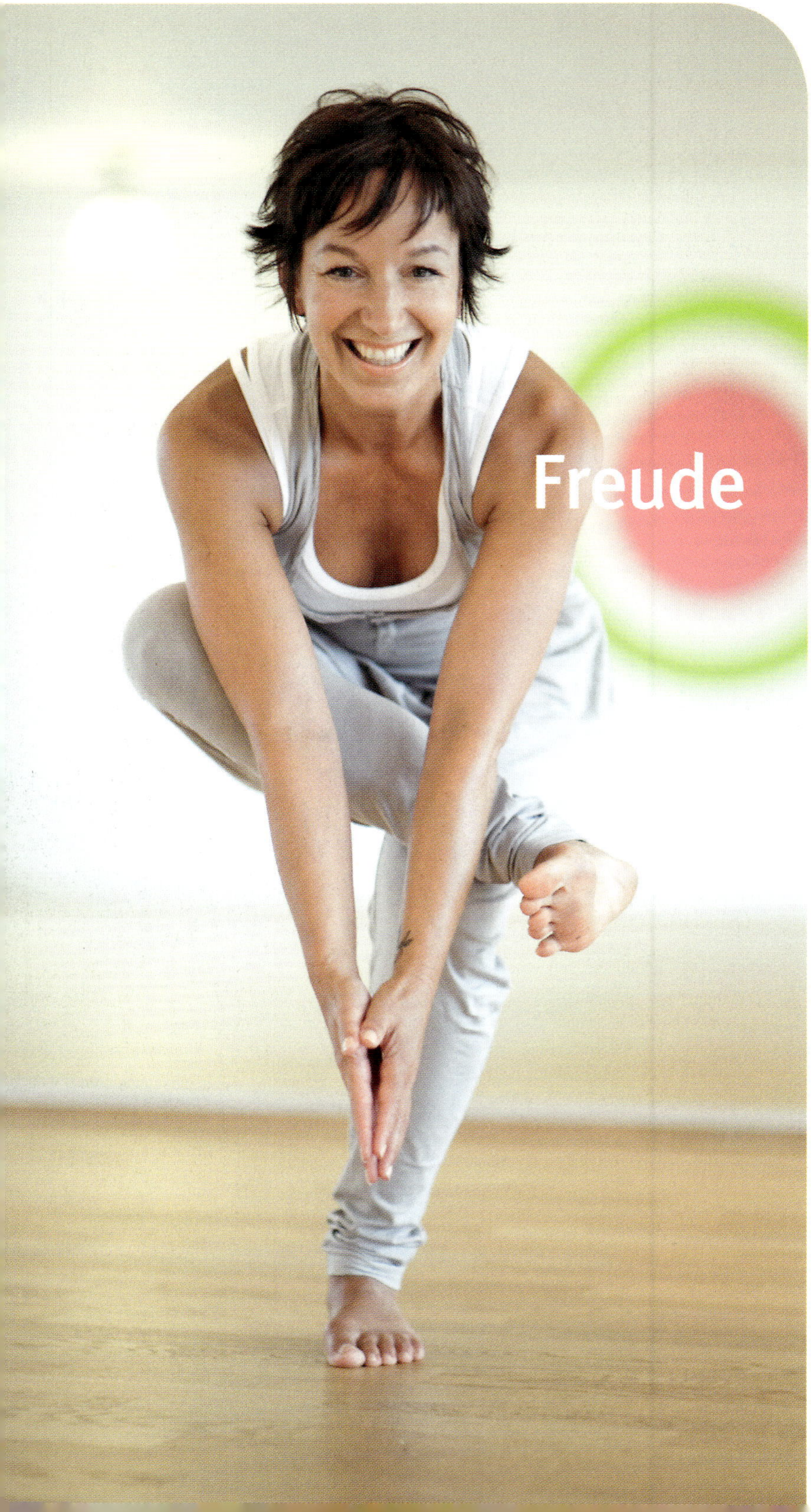

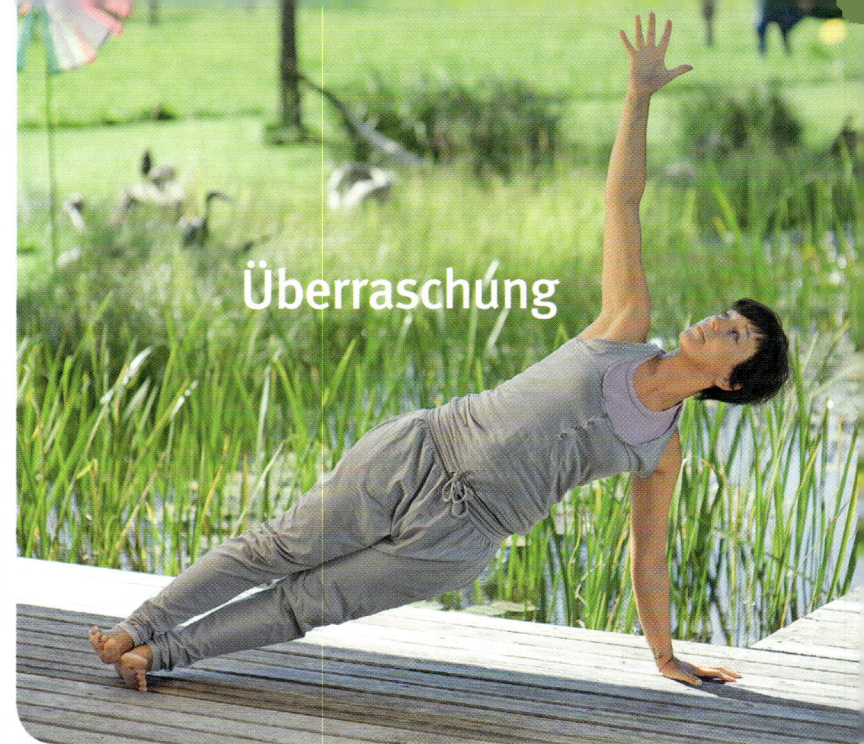

Freude

Überraschung

Fokus

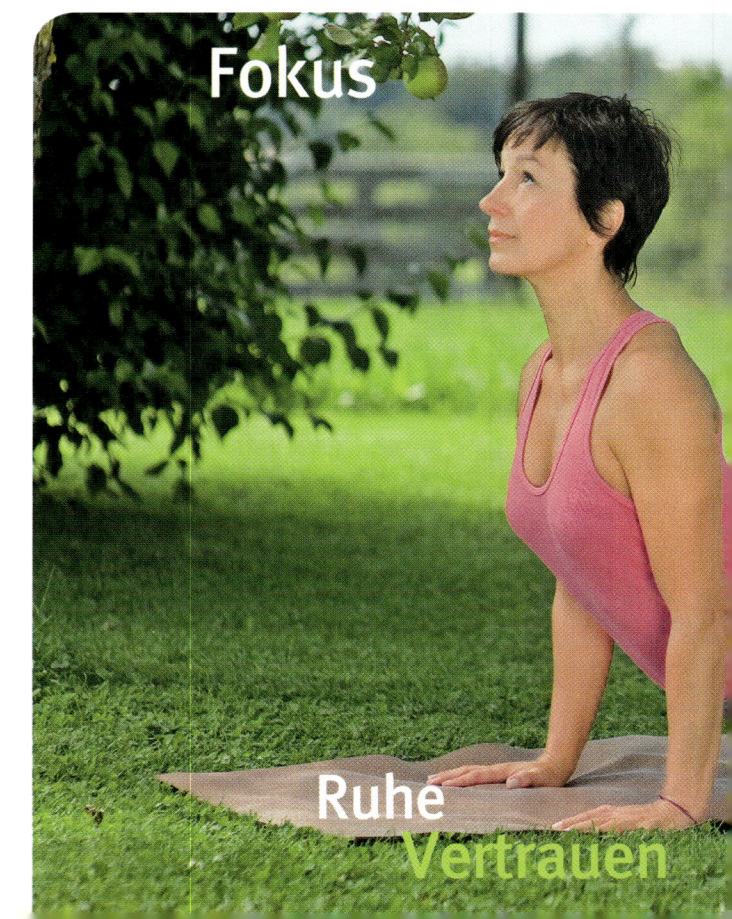

Ruhe

Vertrauen

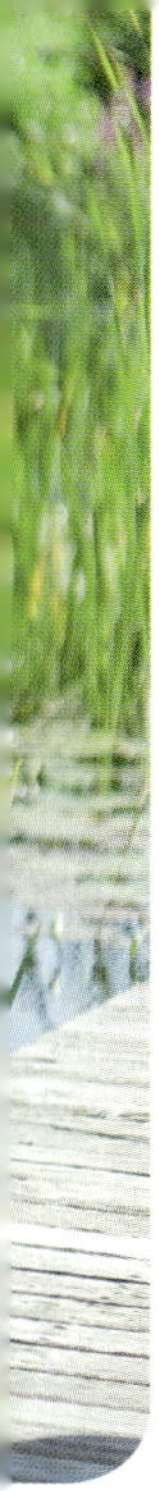

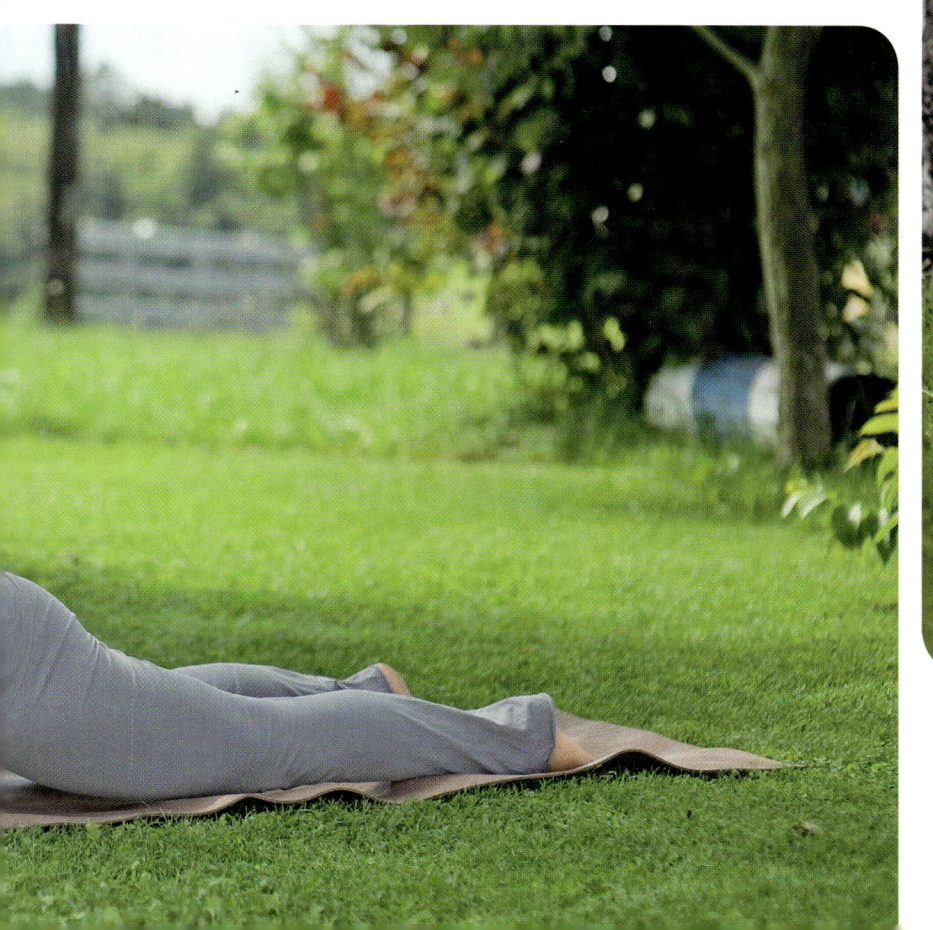

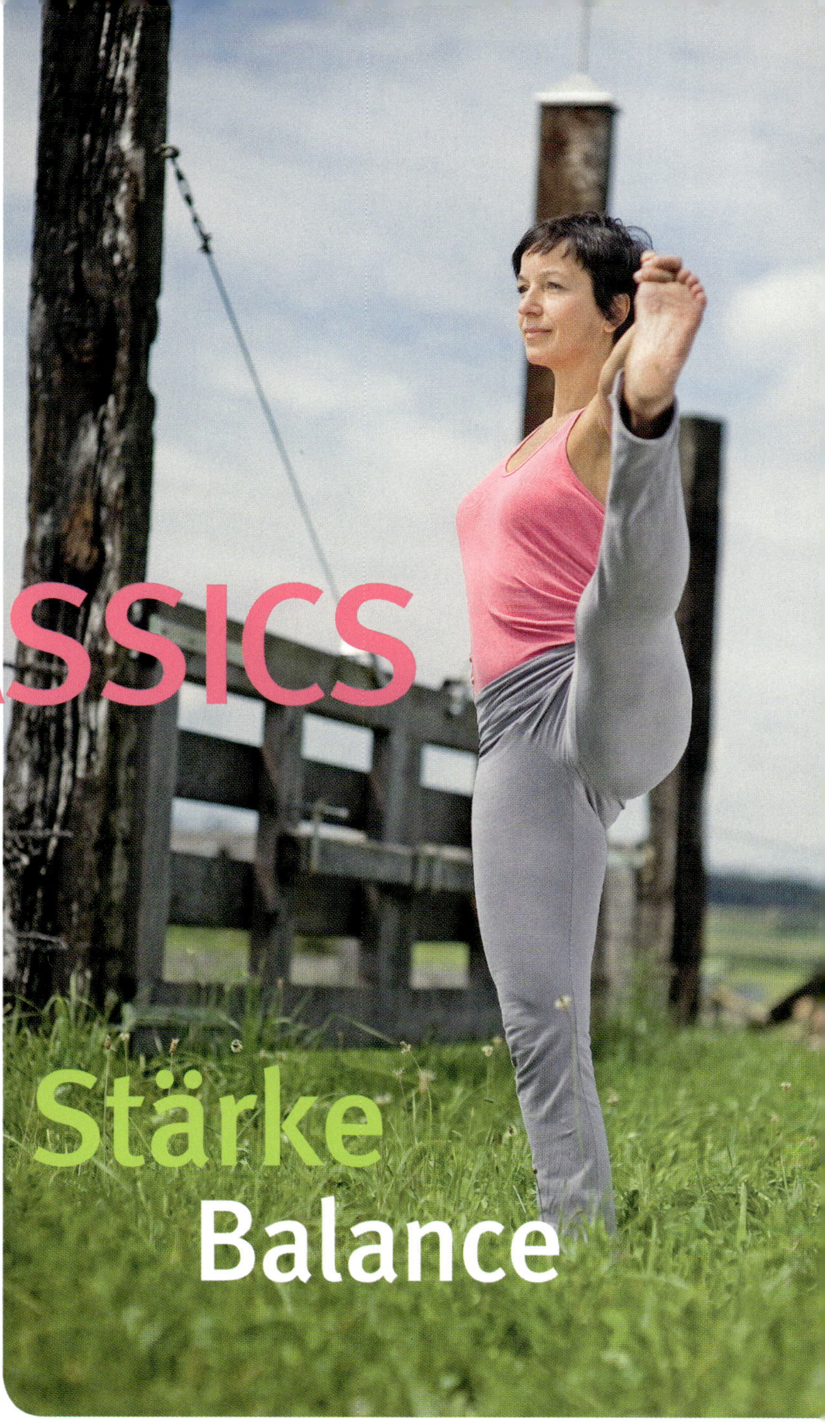

YOGA CLASSICS

Stärke
Balance

Uttanasana – stehende Vorbeuge

Uttan = intensive Streckung

Drishti: Nase

- stehe in Tadasana
- atme ein, hebe die Arme über die Seite nach oben, verbinde deine Handflächen in Atmanjali Mudra (Gebetshaltung)
- atme aus, beuge dich nach unten zum Boden, führe die Arme über die Seite geöffnet nach unten, synchron mit deinem Oberkörper
- setze deine Hände schulterbreit geöffnet auf Höhe deiner Fußspitzen auf
- beuge gerne deine Beine, um lang und aufgerichtet in die Vorbeuge zu kommen
- versuche die weit aufgefächerten Hände ganz flach und kraftvoll aufzulegen
- falls dies auch mit gebeugten Beinen noch nicht möglich ist, übe zunächst, die Fingerkuppen kraftvoll aufzusetzen
- lasse den Kopf entspannt fallen und verlagere dein Gewicht vorwiegend auf Fußballen und Zehen
- atme gleichmäßig 5 tiefe Atemzüge
- löse die Asana mit dem Einatmen über die Länge wieder auf
- atme aus in Tadasana

Wirkung

- dehnt intensiv die Beinrückseiten und den Rücken
- wirkt beruhigend auf das Nervensystem

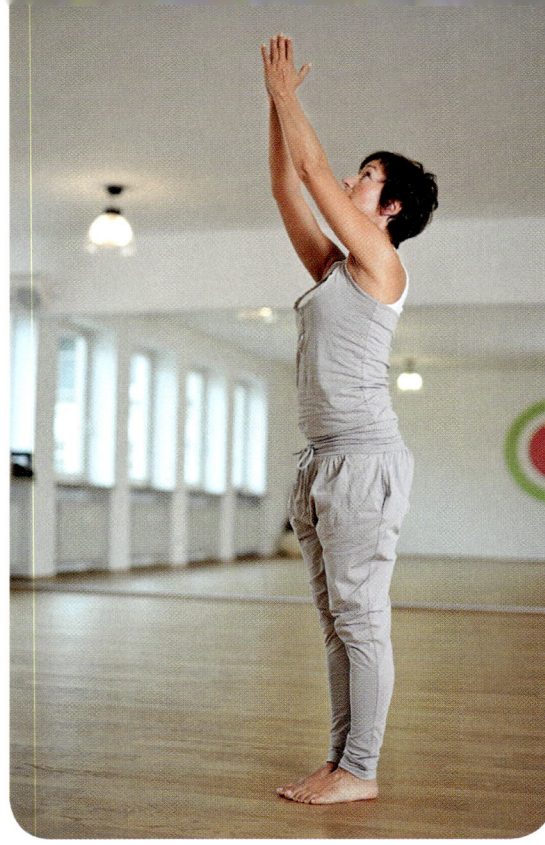

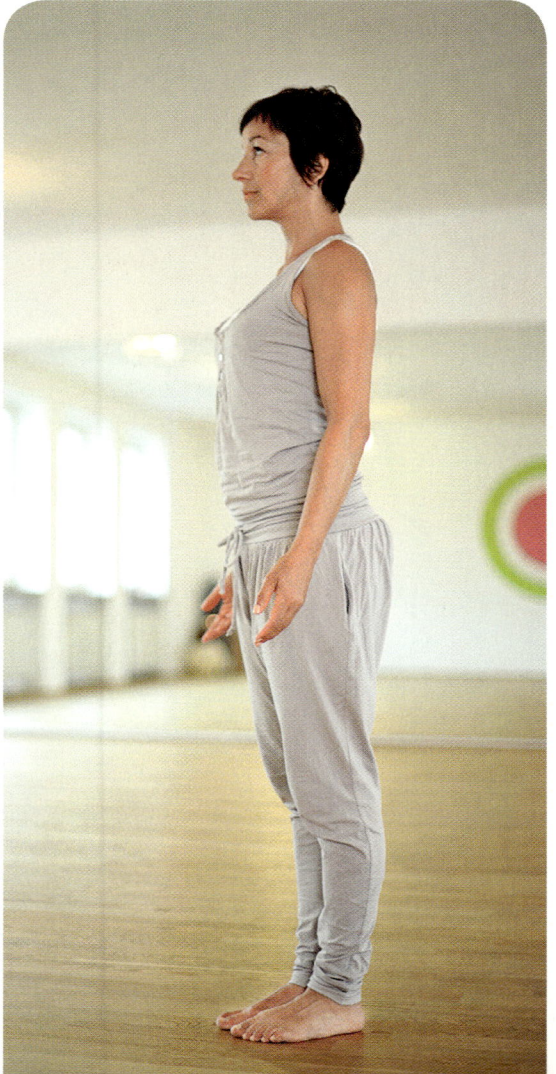

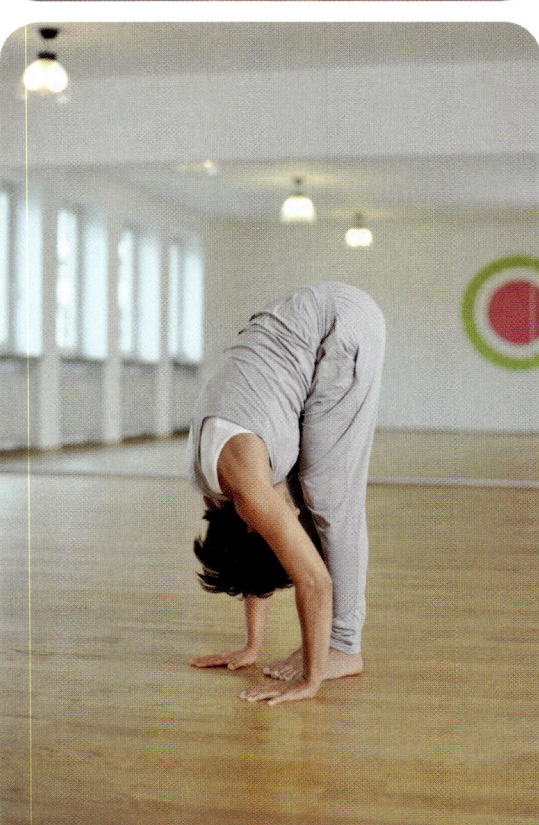

Padangusthasana und Padahastasana – stehende Vorwärtsbeugen

Pada = Fuß
Hasta = Hand

Drishti: Nase

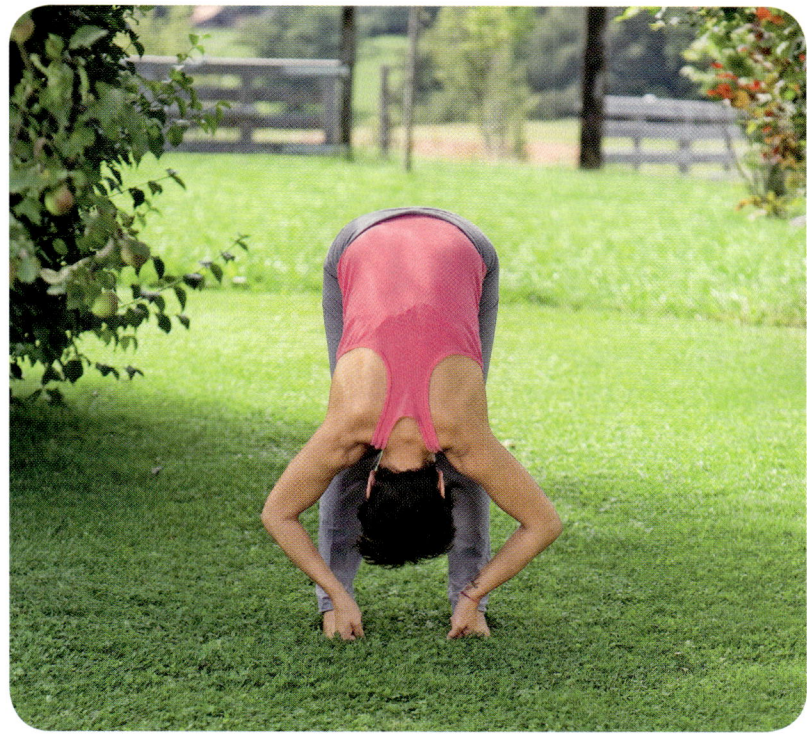

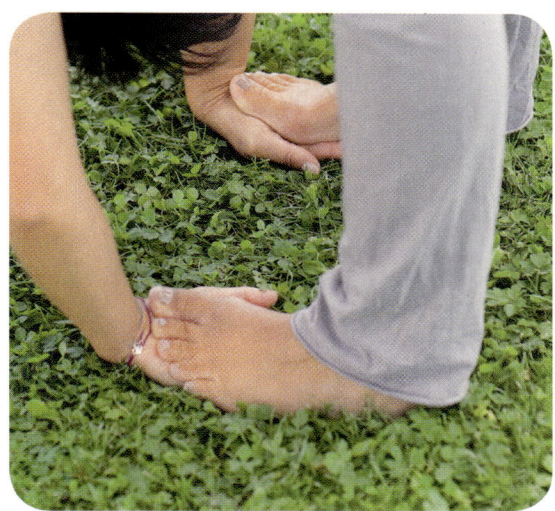

Padahastasana

- schiebe die Hände so weit unter den vorderen Fußbereich, bis deine Fußspitzen das Handgelenk berühren
- atme ein, mache dich lang
- atme aus, beuge dich nach unten
- lasse den Kopf entspannt fallen und verlagere dein Gewicht vorwiegend auf Fußballen und Zehen
- atme gleichmäßig 5 tiefe Atemzüge
- löse die Asana mit dem Einatmen über die Länge wieder auf
- atme aus, schließe in Tadasana

Padangusthasana

- stehe in Tadasana
- öffne die Füße hüftbreit, stütze deine Hände in die Hüften
- atme ein, mach dich lang
- atme aus, beuge dich nach unten
- umschließe deinen Angusta, den großen Zeh
- greife mit dem Daumen und mit Zeige- und Mittelfinger wie du es auf der Abbildung siehst
- lasse den Kopf entspannt fallen und verlagere dein Gewicht vorwiegend auf Fußballen und Zehen

- atme gleichmäßig 5 tiefe Atemzüge
- löse die Asana mit dem Einatmen über die Länge wieder auf
- atme aus in Tadasana

Wirkung

- dehnt intensiv die Beinrückseiten und den Rücken
- wirkt beruhigend auf das Nervensystem
- verbessert Funktion und Kontrolle der Beckenbodenmuskulatur

Beuge gerne deine Beine, wenn du die Füße noch nicht bei gestreckten Beinen mit den Händen erreichen kannst, oder wenn du Rückenprobleme hast.
Versuche dich auf die Länge deiner Wirbelsäule zu konzentrieren und lass deinen Beinrückseiten viel Zeit, damit sie nach und nach flexibler werden.

Utthita Trikonasana – gestrecktes Dreieck

Utthita = gestreckt
Tri = drei
Kona = Winkel

Drishti: Hand

- öffne deine Beine etwa 1 m weit
- drehe den rechten Fuß um 90°, sodass die Fußspitze zum Mattenende zeigt
- drehe den linken Fuß um 15° einwärts
- breite deine Arme in Schulterhöhe aus, die Handrücken zeigen nach oben, der Körper bleibt nach vorne gerichtet
- atme ein, mach dich lang, isoliere deinen Rumpf nach rechts
- atme aus, senke Arm und Rumpf
- umschließe deine großen Zehen im Angusta-Griff wie bei Padangusthasana erklärt
- richte den linken Arm direkt über deine Schulter aus, nimm den Blick (Drishti) in die Handfläche
- spüre währenddessen immer wieder in die Beine, verteile dein Gewicht gleichmäßig auf die Füße und gestreckten Beine
- versuche stetig, den Oberkörper zu verlängern und zu öffnen
- entspanne die Schultern und senke die Schulterblätter sanft zur Wirbelsäule hin ab
- atme gleichmäßig 5 tiefe Atemzüge
- löse die Asana mit dem Einatmen über die Länge wieder auf
- atme aus
- wechsle die Position der Füße und wiederhole die Übung zur anderen Seite
- schließe in Tadasana

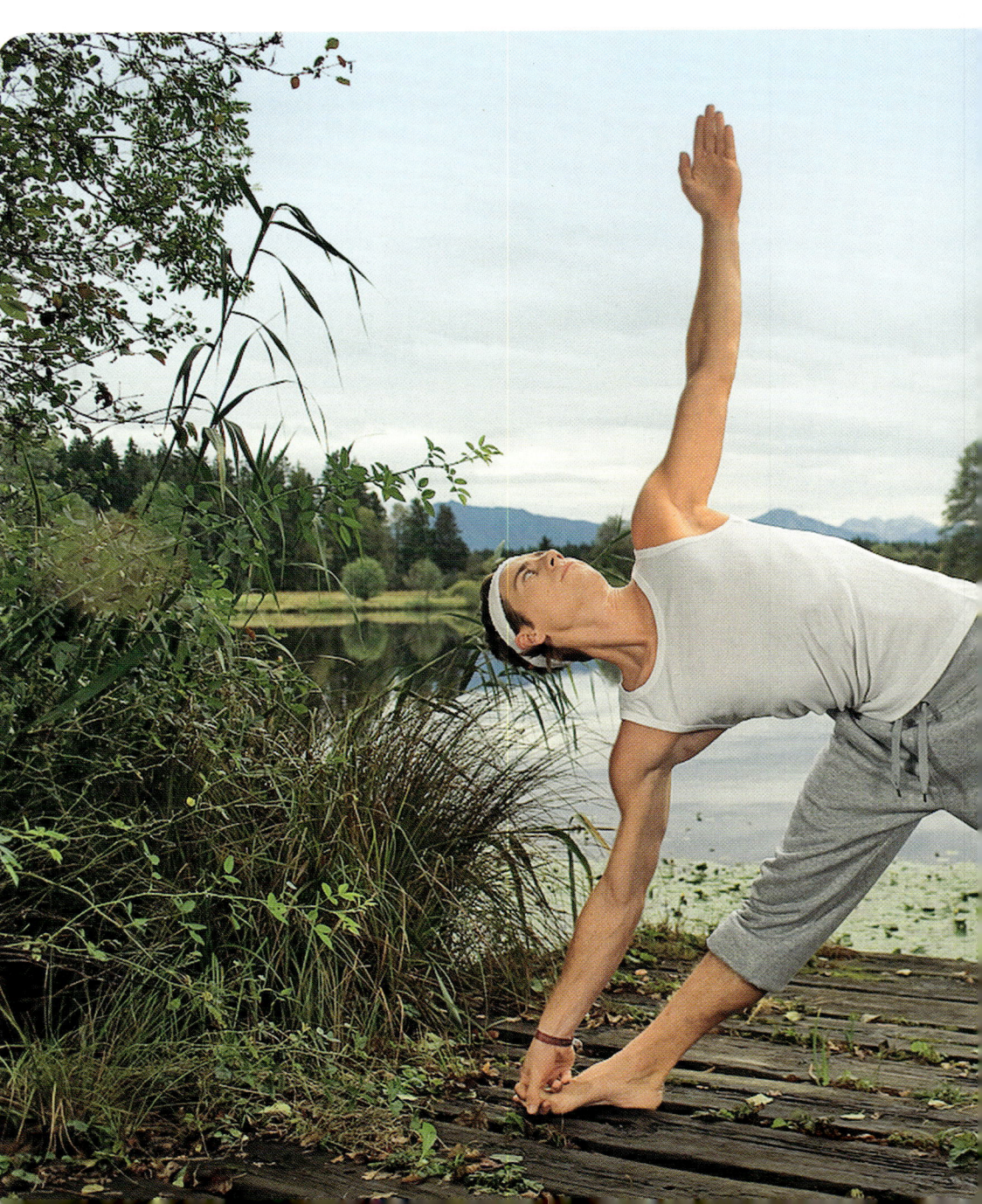

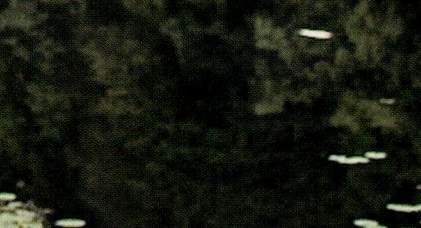

Variation für Beginner

- stütze dich gerne mit der Hand am Bein ab oder lege sie auf einen Yoga-Block, wenn du im Zehengriff das Bein noch nicht strecken kannst
- lass dir Zeit, und achte eher darauf den Körper zu öffnen, Länge zu halten und die Beine zu strecken

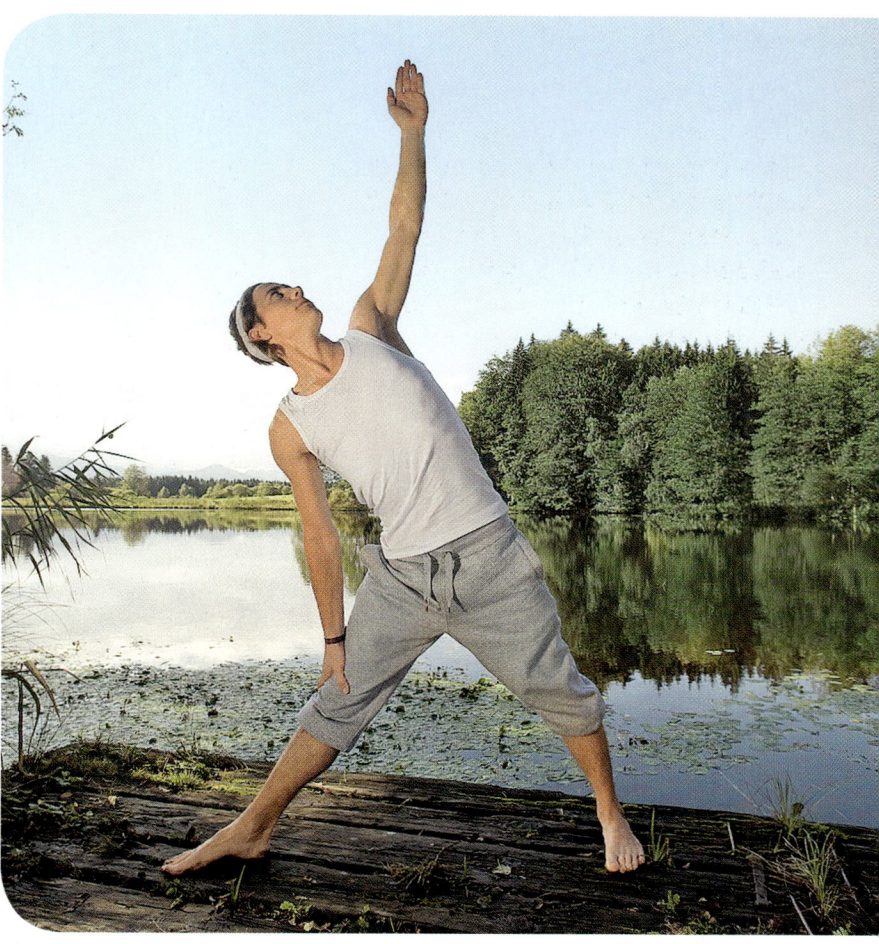

Wirkung

- stärkt die Beine und die Fußgelenke
- öffnet die Hüften
- dehnt die Brustmuskulatur und die Schultern

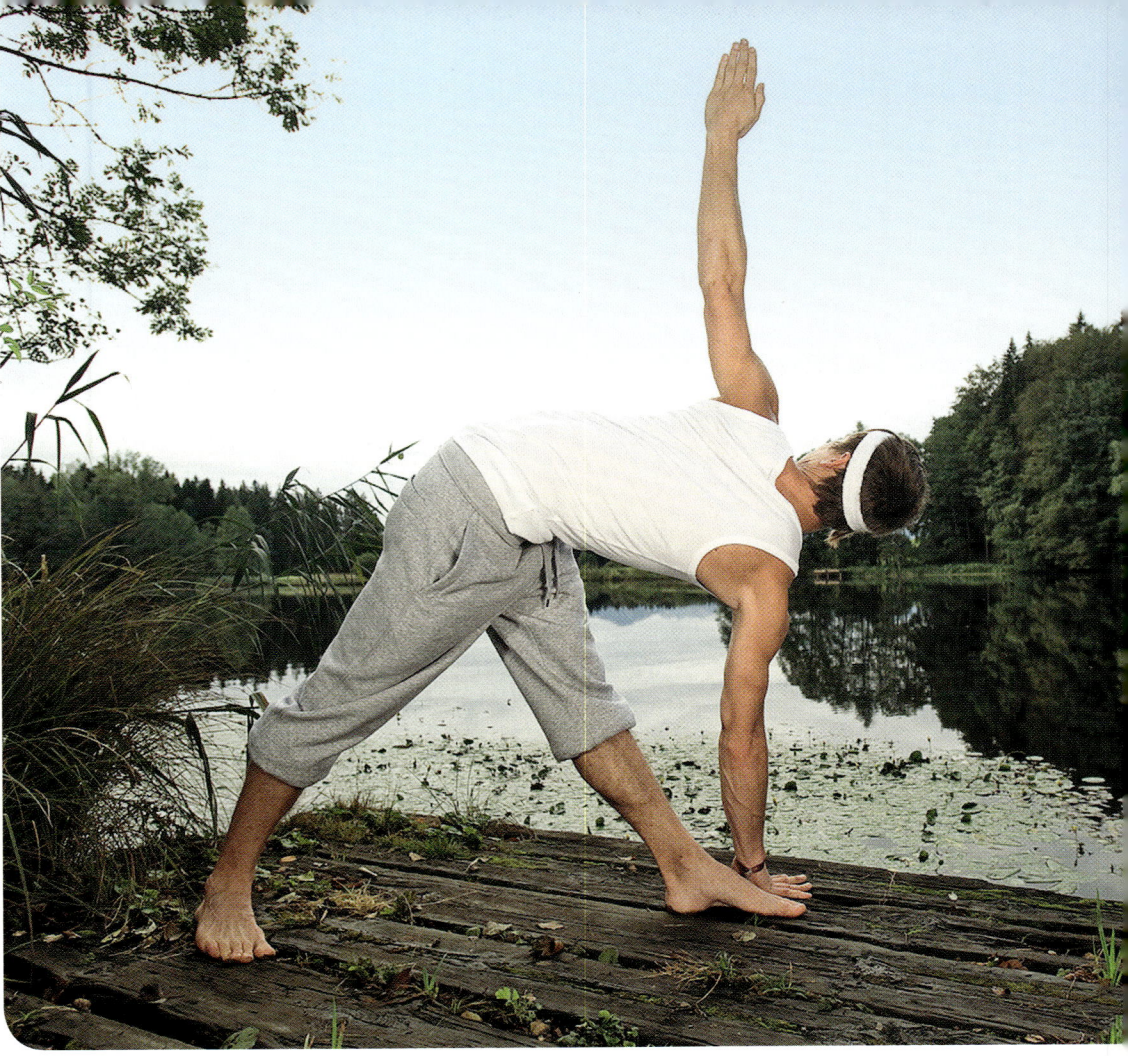

Parivrtta Trikona-sana – gedrehtes Dreieck

Parivrtta = gedreht
Tri = drei
Kona = Winkel

Drishti: Hand

- stehe in Tadasana
- öffne dein linkes Bein weit nach hinten
- der rechte Fuß zeigt mit der Fußspitze zum Mattenanfang, der linke Fuß ist um 15° eingedreht
- lege deine Hände an die Hüften oder breite die Arme in Schulterhöhe aus
- atme ein, mach dich lang
- atme aus, komm aufgerichtet nach vorne und unten
- neige den Oberkörper nach links und lege deine rechte Hand oder die Fingerspitzen neben der Fußaußenkante ab

- achte darauf, dass deine rechte Hüfte zurückschiebt und die linke nach vorn
- atme ein, verlängere dich noch einmal, atme aus, drehe dich weiter ein und strecke den linken Arm nach oben aus
- versuche den linken Arm direkt über deine Schulter auszurichten, nimm den Blick (Drishti) in die Handfläche
- spüre währenddessen immer wieder in die Beine, verteile dein Gewicht gleichmäßig auf die Füße und die gestreckten Beine

- versuche stetig, den Oberkörper in der Rotation zu verlängern
- entspanne die Schultern und senke die Schulterblätter sanft zur Wirbelsäule hin ab
- atme gleichmäßig 5 tiefe Atemzüge
- löse die Asana mit dem Einatmen über die Länge wieder auf und drehe zurück
- atme aus
- wechsle die Position der Füße und wiederhole die Übung zur anderen Seite
- schließe in Tadasana

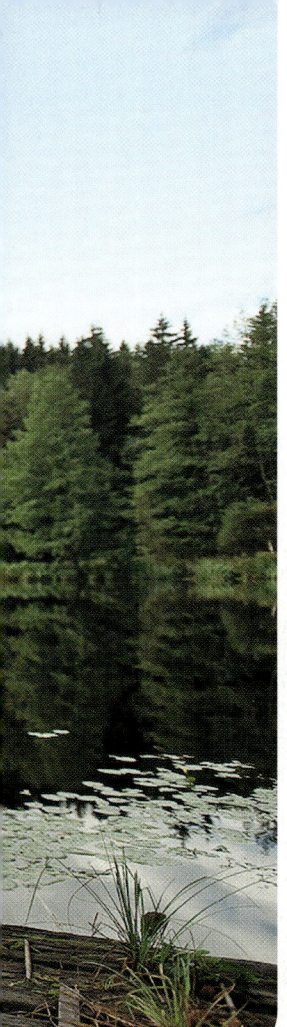

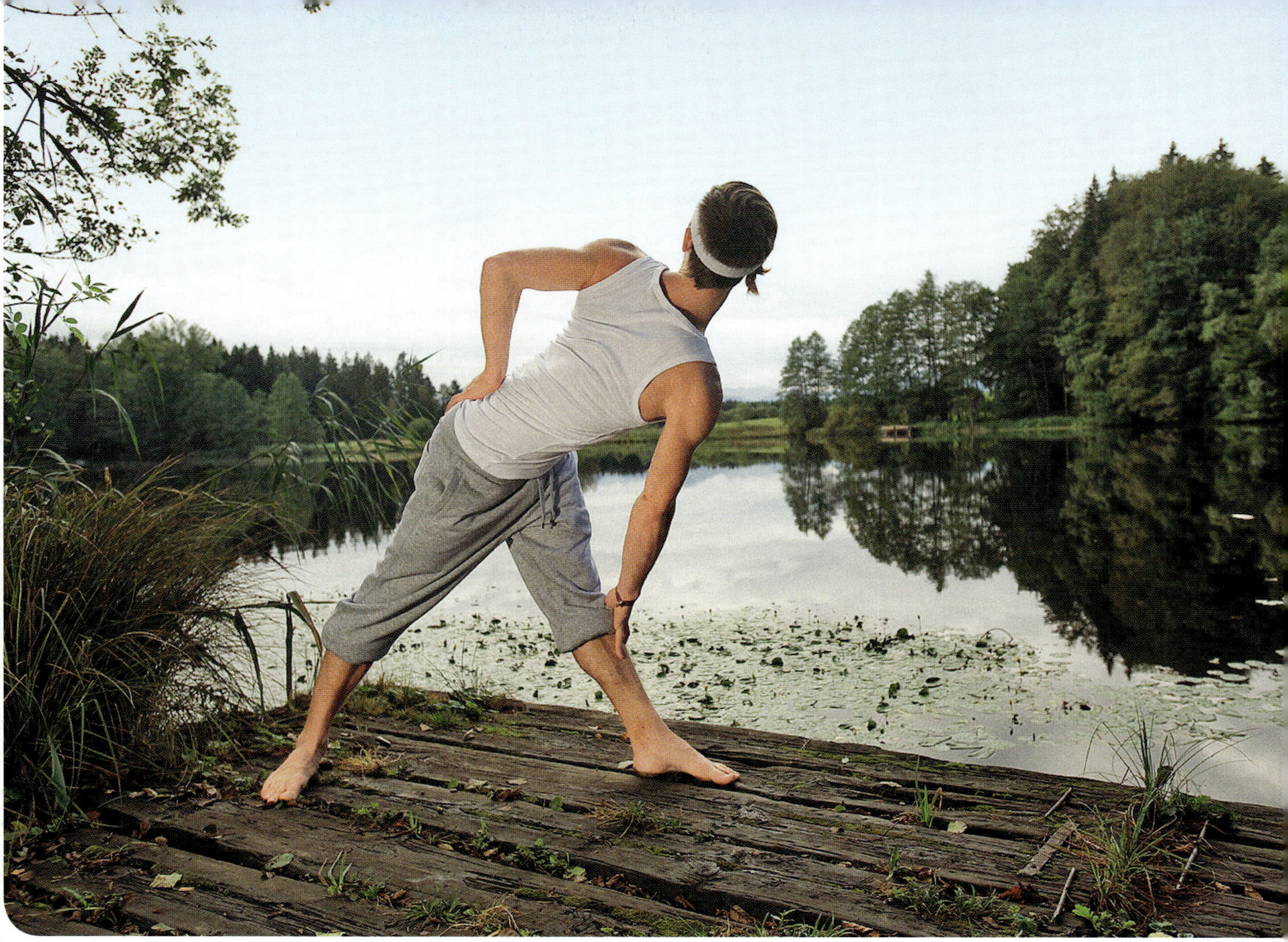

Wirkung
- stärkt die Beine und Fußgelenke
- dehnt die Hüftmuskulatur
- trainiert das Gleichgewicht und die Konzentration
- belebt die Bauchorgane
- hilft bei Übersäuerung

Variation für Beginner
- stütze dich gerne mit der Hand am Bein ab oder lege sie auf einen Yoga-Block, wenn du im Zehengriff das Bein noch nicht strecken kannst
- achte darauf, Länge zu halten und die Beine zu strecken

Utthita Parshvakonasana – gestreckter seitlicher Winkel

Utthita = gestreckt
Parshva = seitlich
Kona = Winkel

Drishti: Hand

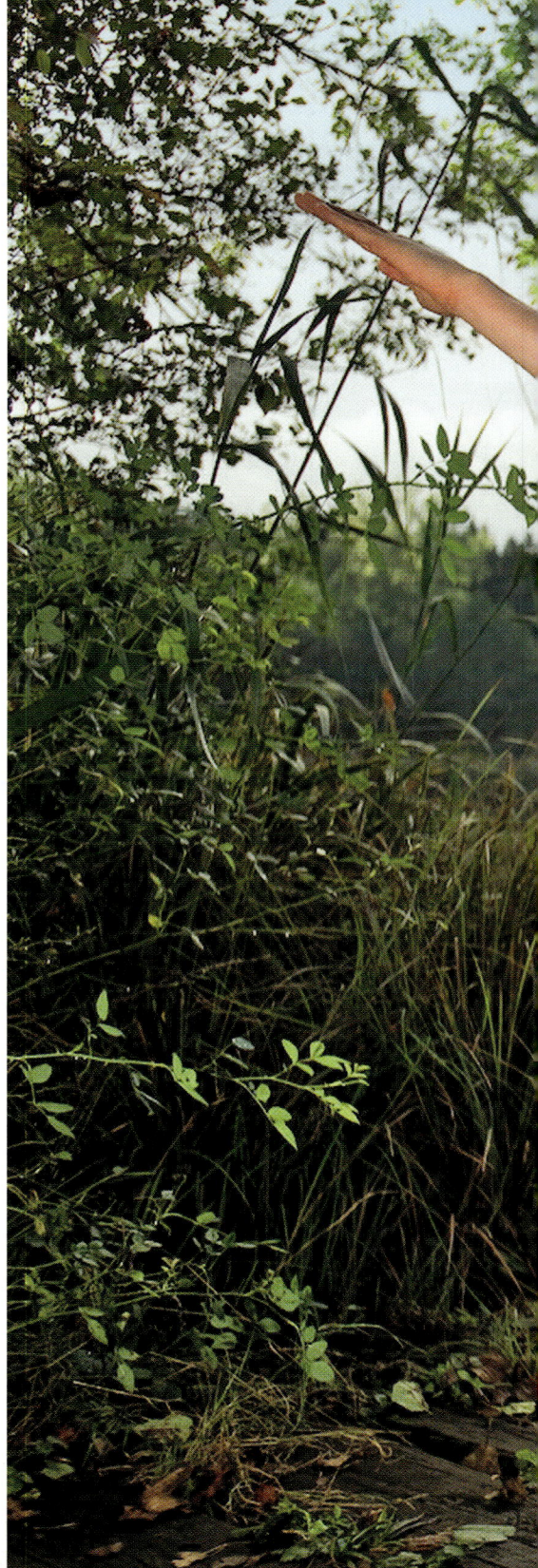

- öffne deine Beine ungefähr 1 m weit
- der rechte Fuß zeigt mit der Fußspitze zum Mattenanfang, der linke Fuß ist um 15° eingedreht
- breite deine Arme in Schulterhöhe aus, die Handrücken zeigen nach oben, der Körper bleibt nach vorne gerichtet
- atme ein, mach dich lang, isoliere deinen Rumpf nach rechts
- atme aus, beuge das rechte Bein, bis es einen 90°-Winkel bildet, senke Arm und Rumpf und lege die Hand an die Fußaußenkante ab
- strecke den linken Arm in Verlängerung der linken Flanke über dem Ohr aus, so-dass deine linke Seite vom Fuß bis zu den Fingerspitzen eine Linie bildet
- nimm den Blick (Drishti) in die Hand-fläche
- spüre währenddessen immer wieder in die Beine, verteile dein Gewicht gleich-mäßig, ohne dein gebeugtes Knie zu belasten
- versuche stetig, den Oberkörper zu verlängern und zu öffnen
- entspanne die Schultern und senke die Schulterblätter sanft zur Wirbelsäule hin ab

- atme gleichmäßig 5 tiefe Atemzüge
- löse die Asana mit dem Einatmen über Länge wieder auf
- atme aus
- wechsle die Position der Füße und wie-derhole die Übung zur anderen Seite
- schließe in Tadasana

Wirkung
- stärkt die Beine und Fußgelenke
- öffnet die Hüften
- dehnt die Rumpfseiten, die Brust-muskulatur und die Schultern
- trainiert das Gleichgewicht und die Konzentration

Stütze dich gerne auf deinen Ober-schenkel oder auf einen Yoga-Block, wenn deine Hand den Boden noch nicht erreicht.

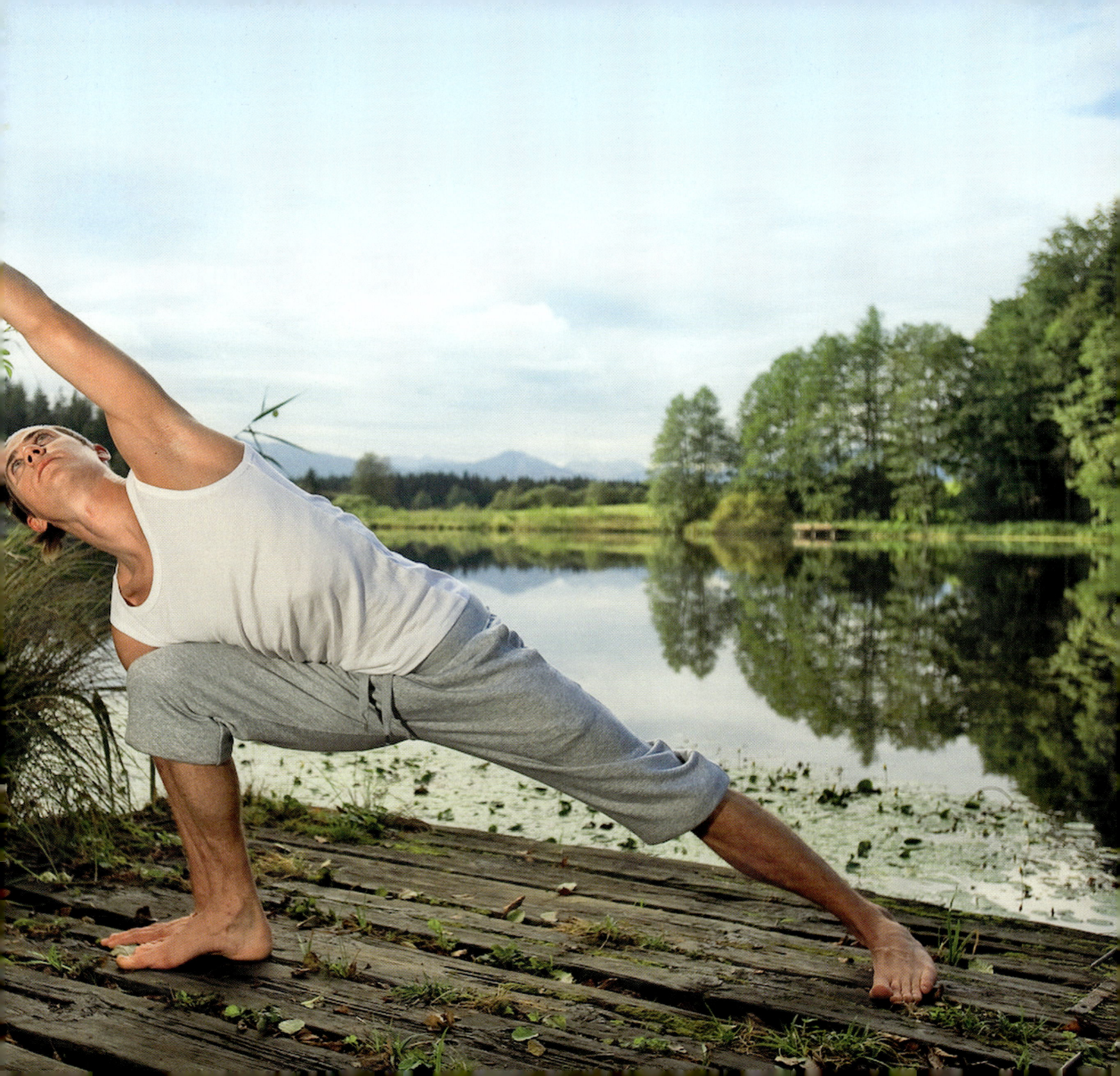

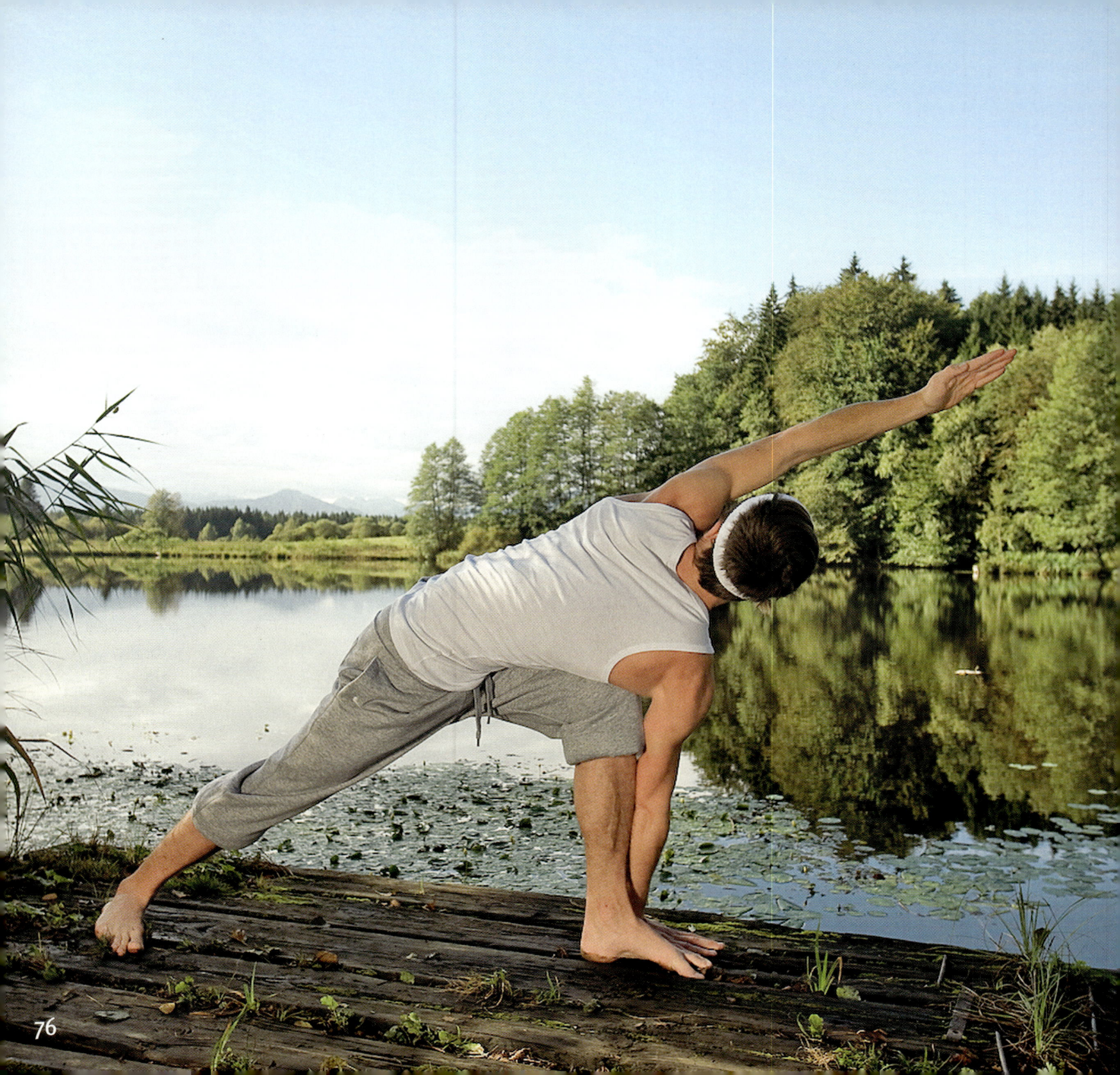

Parivrtta Parshvakonasana – gedrehter gestreckter Seitenwinkel

Parivrtta = gedreht
Parshva = seitlich
Kona = Winkel

Drishti: Hand

- stehe in Tadasana
- öffne dein linkes Bein weit nach hinten
- der rechte Fuß zeigt mit der Fußspitze zum Mattenanfang, der linke Fuß ist um 15° eingedreht
- lege deine Hände an die Hüften oder breite die Arme in Schulterhöhe aus
- atme ein, mach dich lang, beuge das rechte Bein, bis es einen 90°-Winkel bildet
- atme aus, komme aufgerichtet nach vorne unten
- neige den Oberkörper nach links, lege deinen Oberarm an die Außenseite des Oberschenkels und platziere die Hand oder die Fingerspitzen neben der Fußaußenkante
- achte darauf, dass deine rechte Hüfte zurückschiebt und die linke nach vorn
- atme ein, verlängere dich erneut, atme aus, drehe dich weiter ein und strecke den linken Arm in Verlängerung der linken Flanke über dem Ohr aus, sodass deine linke Seite vom Fuß bis zu den Fingerspitzen eine Linie bildet
- versuche den linken Arm direkt über deine Schulter auszurichten, nimm den Blick (Drishti) in die Handfläche
- spüre währenddessen immer wieder in die Beine, verteile dein Gewicht gleichmäßig, ohne das gebeugte Knie zu belasten
- versuche stetig, den Oberkörper in der Rotation zu verlängern
- entspanne die Schultern
- atme gleichmäßig 5 tiefe Atemzüge
- löse die Asana mit dem Einatmen über die Länge wieder auf, drehe zurück
- atme aus
- wechsle die Position der Füße und wiederhole die Übung zur anderen Seite
- schließe in Tadasana

Wirkung
- stärkt die Beine und Fußgelenke
- dehnt die Hüftmuskulatur
- trainiert das Gleichgewicht und die Konzentration
- belebt die Bauchorgane
- fördert die Verdauung
- hilft bei Übersäuerung

Variation für Beginner
- stütze dich gerne auf dein Bein und lege deine Hände in Atmanjali Mudra aneinander
- drücke sanft die obere Handfläche in die untere und nutze den Armhebel, um dich weiter in die Rotation zu bringen
- mach dich immer wieder lang

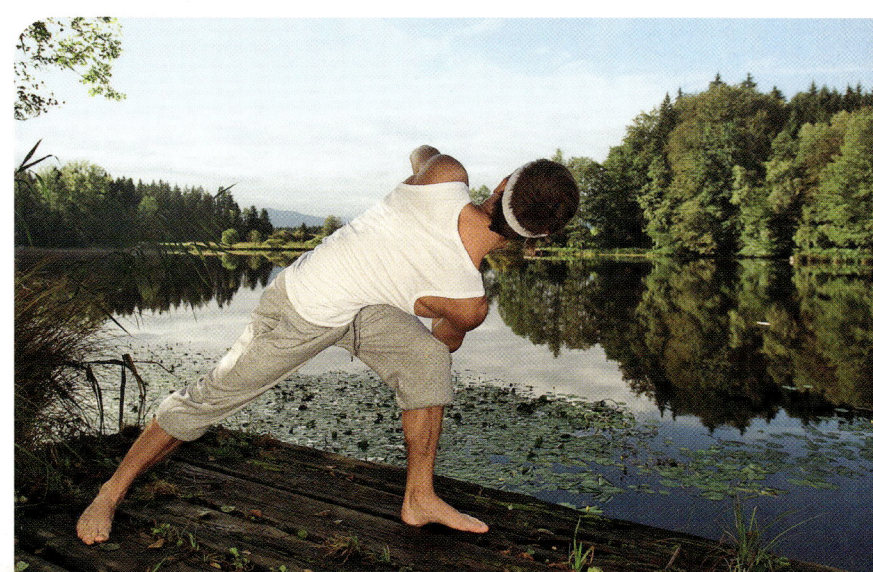

Parshvottanasana – intensive Seitendehnung

Parshva = Seite oder Flanke
Uttan = Streckung

Drishti: Fuß

- stehe in Tadasana,
- öffne deine Beine ungefähr 1 m weit
- der rechte Fuß zeigt mit der Fußspitze zum Anfang der Matte
- drehe den linken Fuß so weit einwärts, dass du das Becken gerade einrichten kannst
- lege deine Hände in Gebetshaltung an deine Wirbelsäule
- atme ein, mach dich lang
- atme aus, beuge dich über das rechte Bein mit Blick auf den Fuß
- spüre währenddessen immer wieder in die Beine, verteile dein Gewicht
- versuche stetig, den Oberkörper zu verlängern
- entspanne die Schultern, halte den Kopf in Verlängerung der Halswirbelsäule
- atme gleichmäßig 5 tiefe Atemzüge
- löse die Asana mit dem Einatmen über die Länge wieder auf
- atme aus
- wechsle die Position der Füße und wiederhole die Übung zur anderen Seite
- schließe in Tadasana

Wirkung

- dehnt intensiv die Beinrückseite
- weitet den Brustkorb
- kräftigt Rumpf und Rücken
- löst Verspannungen in den Schultern
- stärkt die Bauchorgane
- trainiert das Gleichgewicht und die Konzentration

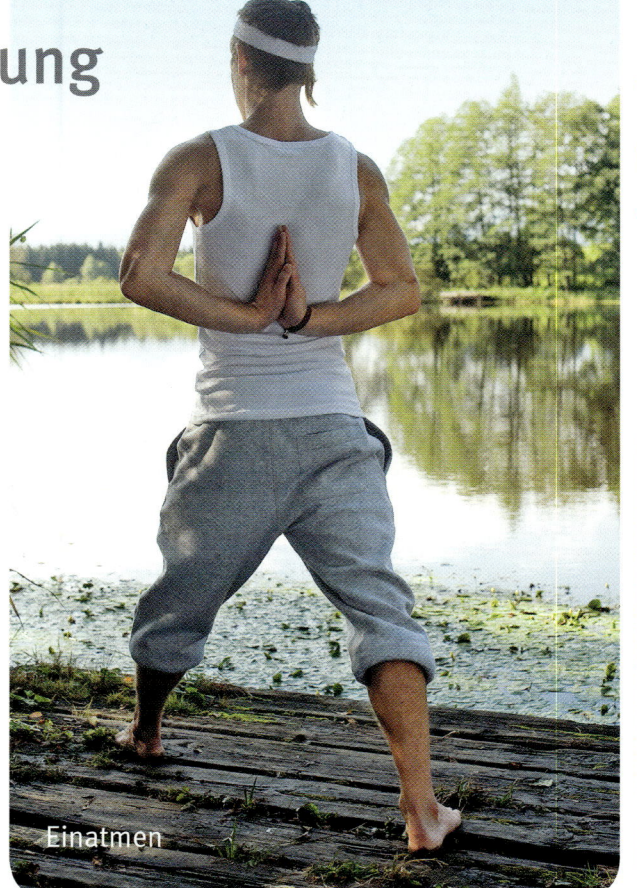

Einatmen

Variation für Beginner

- als Übung für die Arme greife deine Ellbogen, senke dabei die Schultern und ziehe sie sanft zurück

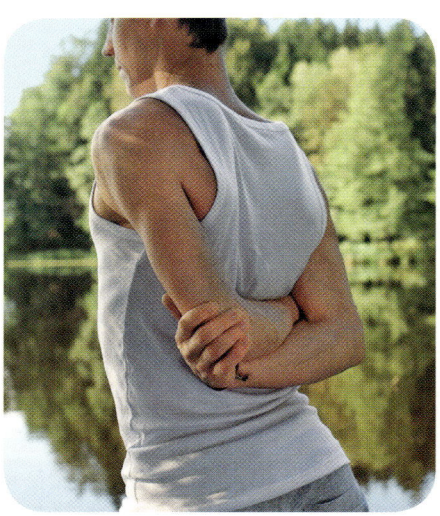

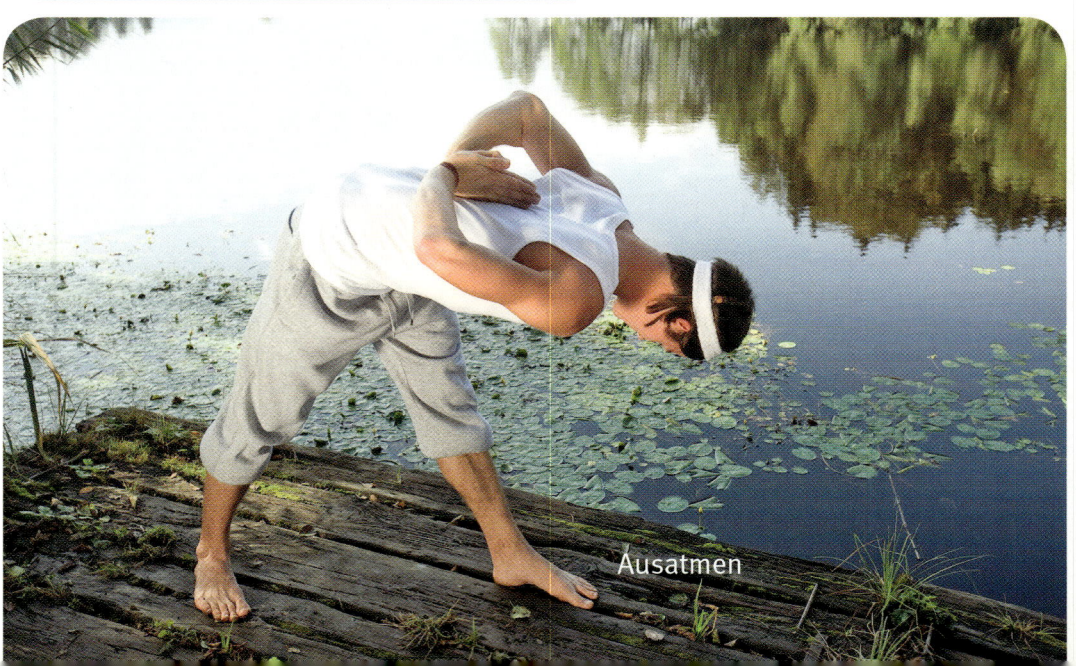

Ausatmen

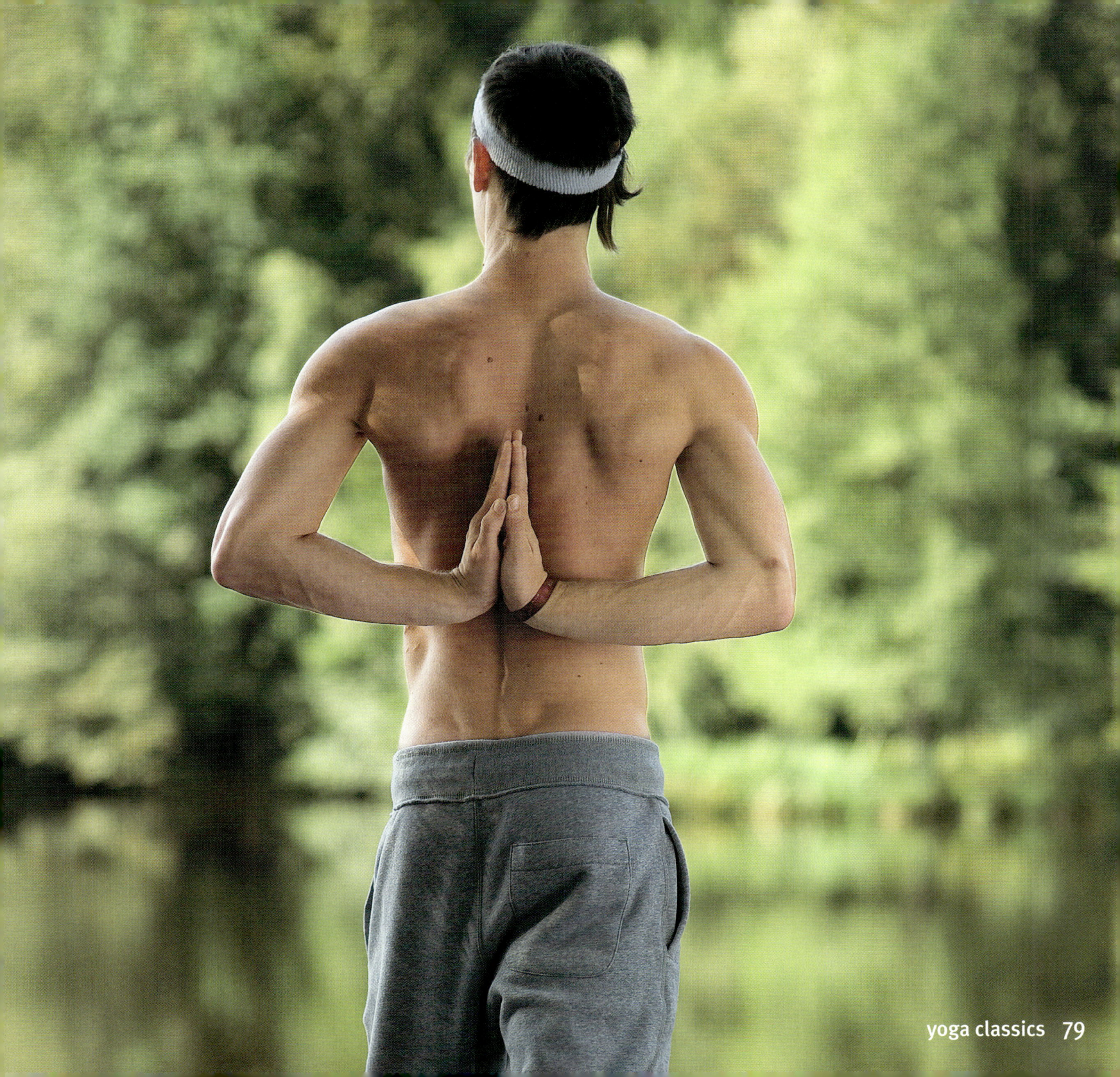

Virabhadrasana A – Krieger A

Virabhadra = mächtiger Krieger, ein Held aus der indischen Mythologie
Drishti: Daumen

- stehe in Tadasana
- öffne dein linkes Bein weit nach hinten
- der rechte Fuß zeigt mit der Fußspitze zum Mattenanfang, der linke Fuß ist um 15° eingedreht
- lege deine Hände an die Hüften, richte das Becken gerade ein
- breite die Arme in Schulterhöhe aus
- atme ein, mach dich lang
- atme aus, beuge das rechte Bein, bis es einen 90°-Winkel bildet, hebe gleichzeitig die Arme über die Seite nach oben und verbinde deine Handflächen in der Gebetshaltung
- versuche die Arme so gut wie möglich zu strecken
- senke Schultern und Schulterblätter
- spüre währenddessen immer wieder in die Beine, verteile dein Gewicht
- drücke Ferse und Außenkante des linken Fußes kräftig nach außen und hinten
- versuche stetig, den Oberkörper zu verlängern und die linke Flanke nach vorne auszurichten
- halte den Kopf in Verlängerung der Halswirbelsäule und schaue zu den Daumen
- atme gleichmäßig 5 tiefe Atemzüge
- löse die Asana mit dem Einatmen über die Länge wieder auf
- atme aus
- wechsle die Position der Füße und wiederhole die Übung zur anderen Seite
- schließe in Tadasana

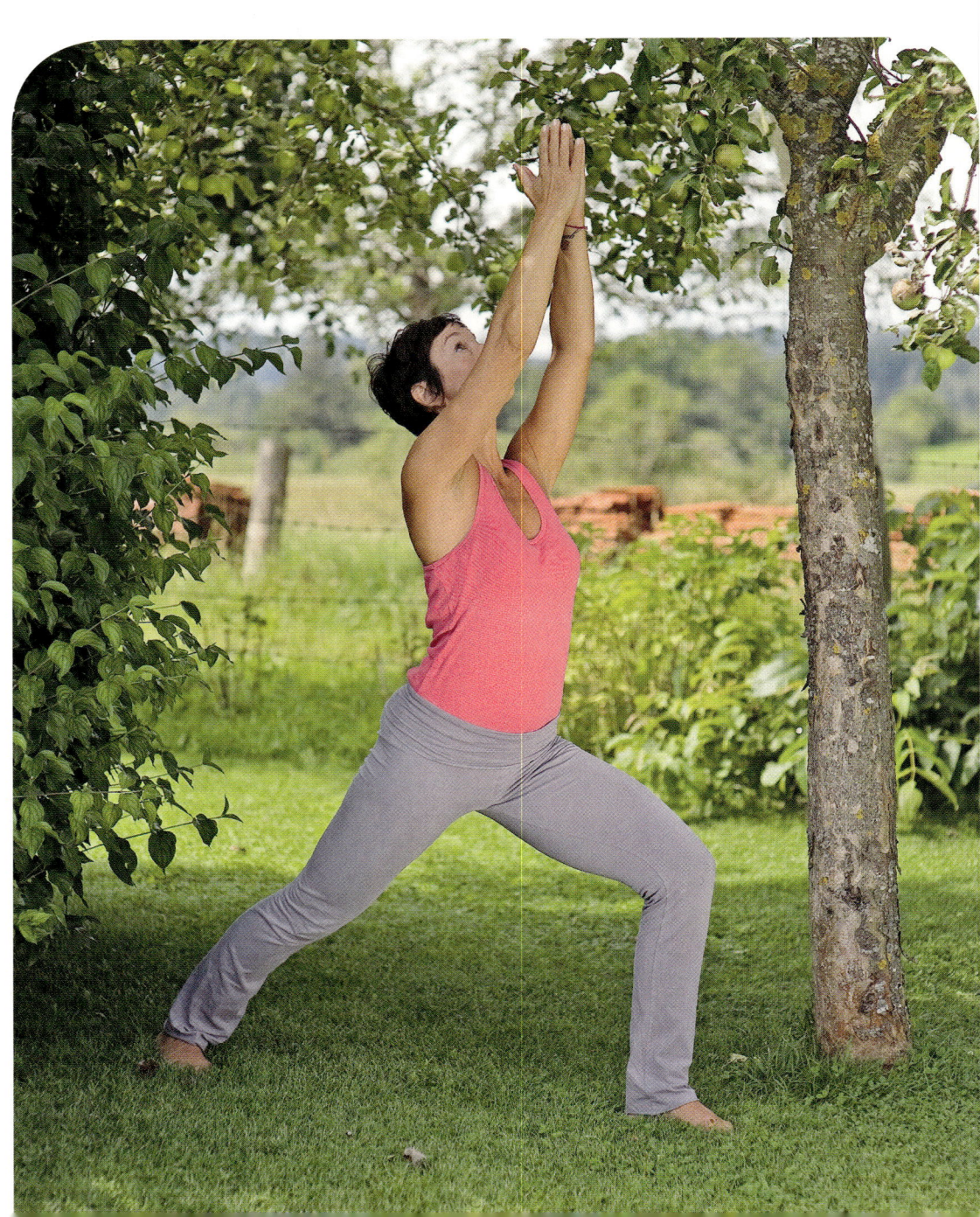

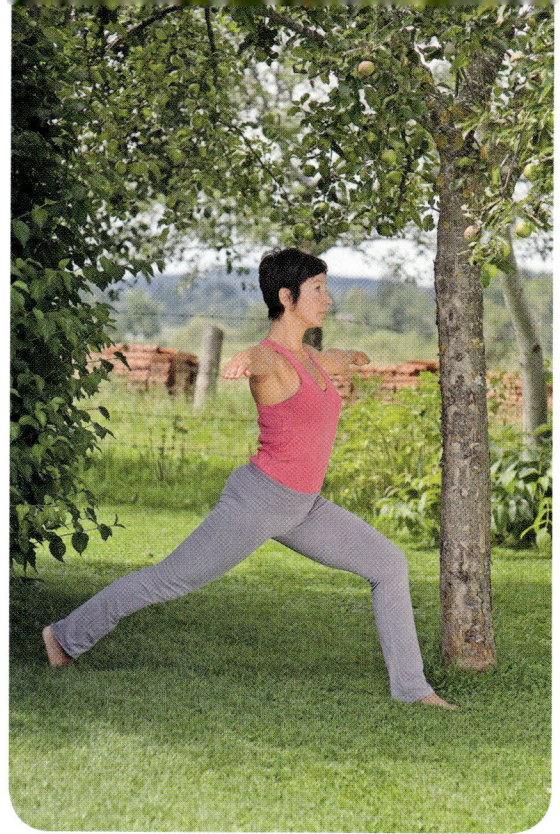
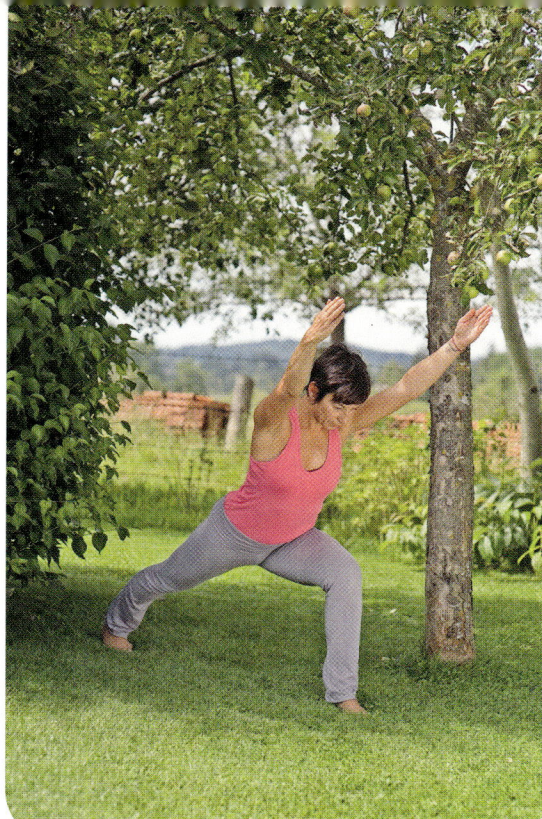

Kriegervariationen

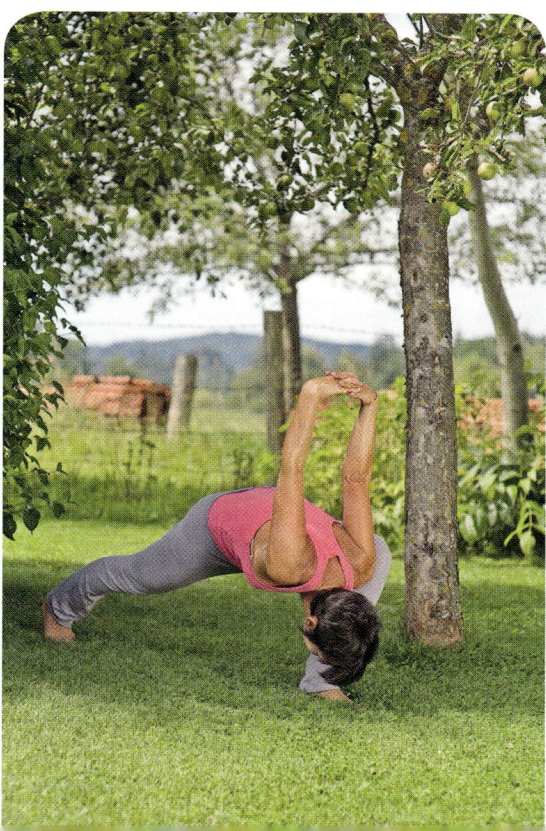
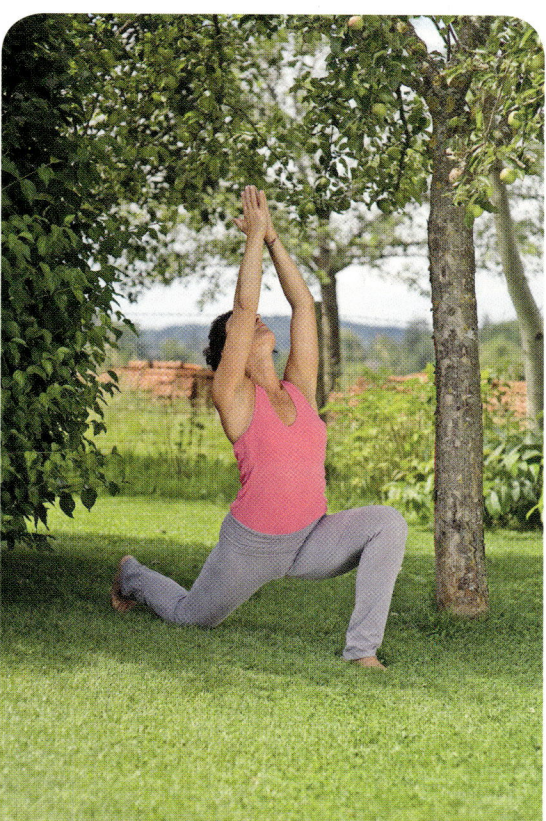

Wirkung

- mobilisiert und lockert Fußgelenke, Knie, Hüften, Rücken, Schultern und Nacken
- tonisiert die Wirbelsäule und vermindert Probleme der Halswirbelsäule
- kräftigt die Beine und den Rumpf
- stärkt die Bauch- und Beckenorgane
- fördert die Verdauung
- stimuliert die Schilddrüse
- hilft bei Asthma und Bronchitis

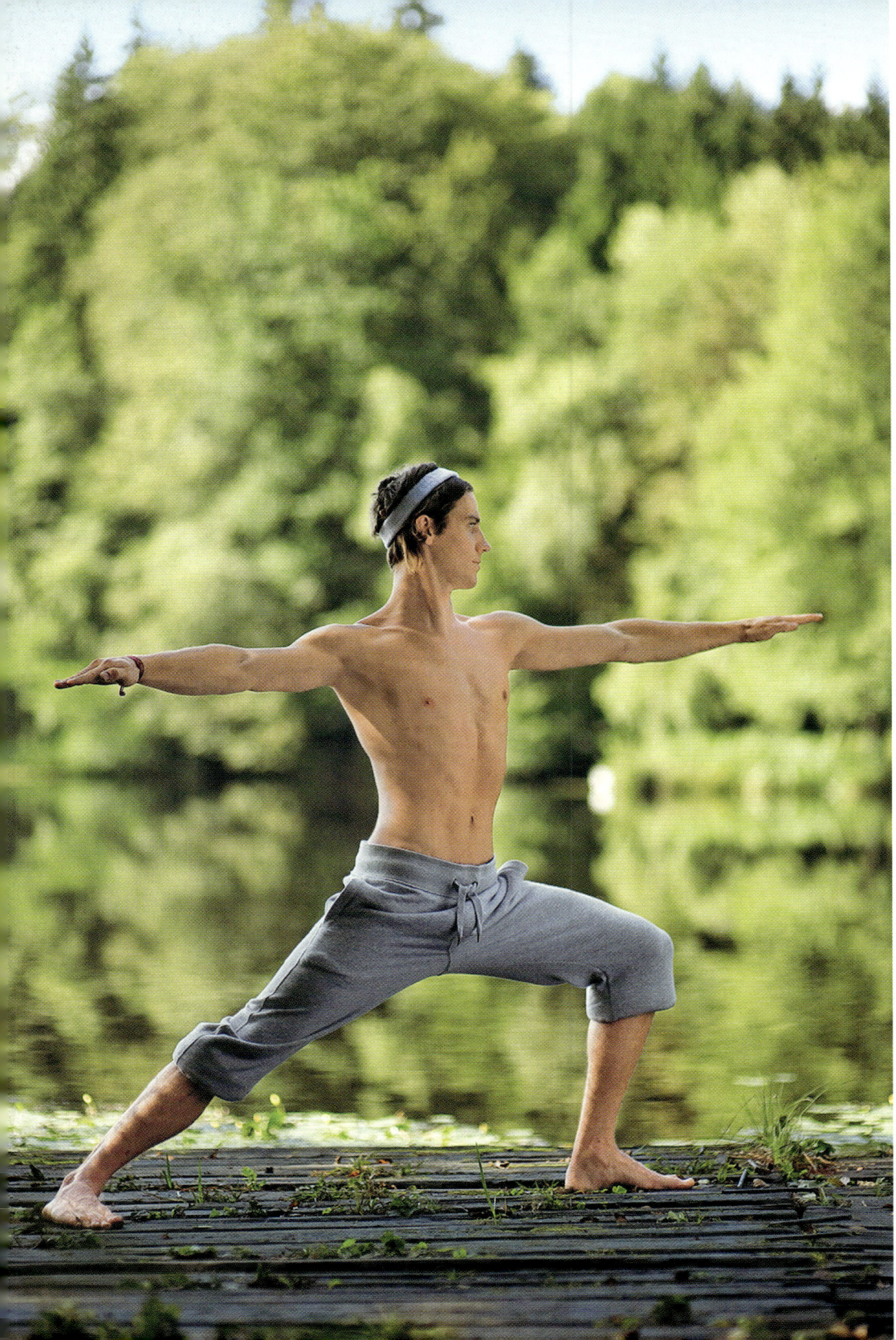

Virabhadrasana B – Krieger B

Drishti: Hand

- stehe weit gegrätscht
- der rechte Fuß zeigen mit der Fußspitze zum Mattenanfang, der linke Fuß ist um 15° eingedreht
- breite die Arme in Schulterhöhe aus, die Handrücken zeigen nach oben
- atme ein, mach dich lang
- atme aus, beuge das rechte Bein, bis es einen 90°-Winkel bildet
- senke dein Steißbein ab und richte das Schambein nach vorne aus, falle nicht ins Hohlkreuz
- versuche die Arme so gut wie möglich zu strecken, blicke über den vorderen Handrücken
- senke Schultern und Schulterblätter
- spüre währenddessen immer wieder in die Beine, verteile dein Gewicht
- drücke Ferse und Außenkante des linken Fußes kräftig nach außen und hinten
- atme gleichmäßig 5 tiefe Atemzüge
- löse die Asana mit dem Einatmen über die Länge wieder auf
- atme aus
- wechsle die Position der Füße und wiederhole die Übung zur anderen Seite
- schließe in Tadasana

Wirkung

- kräftigt die Bein- und Gesäßmuskulatur
- dehnt und kräftigt den Oberkörper
- mobilisiert und lockert Fußgelenke, Knie, Hüften, Rücken, Schultern und Nacken
- stärkt die Bauch- und Beckenorgane

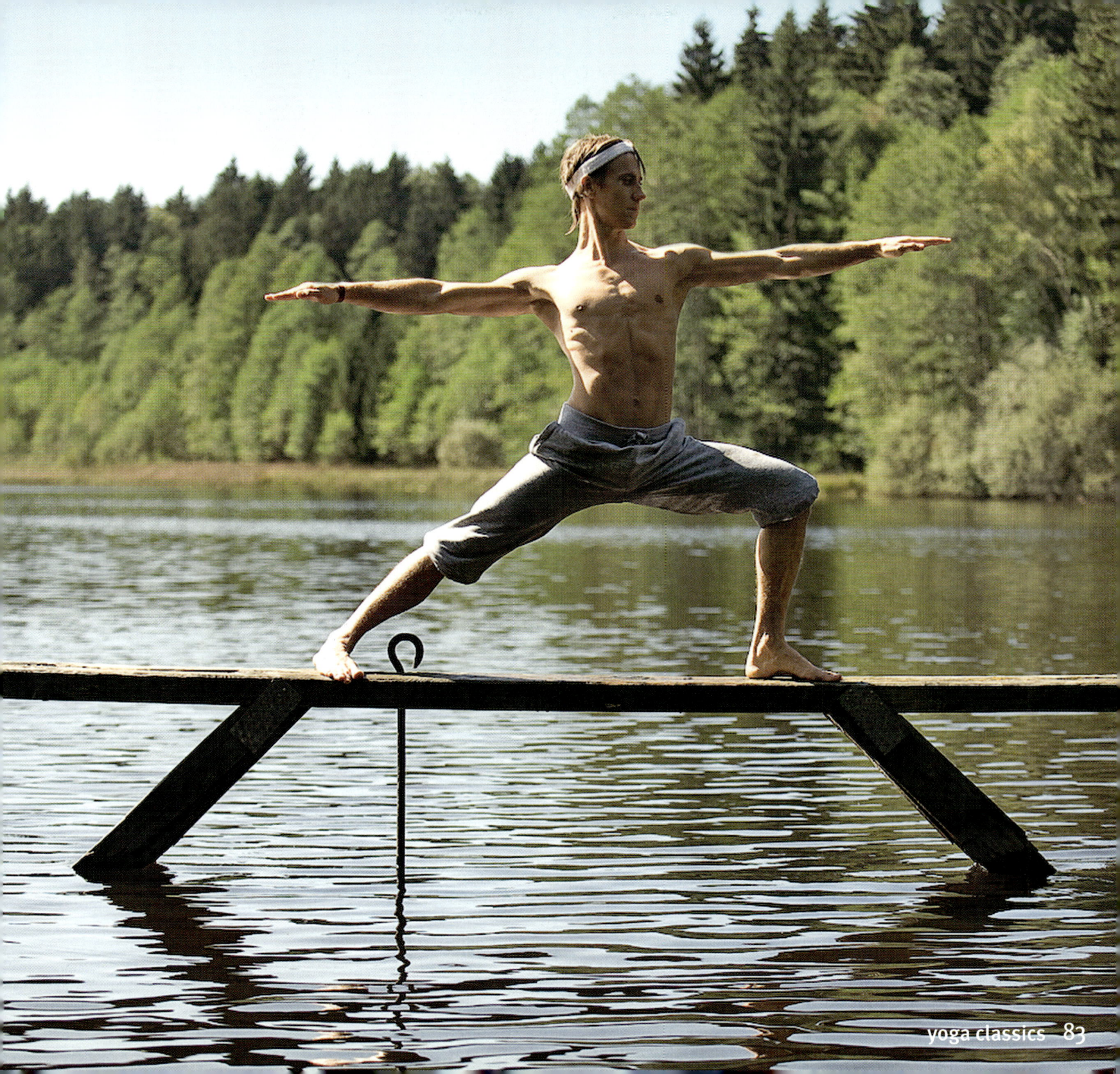

Virabhadrasana C
– Krieger C

Drishti: Nase

- stehe in Tadasana und atme ein
- atme aus und strecke das rechte Bein nach hinten aus, gleichzeitig beuge deinen Oberkörper nach vorne, strecke die Arme schulterbreit nach vorne aus
- am Ende deiner Ausatmung ist der Körper parallel zum Boden gestreckt und das hintere Bein leicht innenrotiert, sodass Kniescheibe und Zehen nach unten zeigen
- senke dein Steißbein ab und richte das Schambein nach vorne und unten aus, falle nicht ins Hohlkreuz
- versuche die Arme so gut wie möglich zu strecken, der Kopf ist in Verlängerung der Halswirbelsäule, der Blick geht gerade nach unten
- senke Schultern und Schulterblätter
- atme gleichmäßig 5 Atemzüge
- löse die Asana mit dem Einatmen über die Länge wieder auf
- atme aus
- wiederhole die Übung zur anderen Seite
- schließe in Tadasana

Wirkung
- kräftigt und stärkt Bein-, Bauch- und Rückenmuskulatur
- dehnt die Beine
- mobilisiert und lockert Fußgelenke, Knie, Hüften, Rücken, Schultern und Nacken
- trainiert das Gleichgewicht und die Koordination

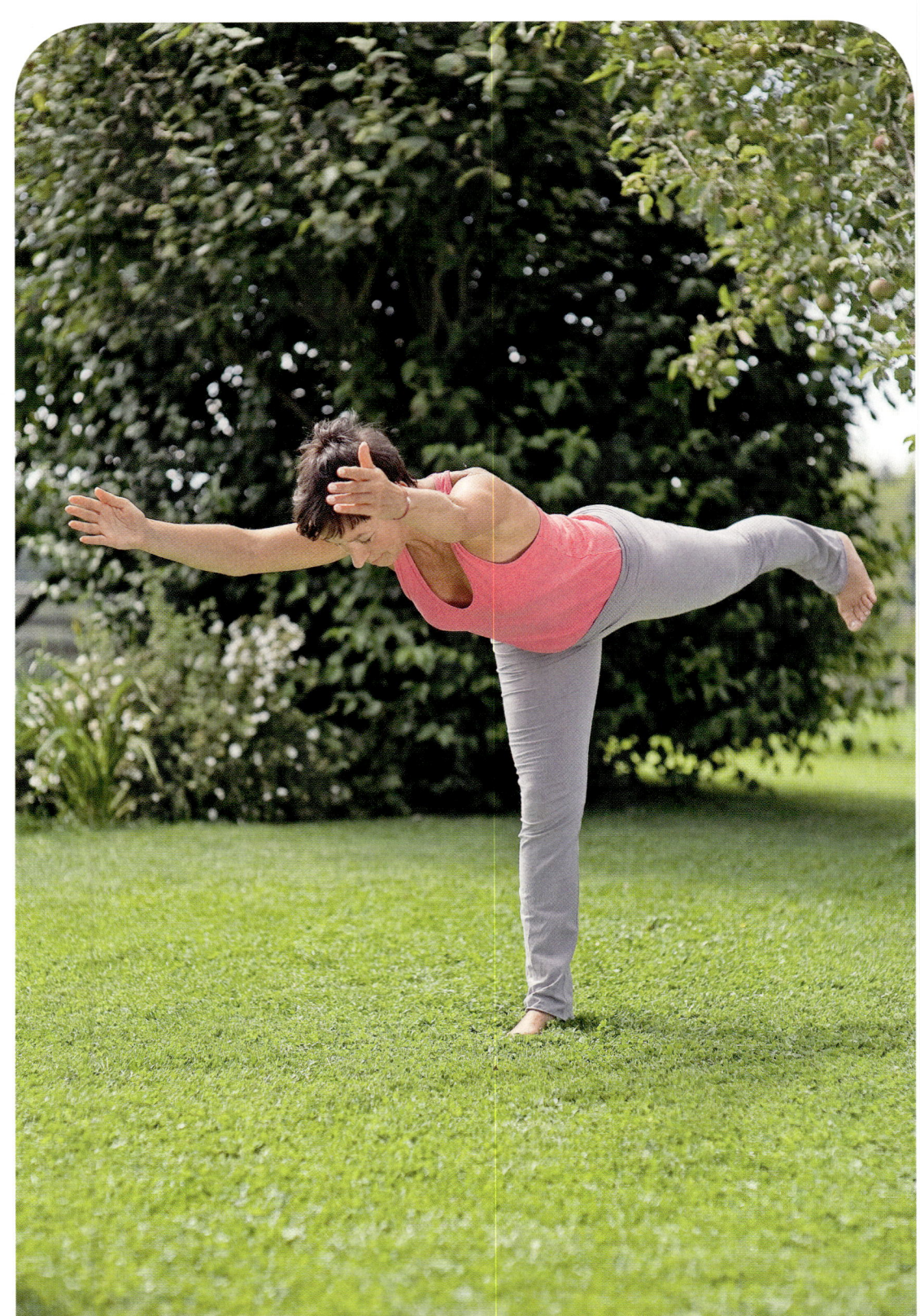

Variation für Beginner

- die Arme neben dem Körper anlegen oder auf Schulterhöhe ausbreiten
- hilft dir, dich einzurichten und das Gleichgewicht zu halten

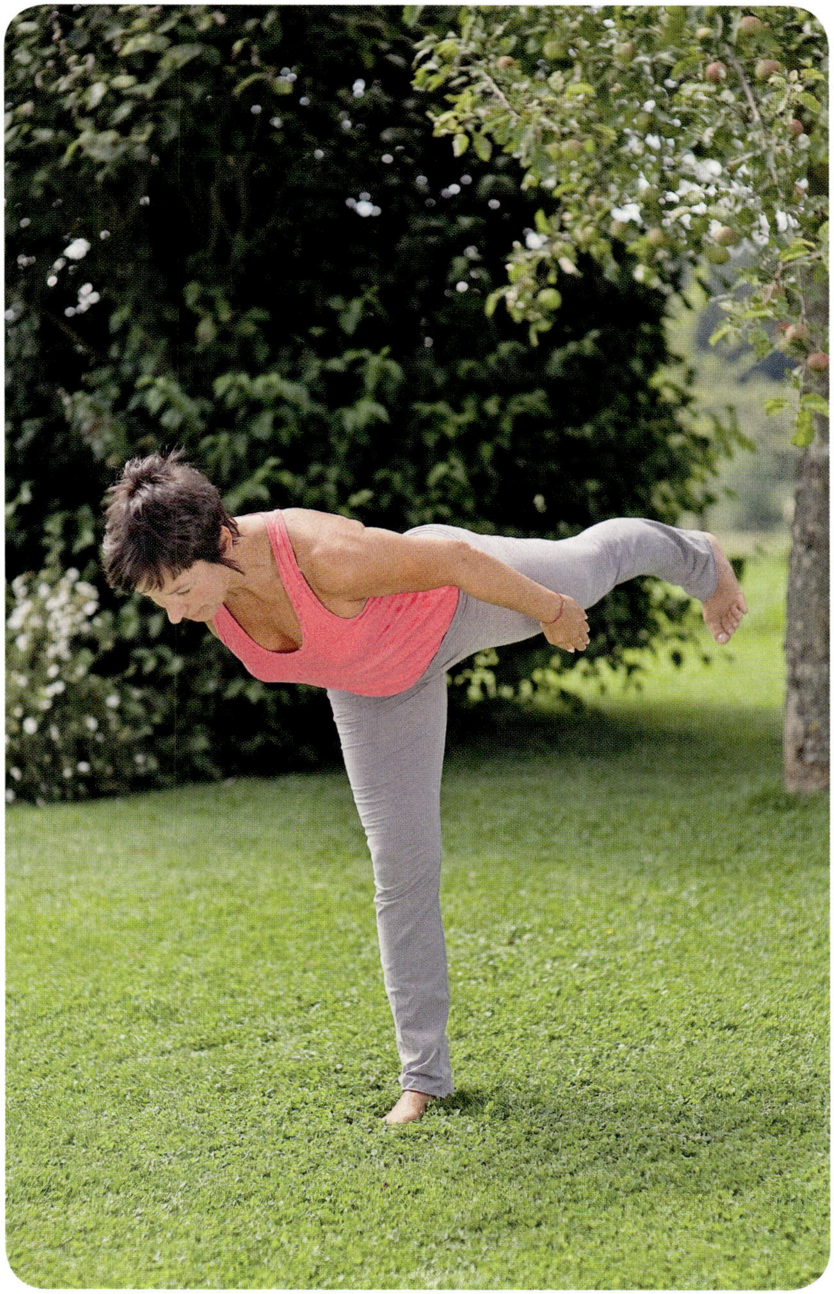

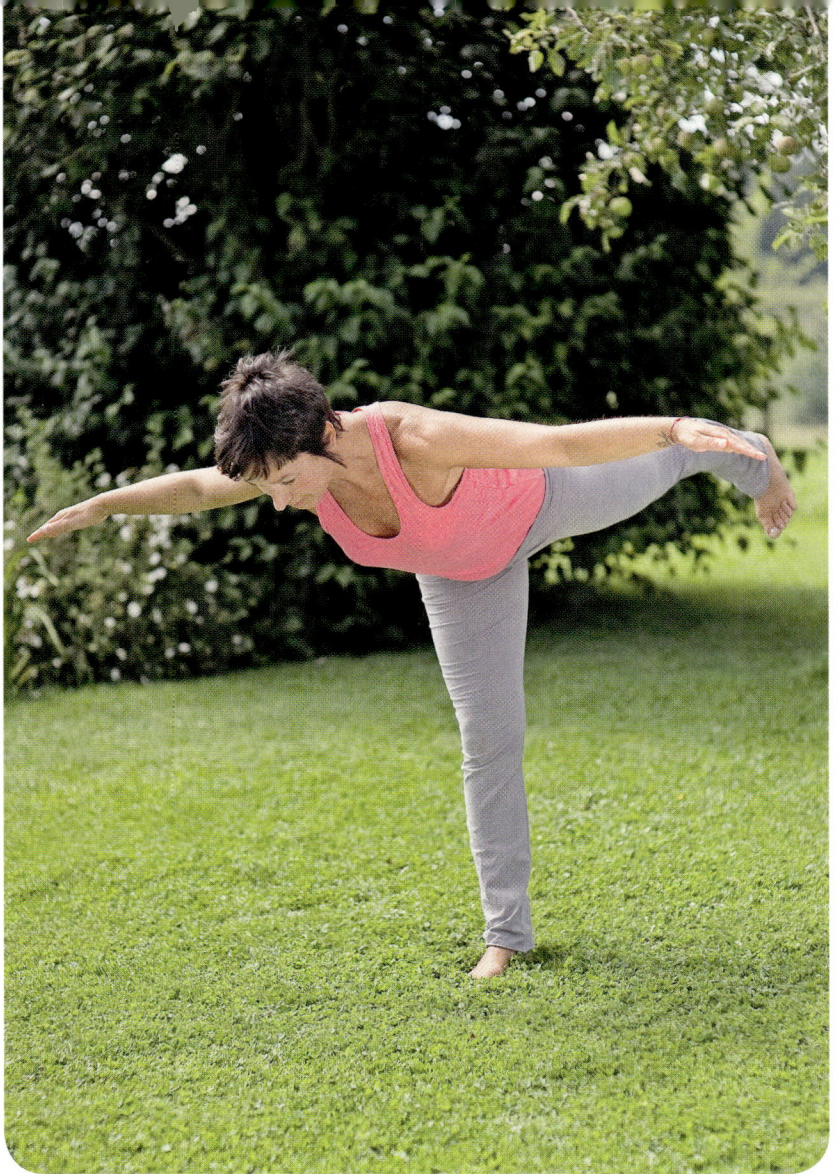

Utkatasana –
Machtpose
Feuerstuhl

Utkat = mächtig, wild

Drishti: Daumen

- stehe in Tadasana, atme ein
- atme aus, beuge dich nach unten, verbinde deine Hände in Atmanjali Mudra und schließe die Oberschenkel und Knie
- atme ein, öffne die Arme über die Seite, richte den Oberkörper auf und verbinde die Hände in der Gebetshaltung
- halte das Gewicht vorwiegend auf den Fersen, die Sitzbeinhöcker zeigen nach hinten und unten
- senke das Steißbein etwas ab, um nicht ins Hohlkreuz zu fallen

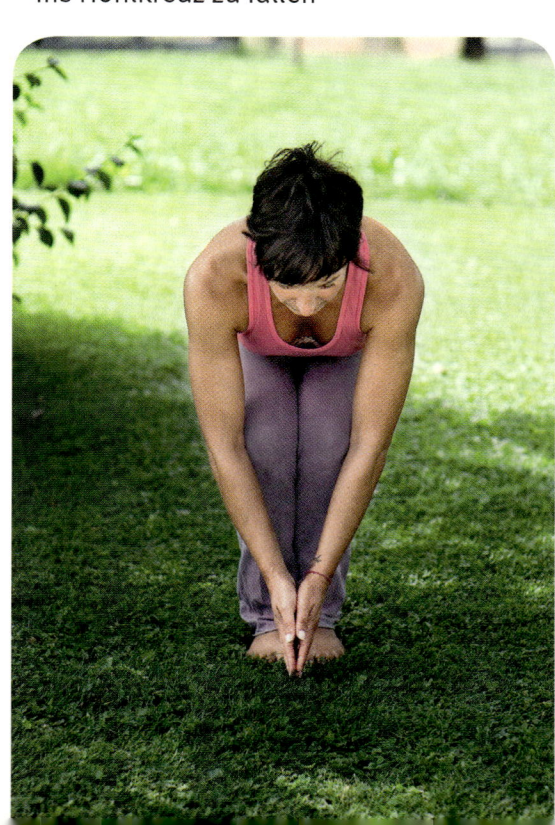

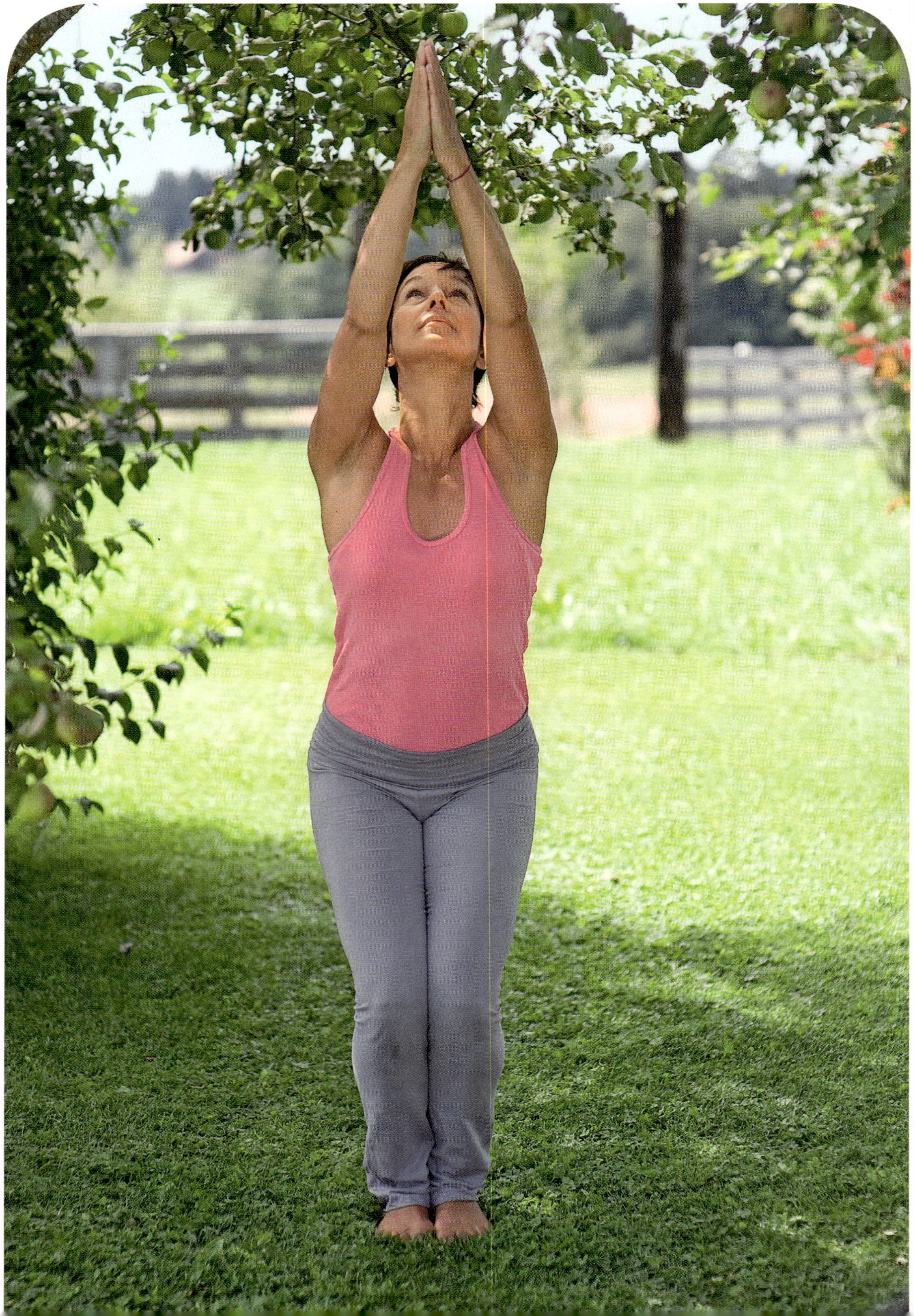

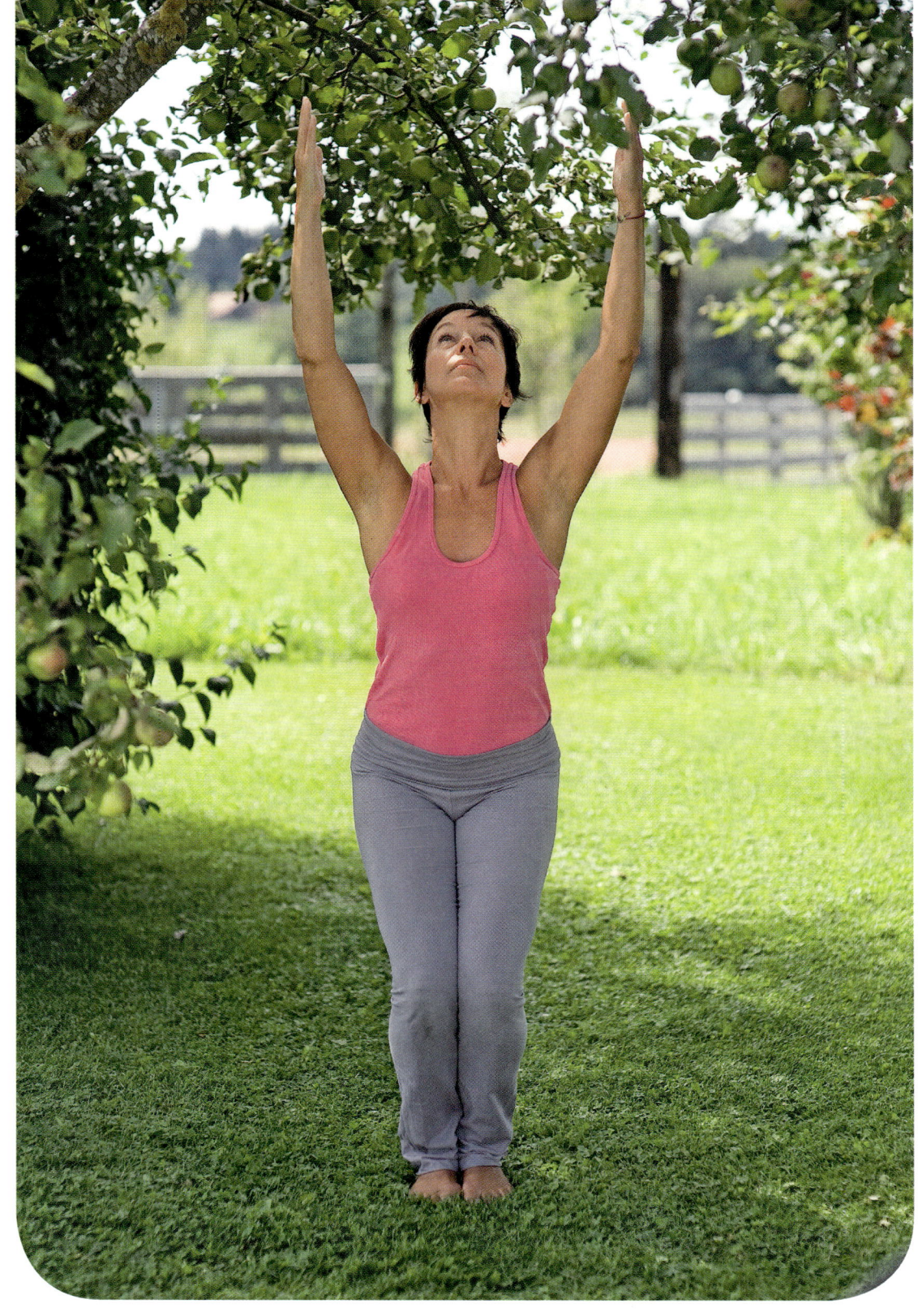

- achte darauf, das Gewicht nicht auf die Knie zu verlagern
- dein Blick geht nach oben zu deinen Daumen, versuche dich dorthin zu konzentrieren
- strecke die Arme und senke Schultern und Schulterblätter sanft
- atme gleichmäßig 5 tiefe Atemzüge
- löse die Asana mit dem Einatmen über die Länge wieder auf
- atme aus, schließe in Tadasana

Wirkung
- streckt die Wirbelsäule
- kräftigt Beine und Rumpf
- dehnt die Brustmuskulatur und die hintere Schultermuskulatur
- verbessert den Atem
- fördert Konzentration, Disziplin und Willenskraft

Variation für Beginner
- öffne gerne die Arme, damit du die Schultern entspannt absenken kannst

Utthita Hasta Padangusthasana
– ausgestreckte Hand-Zeh-Position

Utthita = gestreckt, Hasta = Hand
Padangusthasana = große Zehe
Pada = Fuß, Drishti: Zehen

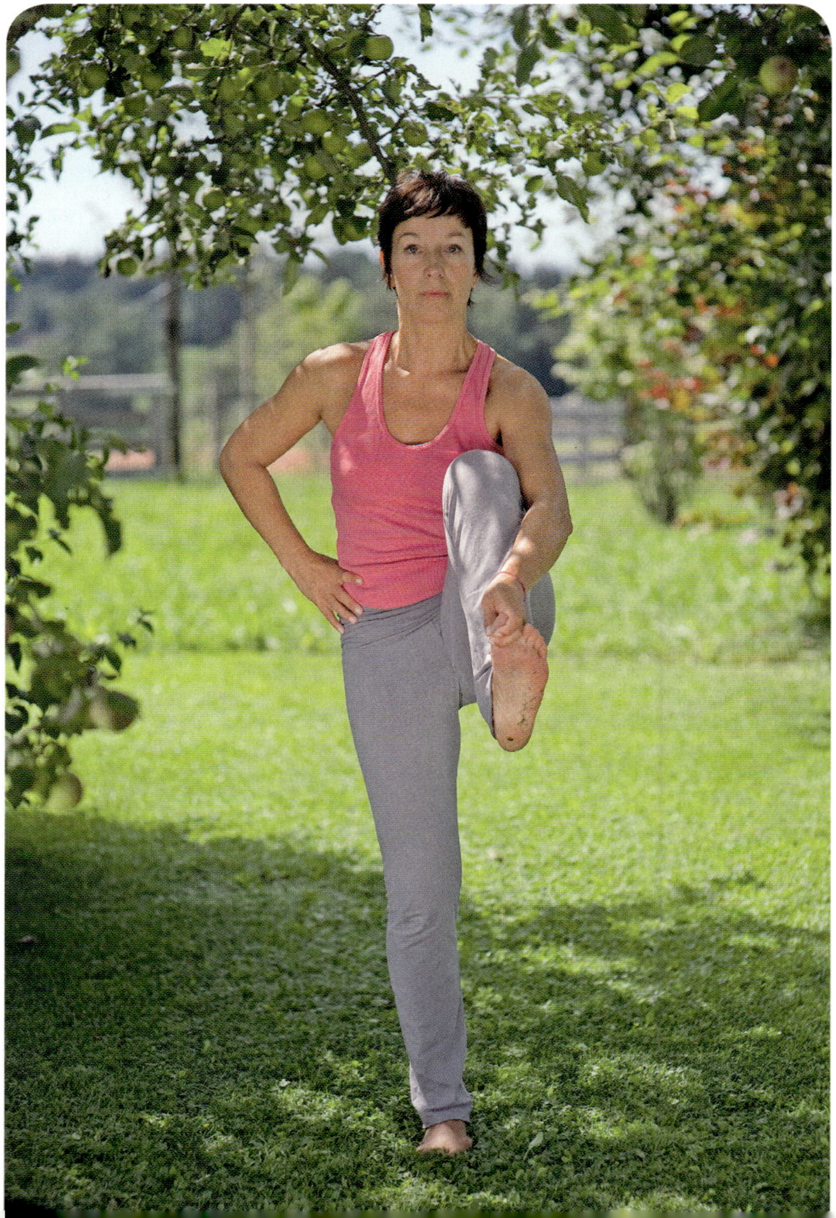

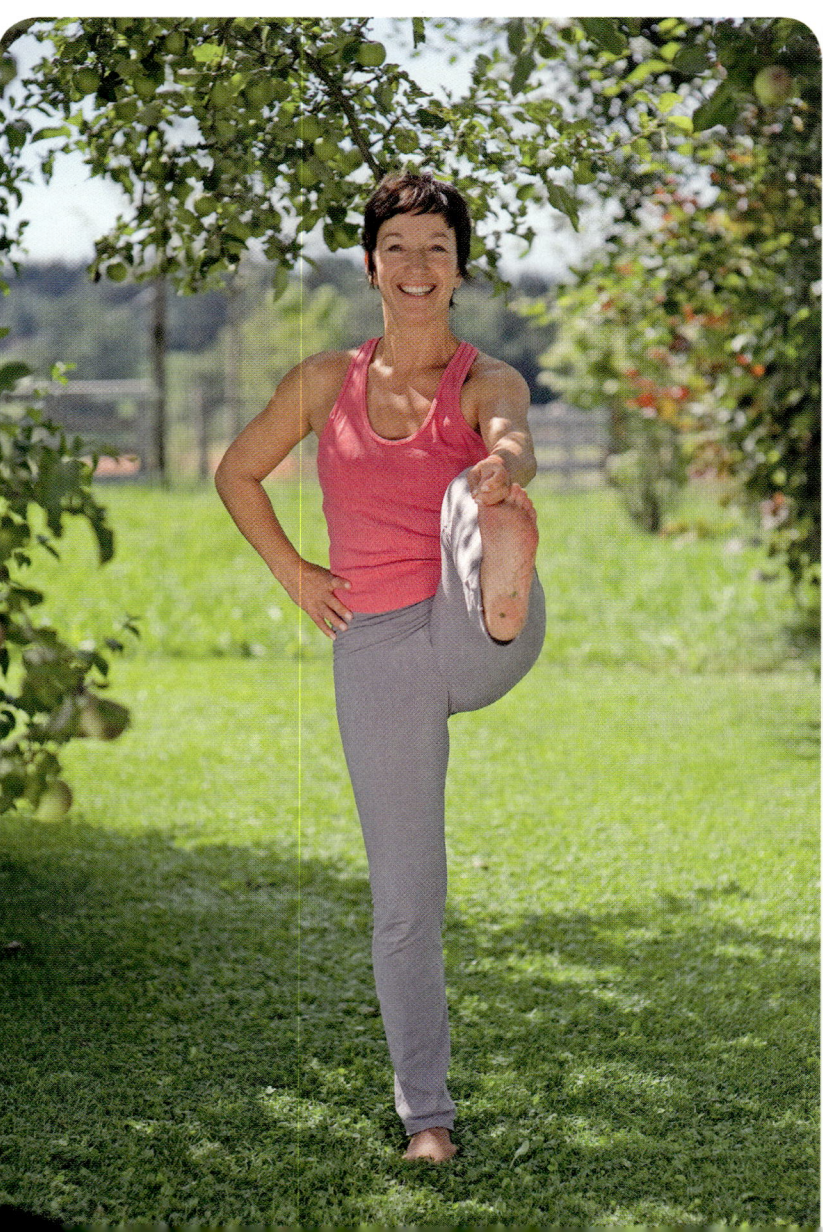

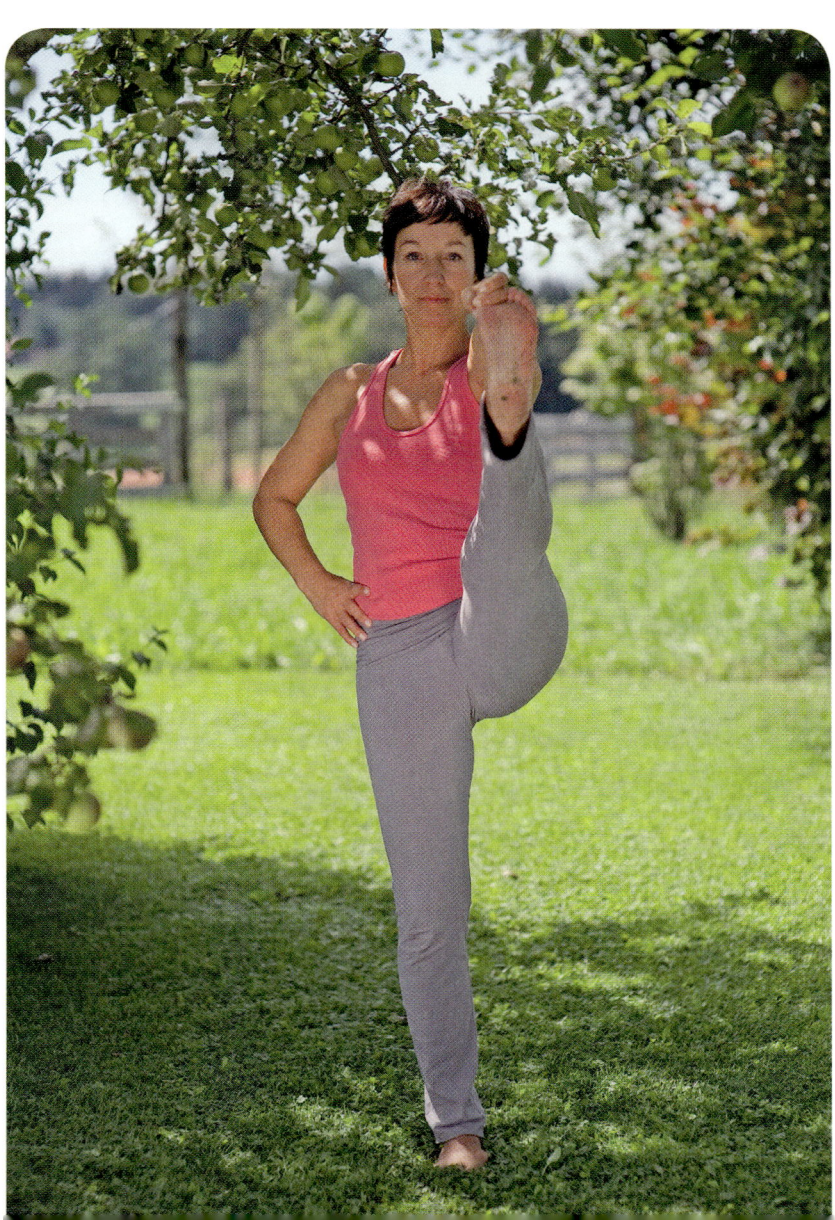

- stehe in Tadasana, nimm die Arme seitlich in die Hüften
- atme ein, hebe das Bein gestreckt oder gebeugt nach vorne an
- umschließe den großen Zeh im Angusta-Griff (wie bei Pashcimottanasana erklärt)
- atme aus, strecke das Bein nach vorne aus
- halte dein Standbein gestreckt und angespannt
- entspanne die Schultern
- richte den Blick geradeaus
- atme gleichmäßig 5 tiefe Atemzüge
- atme aus, schließe in Tadasana

Wirkung

- stärkt die Bauch-, Bein-, und Gesäßmuskulatur
- stärkt den Beckenboden und die Nieren
- dehnt die Beinrückseiten
- fördert Konzentration, Disziplin und Willenskraft

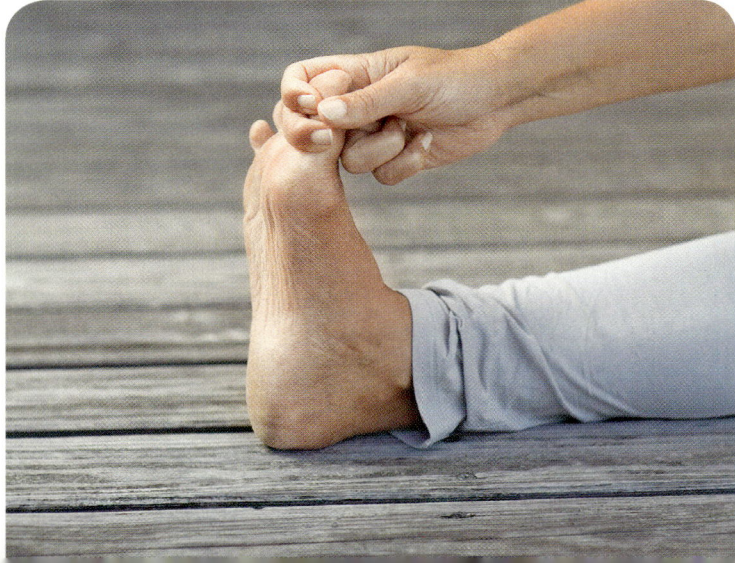

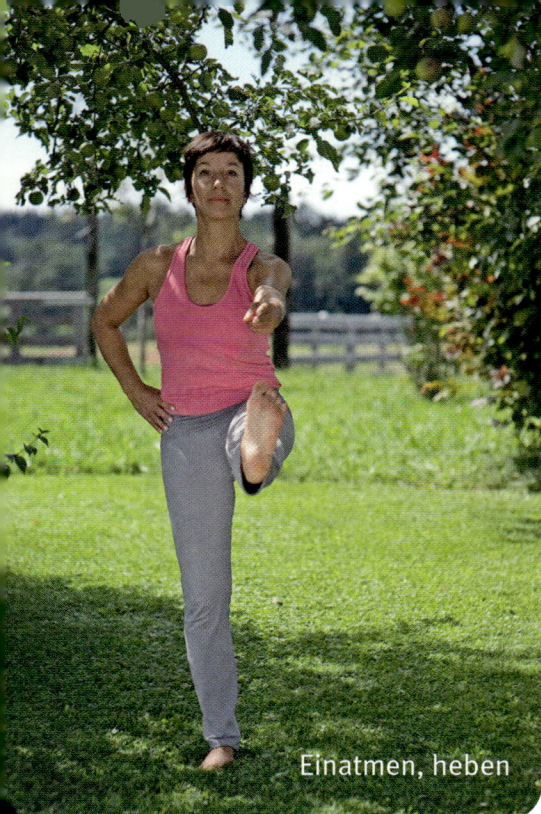

Einatmen, heben

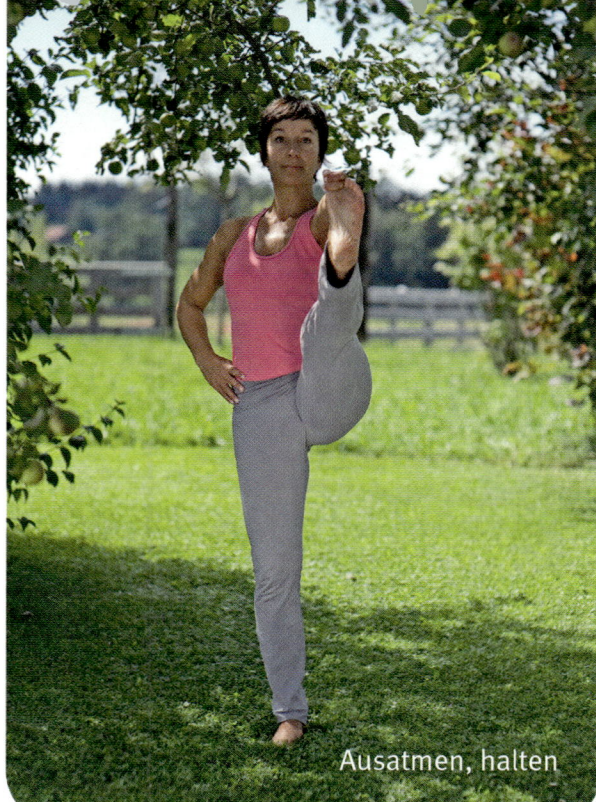

Ausatmen, halten

Variation für Geübte

- das gestreckte Bein anheben und den Zeh greifen

Variation für Beginner

- übe die Asana gerne mit gebeugtem Bein
- richte den Fokus auf das Standbein, versuche es zu strecken und die Balance zu halten

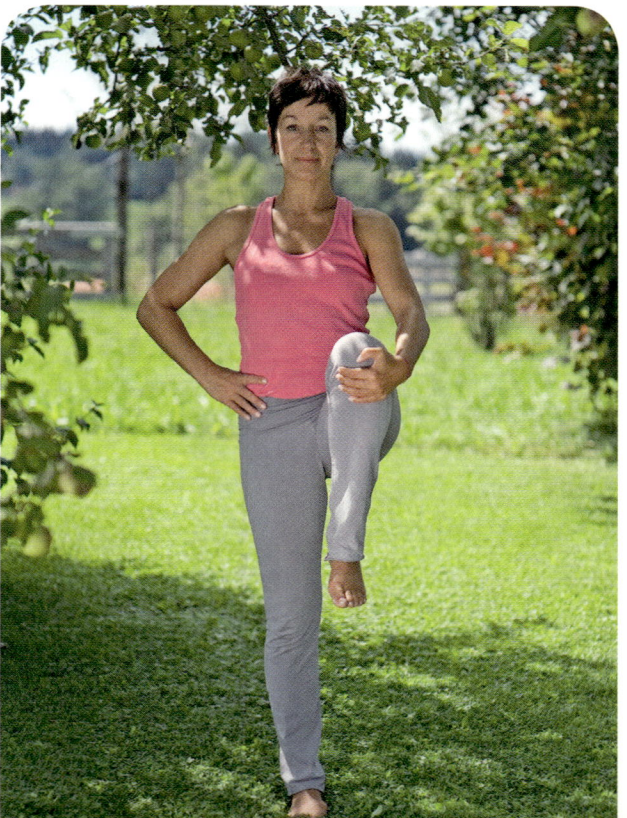

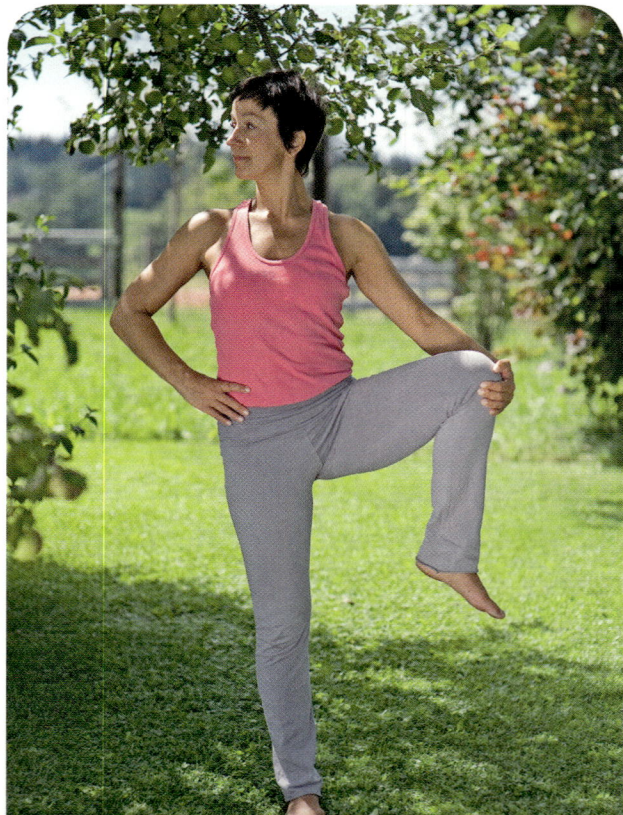

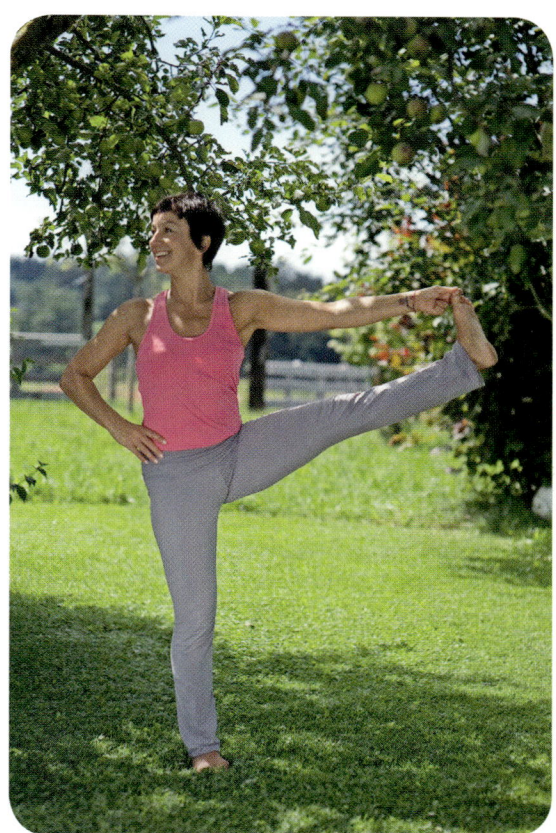 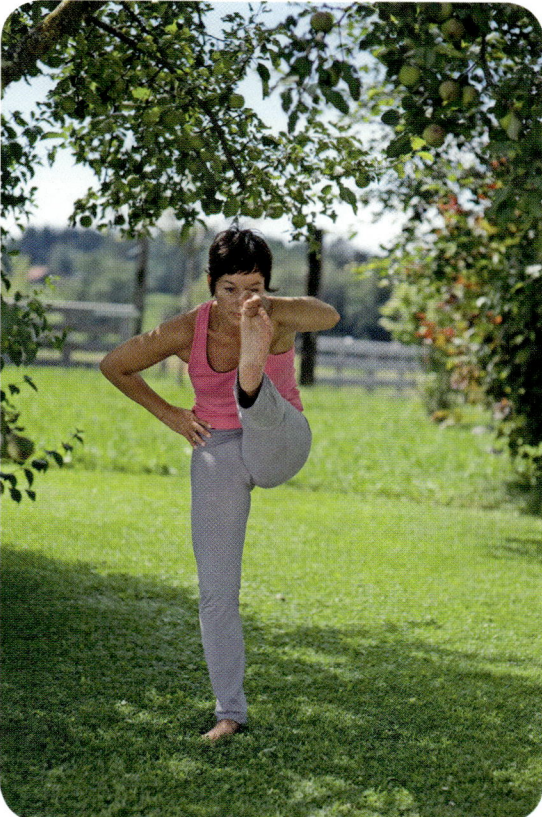 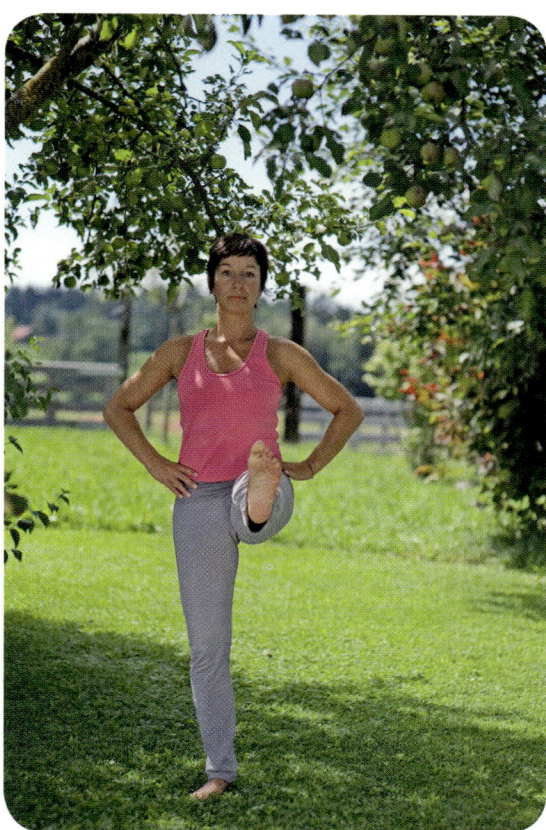

Variation zur Seite und freies Halten

- führe dein Bein langsam zur Seite und drehe den Kopf
  zur anderen Seite
- bleibe 5 tiefe Atemzüge so
- führe das Bein mit dem Einatmen wieder nach vorne
- atme aus und ziehe es zu dir heran, der Körper
  neigt sich dem Bein entgegen
- mit dem nächsten Atemzug richte dich wieder auf,
  löse den Griff und halte das Bein für weitere 5 Atemzüge frei
- mit dem Ausatmen senke das Bein ab zum Tadasana

Prasarita Padottanasana – Vorwärtsbeuge in der Grätsche

Prasarita = geweitet, ausgedehnt

Pada = Fuß

Uttana = Streckung

Drishti: Nase

- stehe weit geöffnet, mit den Zehen nach vorne
- lege die Hände in die Hüften
- atme ein, mach dich lang
- atme aus, beuge dich über die Länge nach vorne
- setze deine Hände schulterbreit am Boden auf, die Fingerspitzen bleiben nach vorne ausgerichtet
- bewege dich mit der Ausatmung weit nach unten in die Vorbeuge, die Ellbogen beugen sich senkrecht über den Handgelenken
- bringe dein Gewicht vorwiegend auf Fußballen und Zehen
- überstrecke deine Kniegelenke nicht
- lasse den Kopf entspannt hängen, der Scheitelmittelpunkt zieht Richtung Boden
- atme 5 tiefe Atemzüge
- mit dem Einatmen kommst du wieder aufgerichtet zurück zum Grätschstand
- atme aus im Stand
- übe anschließend gerne die weiteren Armpositionen

Wirkung

- kräftigt und dehnt die Innen- und die Rückseiten der Oberschenkelmuskulatur
- aktiviert die Verdauung
- mobilisiert und dehnt die Schultern

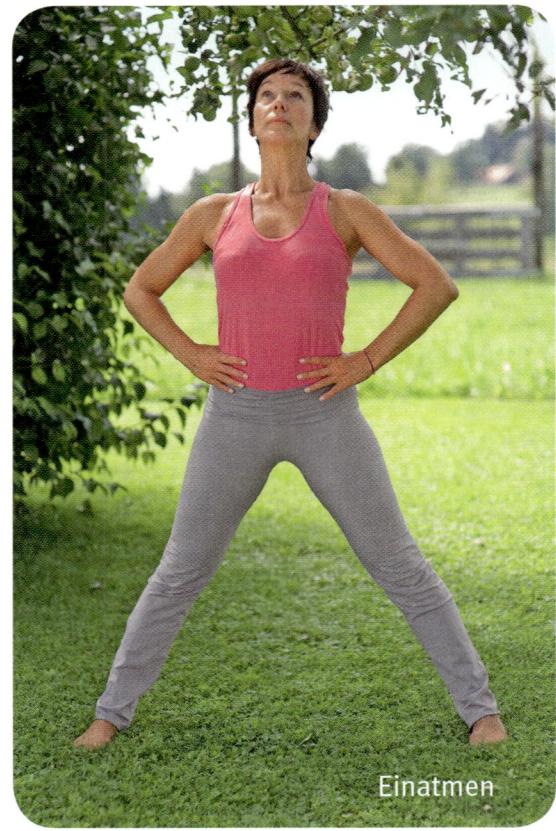

Einatmen

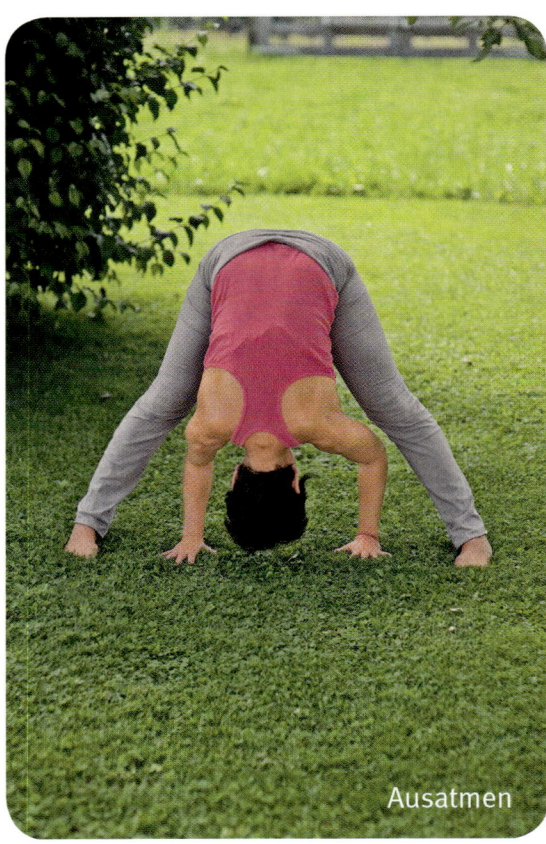

Ausatmen

Prasarita Padottanasana A

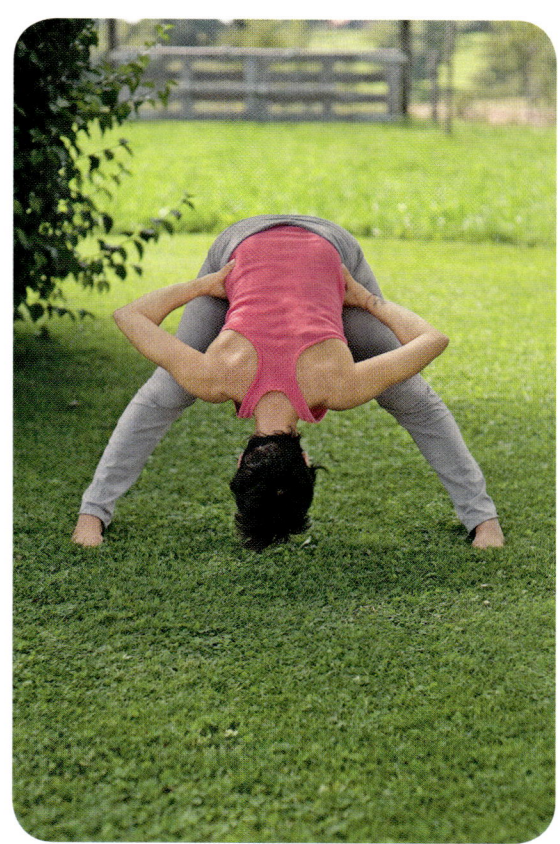

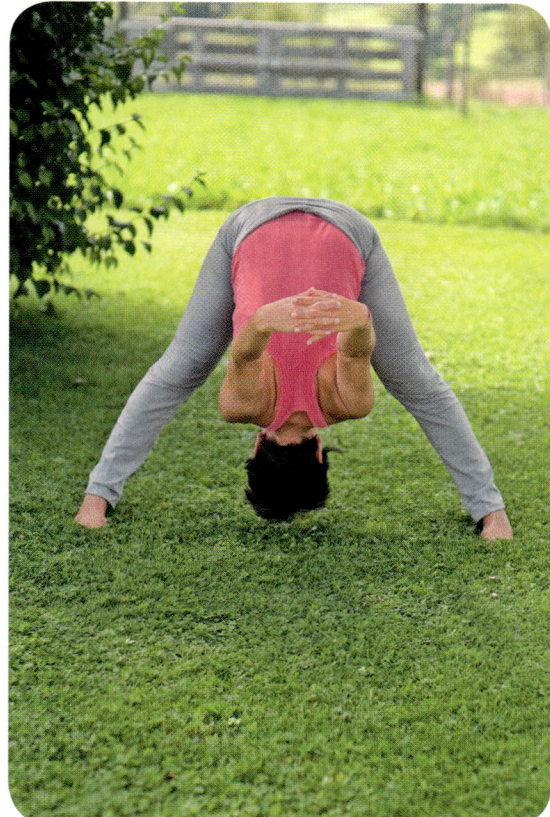

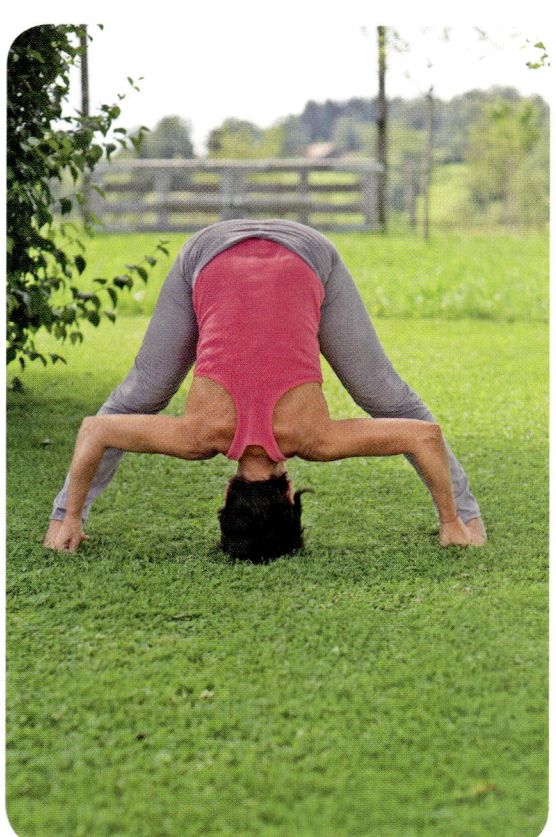

Prasarita Padottanasana B

- halte die Hände in den Hüften und gehe nur so weit in die Vorbeuge, wie du lang und aufgerichtet bleiben kannst
- senke den Kopf ein wenig

Prasarita Padottanasana C

- verschränke die Hände nach hinten und führe in der tiefen Vorbeuge die Arme weit kopfüber
- der Scheitelmittelpunkt zieht Richtung Boden

Prasarita Padottanasana D

- umschließe deine großen Zehen, beuge die Arme mit nach außen gerichteten Ellbogen
- der Scheitelmittelpunkt zieht Richtung Boden

Dandasana – Stabsitz

Danda = Stab oder Stange

Drishti: Nase

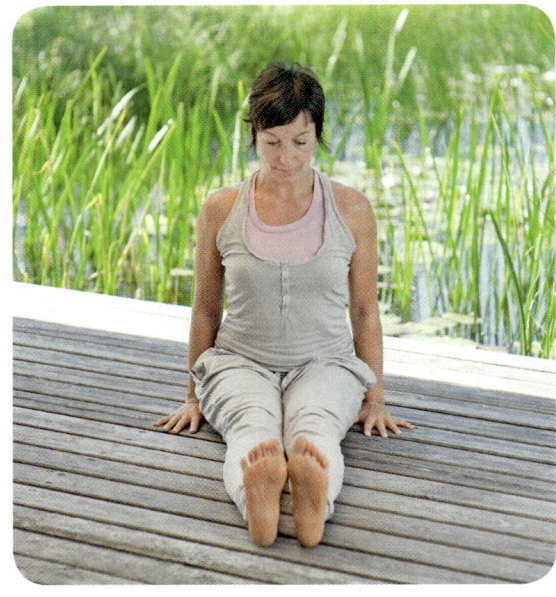

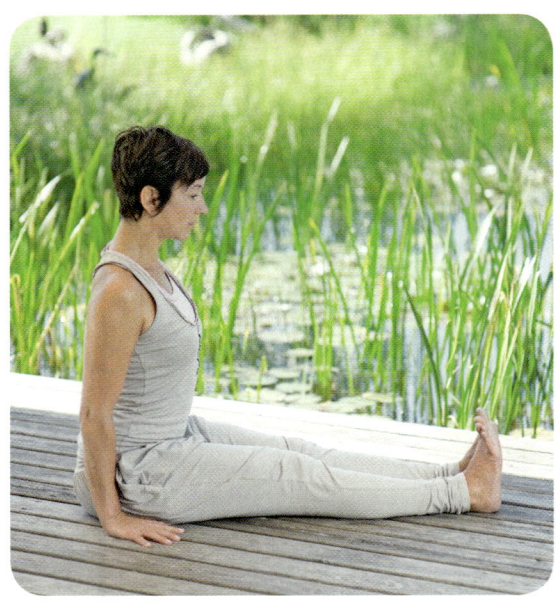

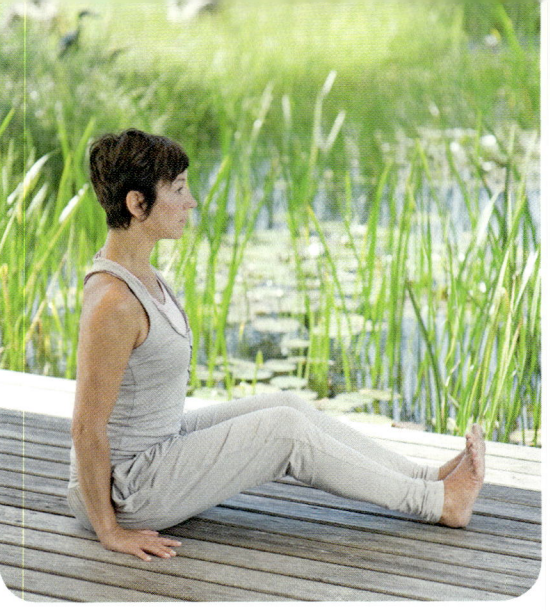

Variation für Beginner

- beuge die Beine, um das Becken gut aufzurichten, und lass dir Zeit für diese Dehnung
- übe so lange mit gebeugten Beinen, bis du das Becken aufrichten kannst
- benutze gerne auch eine Unterlage zum Sitzen

- atme bewusst und fließend
- richte dich gut auf den Sitzbeinhöckern ein
- beuge zum Einrichten deines Beckens die Beine
- kippe dein Becken nach vorne, wandere vom Kreuzbein zum Steißbein bis hin zu den Sitzbeinhöckern
- bringe Länge in deine Wirbelsäule von Steißbein bis zum Scheitelmittelpunkt
- bleibe trotzdem sanft und weich, deine Atmung hilft dir ...
- spüre und verlängere die Flanken
- sauge den Bauchnabel in Richtung Wirbelsäule
- richte das Brustbein auf und bringe deine abgesenkten Schultern neben den Körper
- deine aufgefächerten Hände drücken leicht in den Boden
- strecke die Beine gerade nach vorne aus – Füße gerade aufstellen, beides leicht nach innen rotiert halten
- übe Dandasana 5–10 Atemzüge lang

Wirkung

- kräftigt die Bauch- und Rückenmuskulatur
- stärkt die Beinmuskulatur
- dehnt die Beinrückseiten
- trainiert die Konzentration (Drishti)
- hilft bei verschleimten Atemwegen
- reguliert die Bauchorgane

Purvottanasana
– intensive Rückwärtsbeugung

Purva = Osten
Uttana = intensive Streckung

Ach, übrigens, dies ist kein Schreibfehler.
Im Sanskrit ist die Regel: endet das erste Wort auf „a" so wird
das „u" des nachfolgenden Wortes in ein „o" umgewandelt

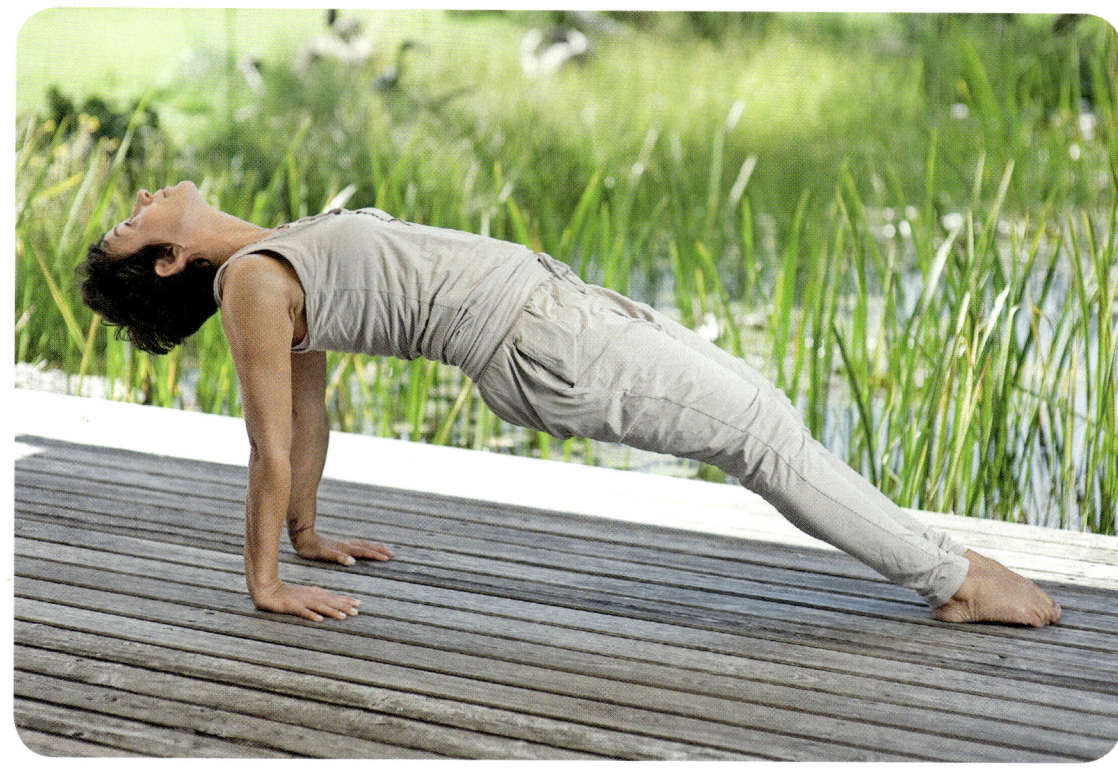

Drishti: drittes Auge

- sitze in Dandasana
- platziere deine Hände etwa 10 cm hinter dem Gesäß, die Fingerspitzen zeigen zum Körper
- rotiere die Beine leicht zueinander, schließe Beine und Füße
- strecke die Füße intensiv
- mit dem Einatmen drücke in Hände und Fersen und hebe den Körper an
- versuche Becken, Schambein, Rumpf und Brust nach oben zu heben
- lasse den Kopf entspannt nach hinten hängen
- versuche die Zehen zum Boden abzusenken
- achte immer wieder darauf, die Knie geschlossen zu halten
- atme 5 tiefe Atemzüge
- mit dem letzten Ausatmen senke dich wieder ab

Wirkung

- dehnt die gesamte Körpervorderseite
- kräftigt die Arme, Schultern und Nacken
- öffnet Bauch- und Brustbereich
- vergrößert das Atemvolumen
- lindert Störungen im Bereich des Solarplexus

Variation für Beginner

- beuge gerne die Beine im 90°-Winkel und hebe den Körper weit nach oben
- hebe dich gut aus den Schultern

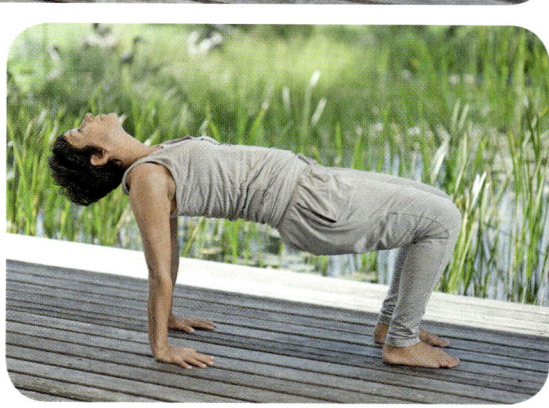

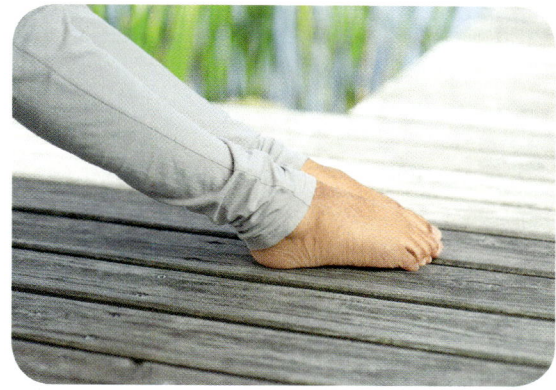

Navasana – Boot

Nava = Boot / Drishti: Nase

Paripurna Navasana
Das vollkommene Boot

Paripurna = ganz, vollkommen

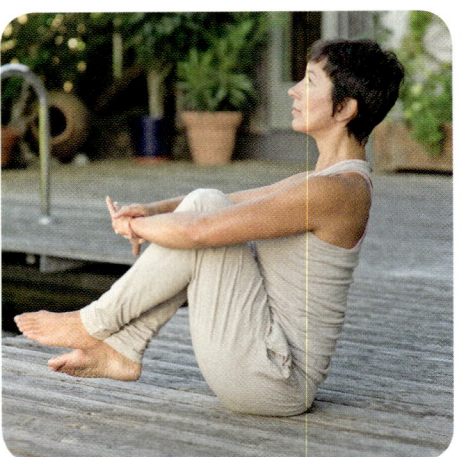

Variation für Beginner

- beginne Navasana mit gekreuzten Füßen zu üben, so kannst du die Oberschenkel leichter geschlossen halten
- übe zunächst 5 Atemzüge und wiederhole 3 Mal

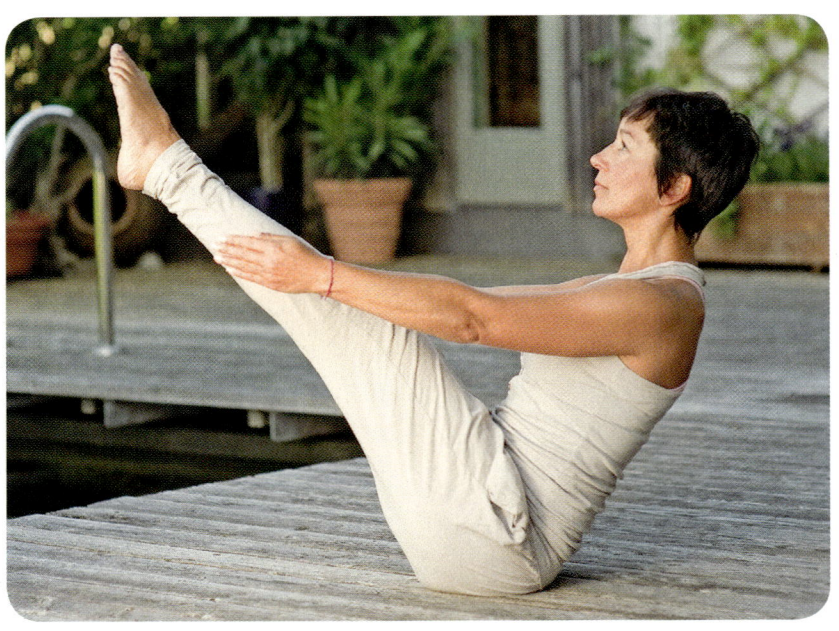

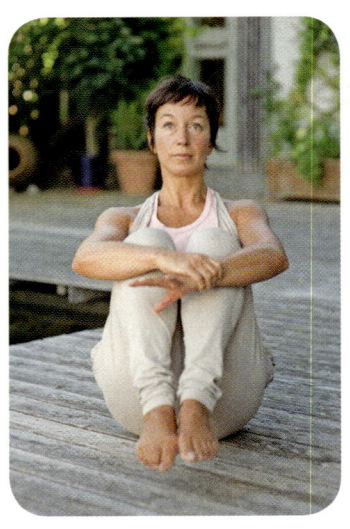

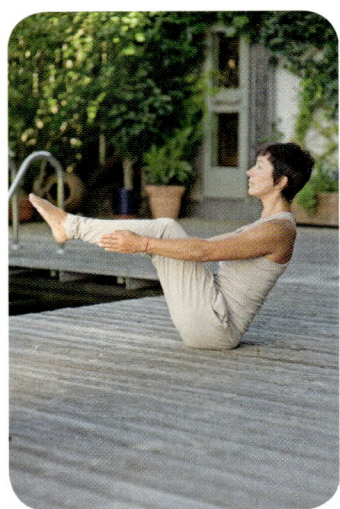

- richte dich mit angebeugten Beinen auf deinen Sitzbeinhöckern ein
- bringe Länge in deinen gesamten Rumpf
- richte dein Brustbein auf
- sauge sanft deinen Bauchnabel Richtung Wirbelsäule
- hebe zunächst die Füße an und versuch konzentriert zwischen Steißbein und Sitzbeinhöckern zu balancieren – spüre und genieße die Reaktion deines Körpers
- übe die Endposition immer sehr achtsam und nur, wenn deine Bauch- und Rückenmuskulatur kräftig genug ist
- versuche die Beine in gebeugter als auch in gestreckter Variation geschlossen und leicht innenrotiert zu halten
- übe Navasana 5 Atemzüge lang und wiederhole gerne bis zu 5 Mal

- richte dich im Sitz gut ein, achte auf die Länge deines Oberkörpers, runde nicht ein
- übe mit leicht angehobenen Füßen
- lenke die Konzentration auf Bauch und Atmung
- übe 5 Atemzüge und wiederhole bis zu 5 Mal

- intensiviere die Übung, indem du die Unterschenkel im rechten Winkel anhebst
- schließe weiterhin deine Knie und achte auf deine gleichmäßige Atmung
- übe 5 Atemzüge und wiederhole bis zu 5 Mal

Wirkung

- stärkt die Bauchmuskulatur
- trainiert die Konzentration
- aktiviert die Durchblutung der Bauchorgane und des Beckens

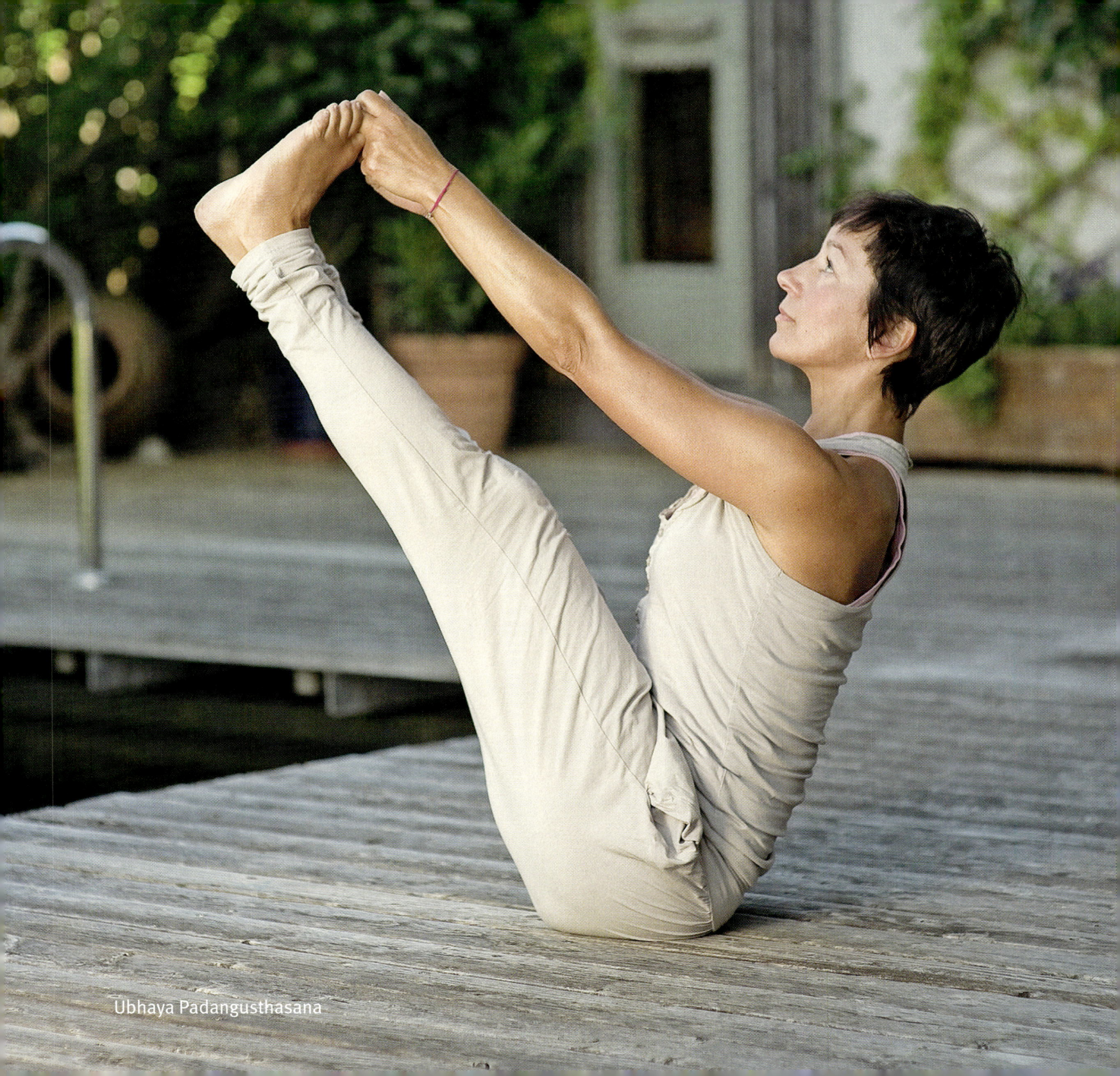

Ubhaya Padangusthasana

Chaturanga Dandasana – Rumpfstrecker

Chatur = vier
Anga = Gliedmaße
Danda = Stab, Stange

Drishti: Nase

- richte dich im Vierfüßlerstand ein
- setze erst das rechte, dann das linke Bein nach hinten ab
- strecke die Beine, kippe dein Becken, sodass du nicht durchhängst oder ins Hohlkreuz fällst
- achte darauf, dass deine Schultern genau über den Handgelenken sind
- atme in dieser Position ein
- mit dem Ausatmen beuge die Arme, halte sie dabei eng an deinen Flanken
- halte die Ellbogen senkrecht über den Handgelenken
- achte darauf, dass die Ellbogen nicht nach außen ausweichen
- mit dem Einatmen bewege dich in die Kobra oder in den Hund nach oben

Wirkung
- kräftigt Arme, Schultern, Rumpf und Beine
- verbessert die Beweglichkeit der Handgelenke
- stärkt die Bauchorgane

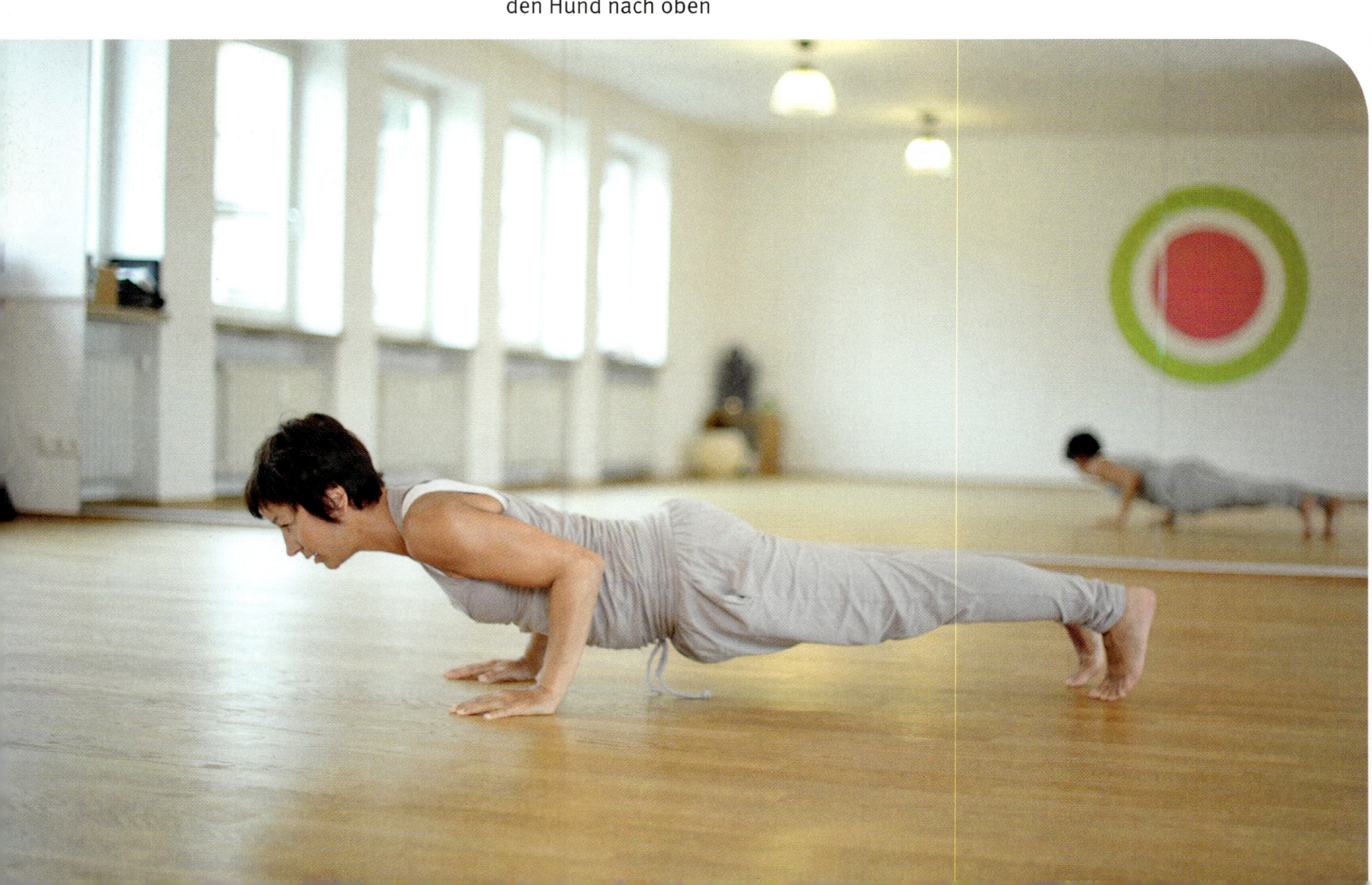

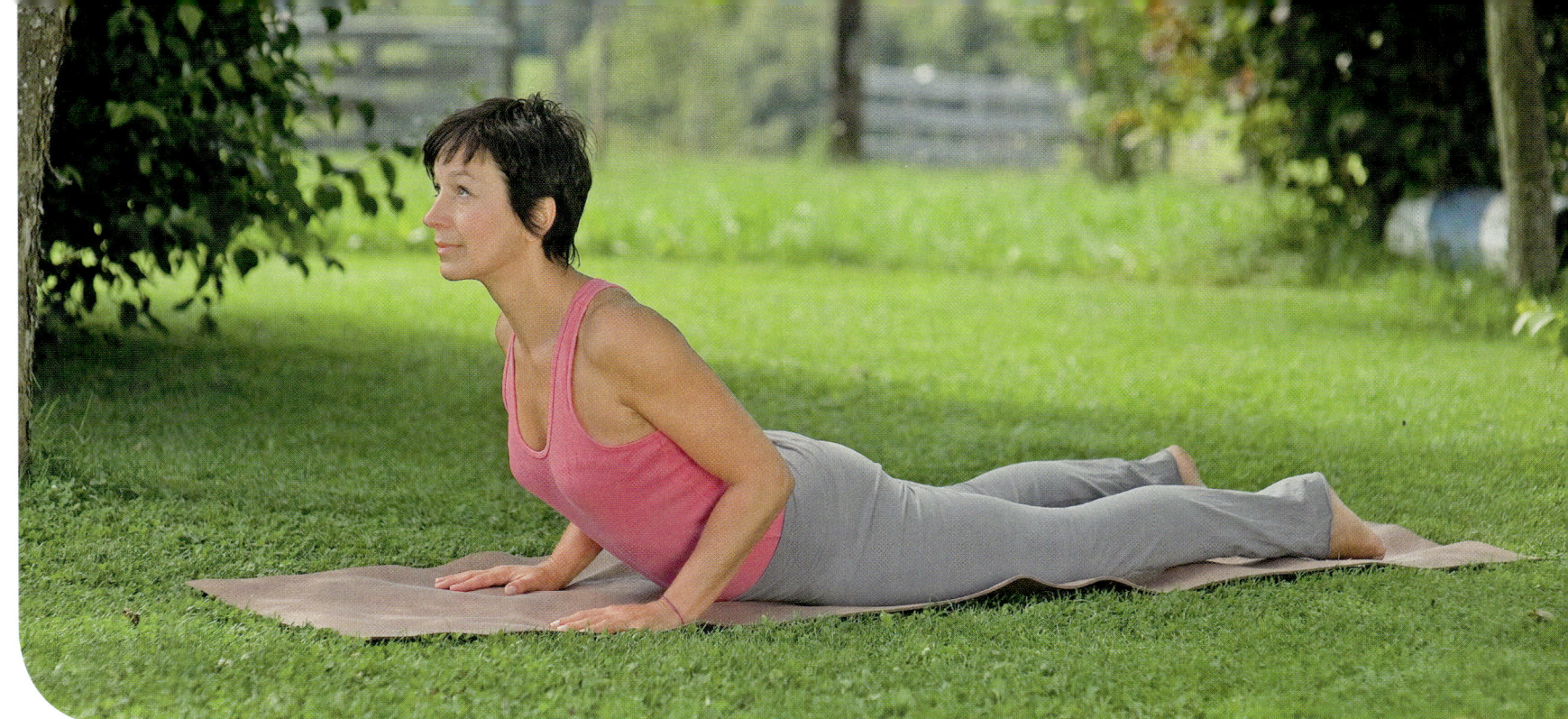

Bhujangasana – Kobra

Bhujanga = Kobra, Schlange
Drishti: drittes Auge

- lege dich auf den Bauch, platziere die Hände seitlich auf Brusthöhe
- rolle die Schultern zurück und senke sie ab
- die Beine sind gestreckt und die Füße liegen flach auf dem Rist
- atme ein, hebe den Oberkörper sanft aus der Kraft deiner Lendenwirbelsäule, Hände nach vorne und oben
- hebe nur so weit an, dass deine Beckenknochen den Boden noch berühren
- nimm den Blick nach vorne und oben, hebe den Kopf sanft an
- bleibe 5 Atemzüge lang so und senke mit der Ausatmung wieder nach unten ab
- du kannst auch dynamisch üben und bei jeder Ausatmung wieder absenken
- kombiniere die Kobra als Variante mit dem Hund nach unten oder mit der Child's Pose.

Wirkung
- die Rückenmuskulatur wird beweglicher, sie wird massiert und gestärkt
- der Brustbereich wird geweitet
- der Brustwirbelbereich wird gedehnt
- die Bauchorgane werden massiert
- der Körper wird erwärmt

Urdhva Mukha Shvanasana – Hund nach oben

Urdhva = nach oben
Mukha = Gesicht
Shvana = Hund

Drishti: drittes Auge

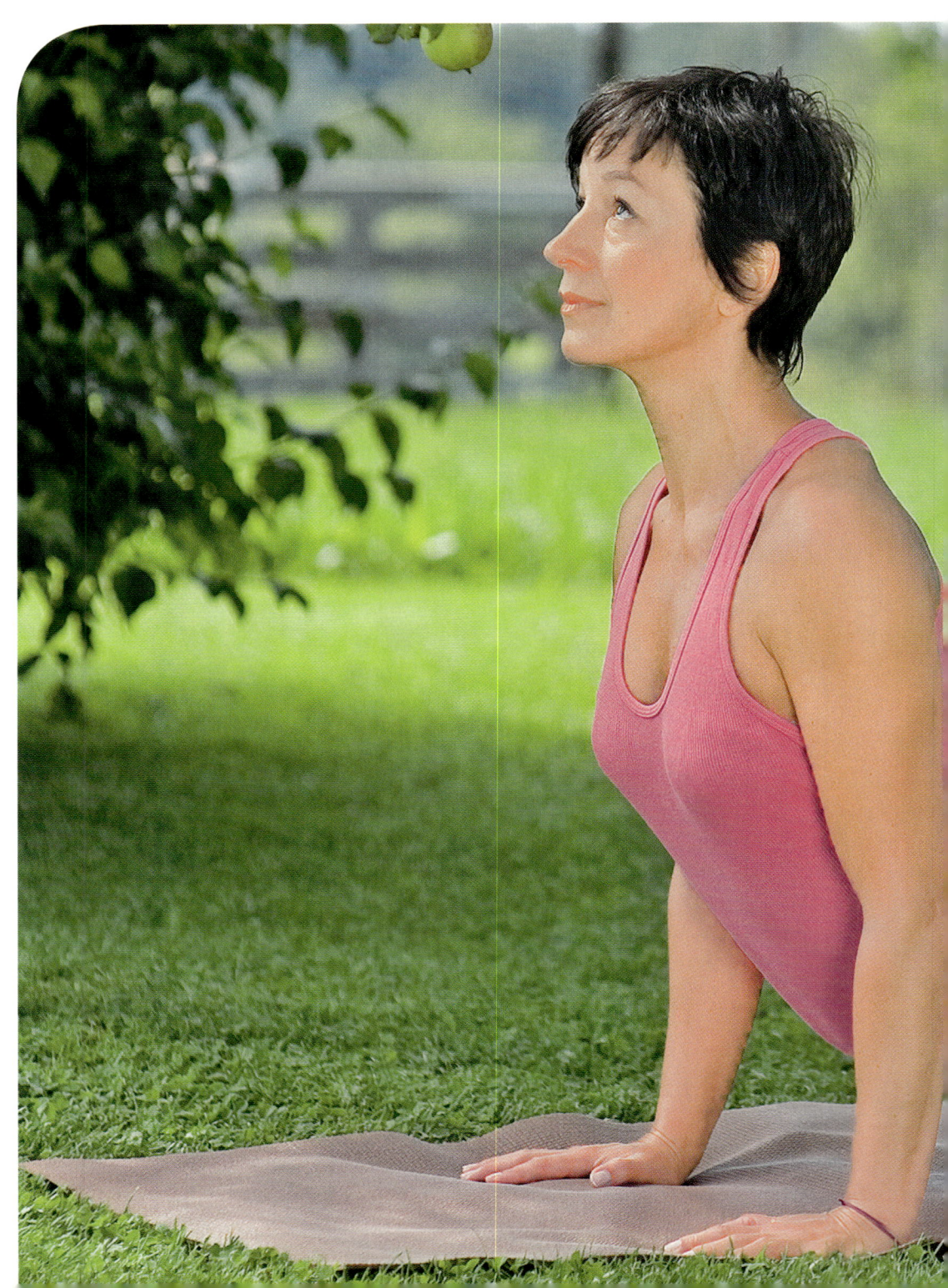

- lege dich auf den Bauch, platziere die Hände seitlich auf Brusthöhe
- rolle die Schultern zurück und senke sie ab
- die Beine sind gestreckt und die Füße liegen flach auf dem Rist
- atme ein, hebe den Oberkörper sanft aus der Kraft deiner Lendenwirbelsäule und die Hände nach vorne und oben, strecke die Arme ganz durch
- strecke die Beine und drücke den Vorderfußbereich kräftig in die Matte
- hebe deinen Rumpf zusammen mit Becken und Beinen vom Boden ab
- nimm den Blick nach vorne oben, hebe den Kopf sanft an
- bleibe 5 Atemzüge oder verbinde mit dem Hund nach unten mit der Ausatmung

Wirkung
- die Rückenmuskulatur wird beweglicher, sie wird massiert und gestärkt
- der Brustbereich wird geweitet
- der Brustwirbelbereich wird gedehnt
- die Bauchorgane werden massiert
- der Körper wird erwärmt

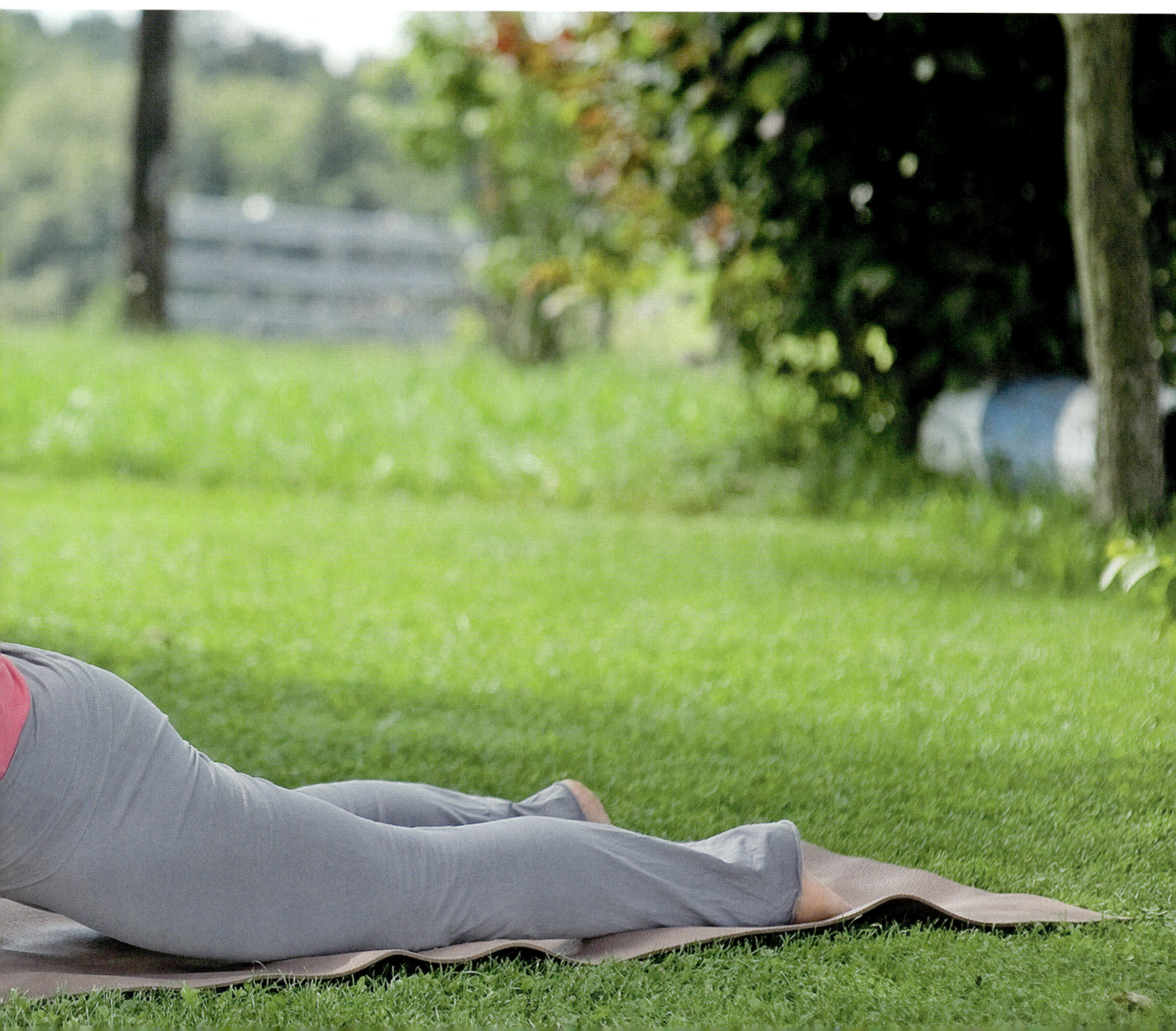

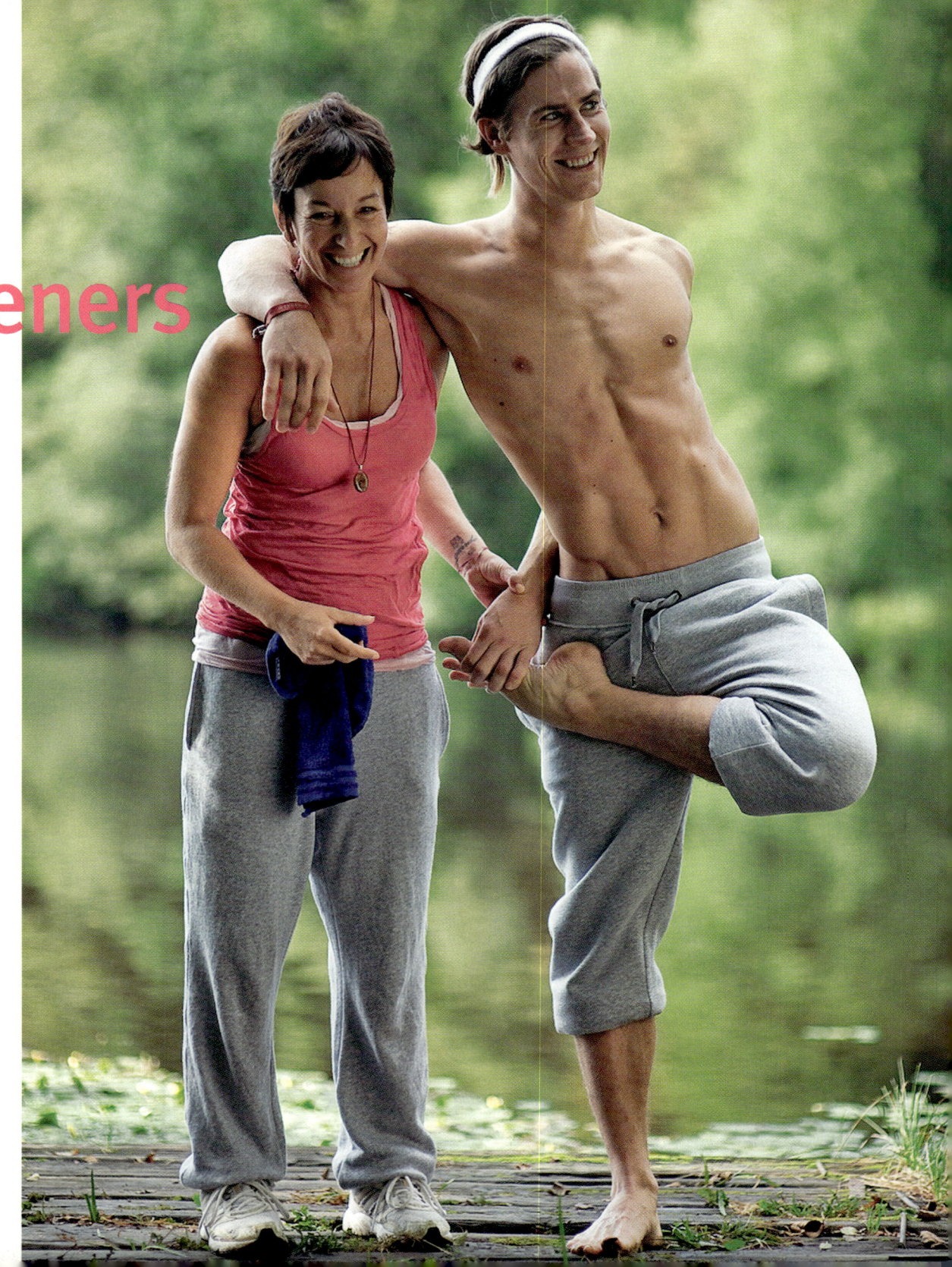

happy
hip openers

Die Heraus-
forderung
annehmen,
um glücklich
zu werden

... übe dich hier vor allem
   in Geduld
... lass dich ein
... lass dich überraschen

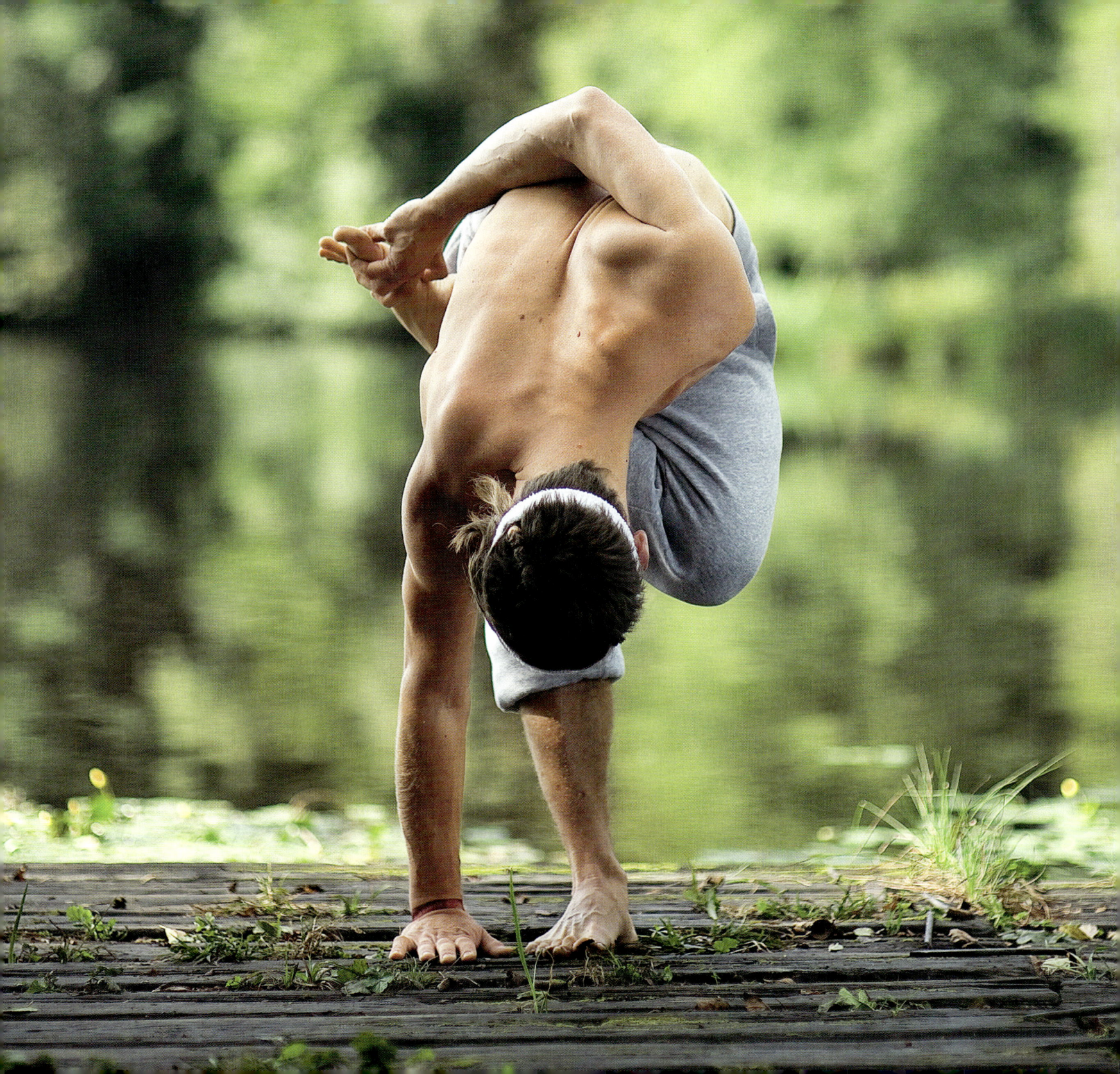

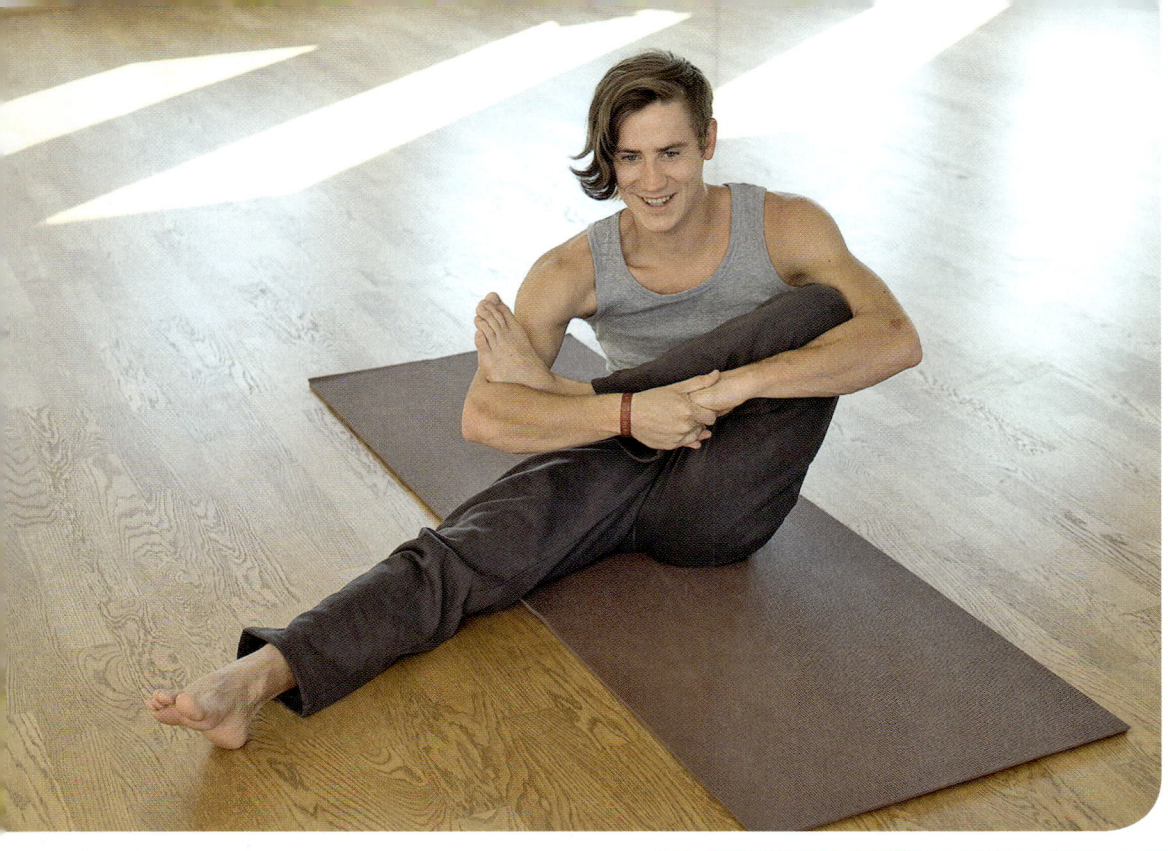

- löst Spannungen im Hüftgelenk
- bereitet die hüftöffnenden Asansas vor

Hüftöffner –
Bein umarmen

Vorbereitung und
Mobilisation
des Hüftgelenks

- lege deinen Unterschenkel in deine Arme
- Knie und Fuß jeweils in eine Armbeuge
- flexe den Fuß
- umschließe den Unterschenkel kräftig und wiege ihn gleichmäßig hin und her
- das andere Bein gerne strecken oder gebeugt lassen
- übe beliebig lang und atme gleichmäßig

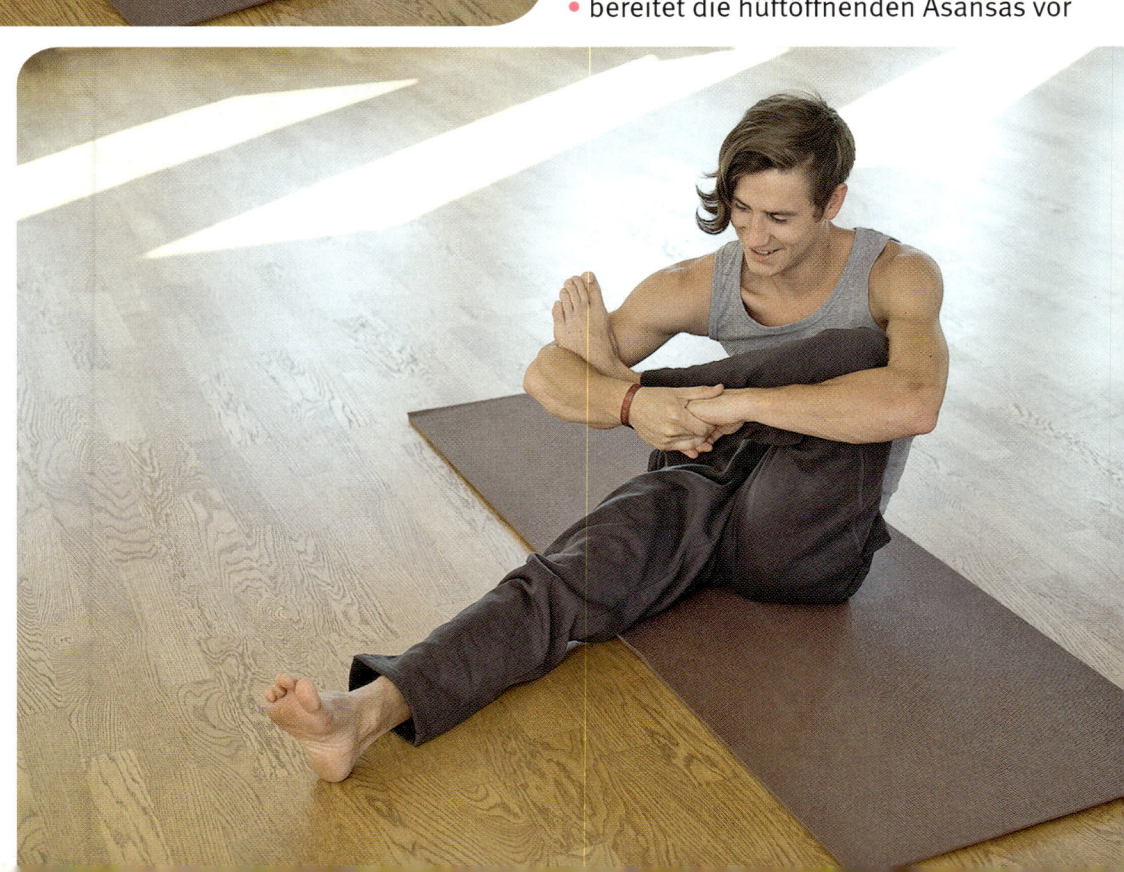

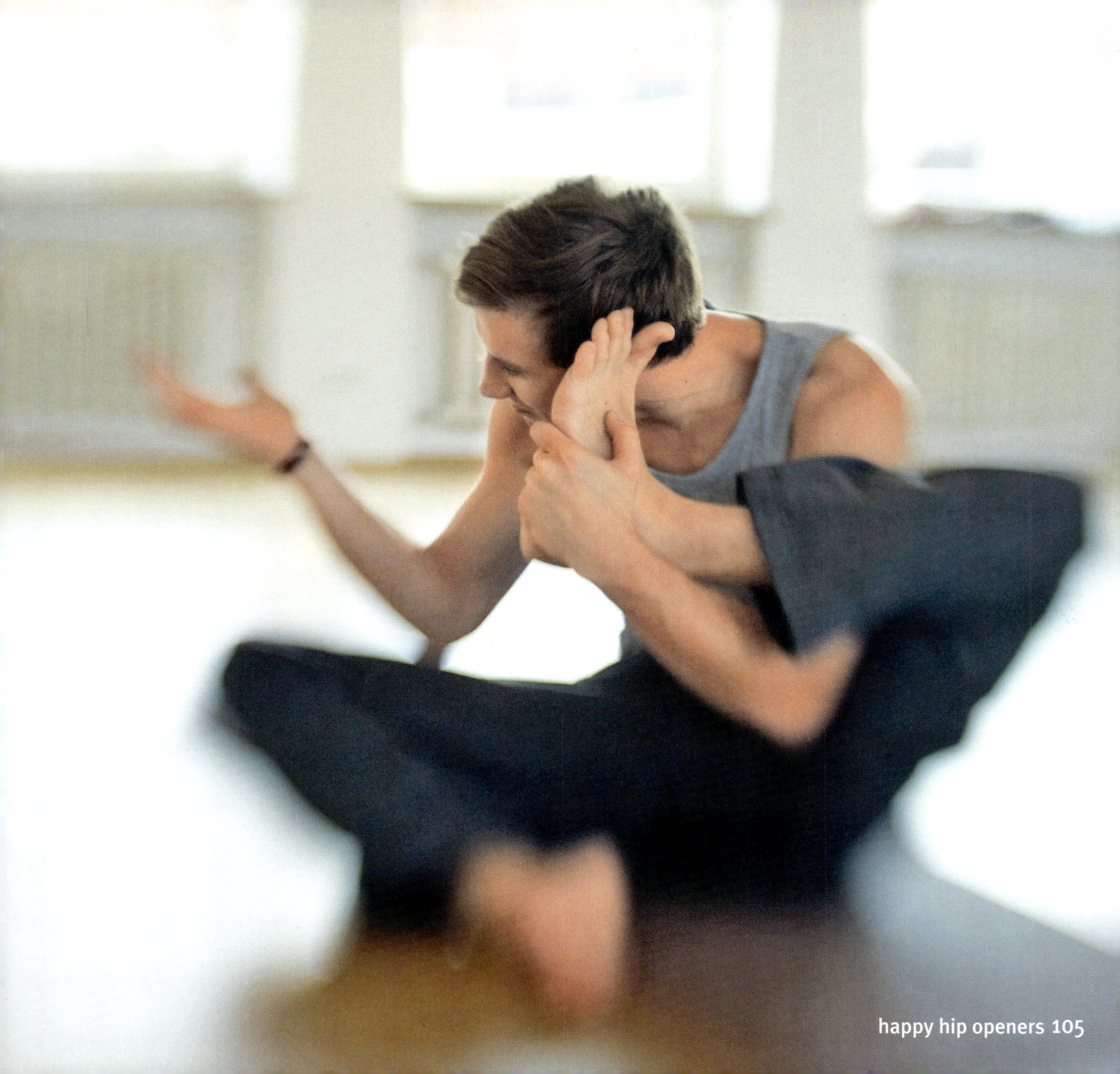

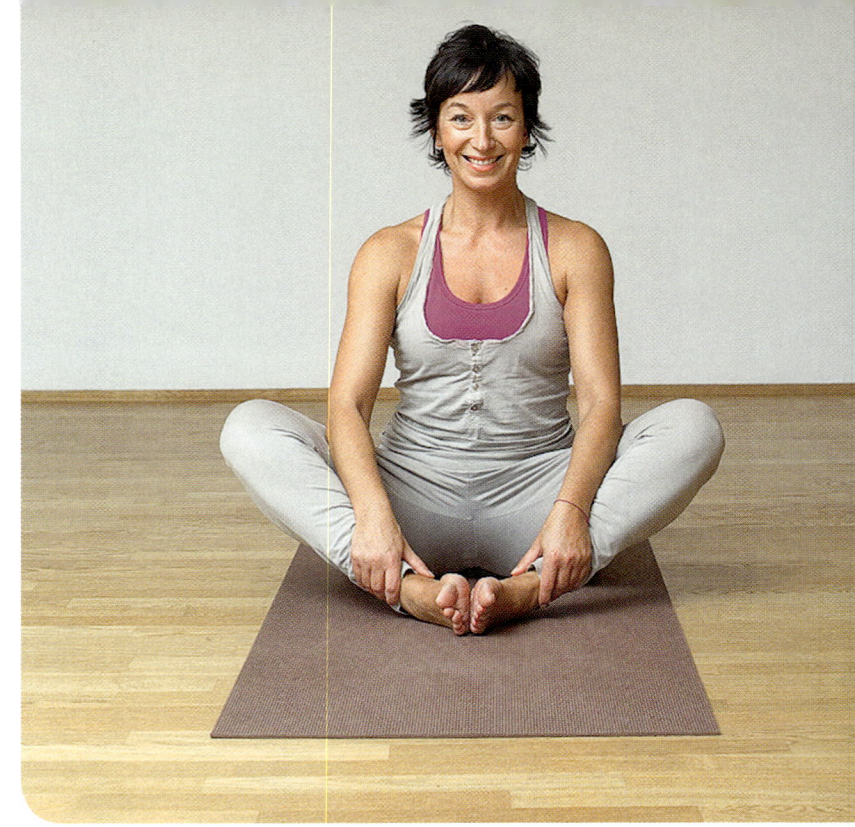

Baddha Konasana – geschlossener Winkel

Baddha = gebunden
Kona = Winkel

Drishti: Nase

- sitze in Dandasana
- beuge beide Beine an und verbinde deine Fußflächen
- richte dein Becken gut auf, mach dich lang
- atme tief und gleichmäßig
- übe gerne beliebig lange im aufrechten Sitz
- setze gerne Jalandhara Bandha,
  wie bei Bandhas beschrieben

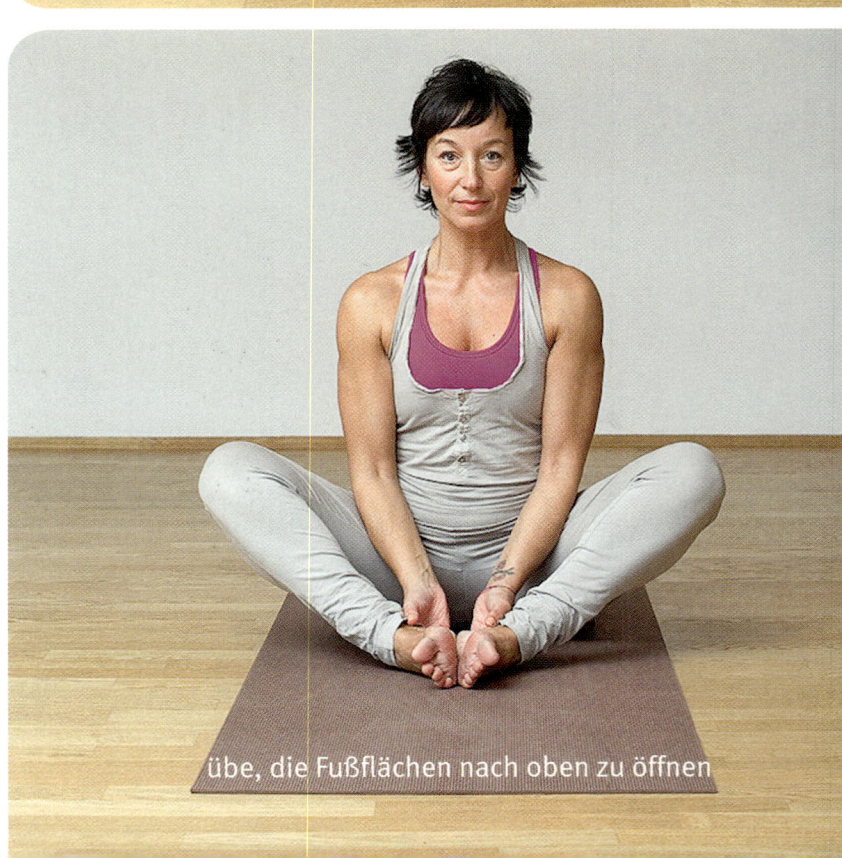

übe, die Fußflächen nach oben zu öffnen

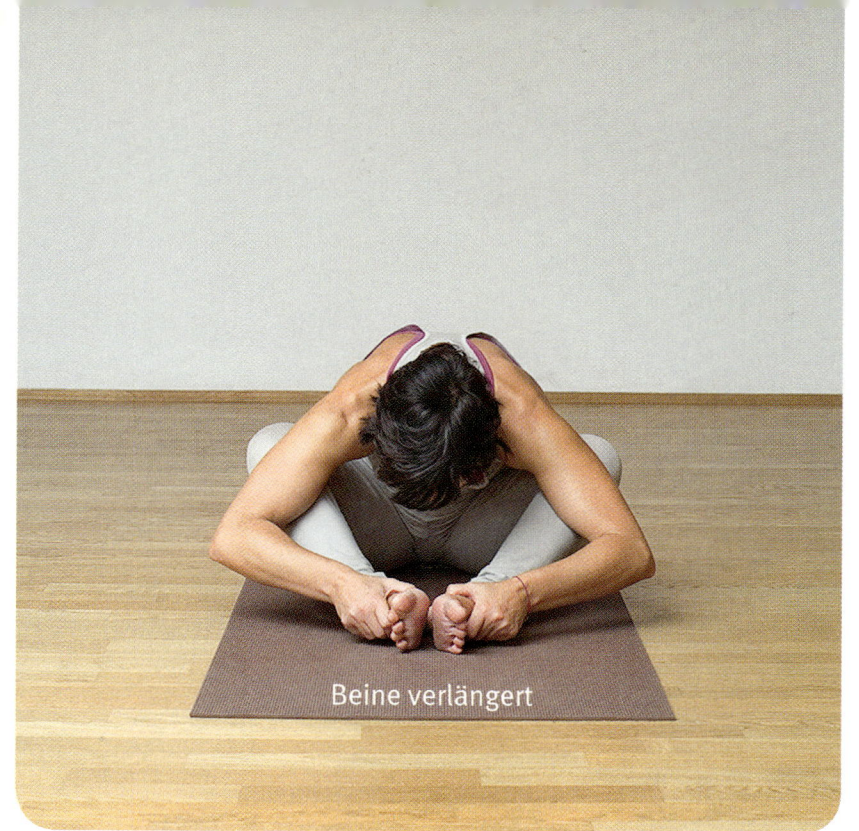

Beine verlängert

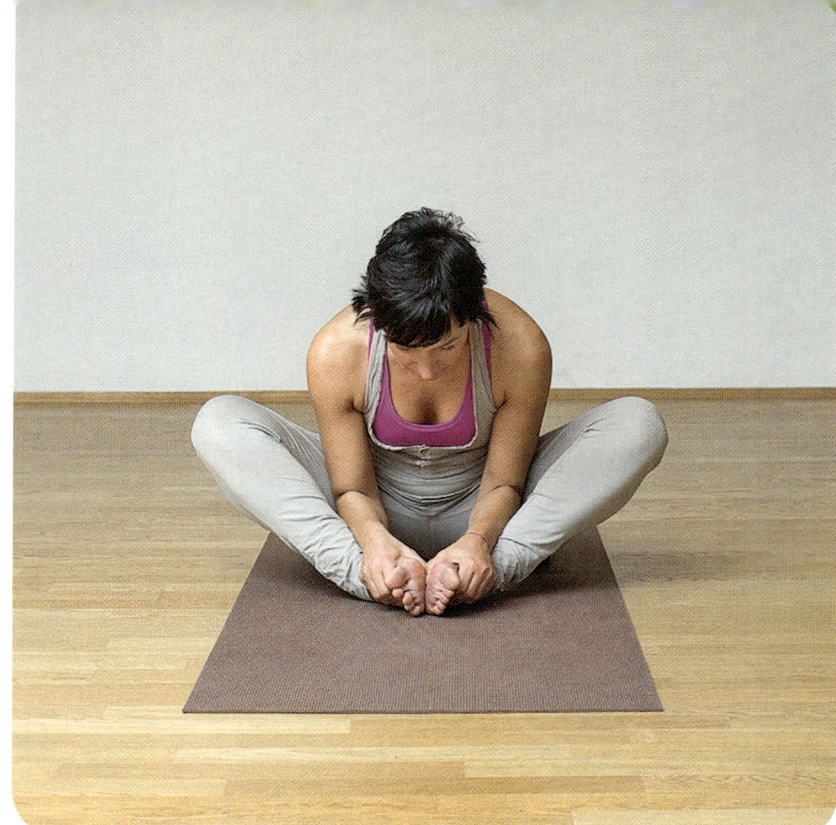

Variation

- atme ein, mach dich lang
- atme aus, beuge dich nach vorne
- bleibe 10–20 tiefe Atemzüge lang so

- als Vorbereitung oder Entspannung üben

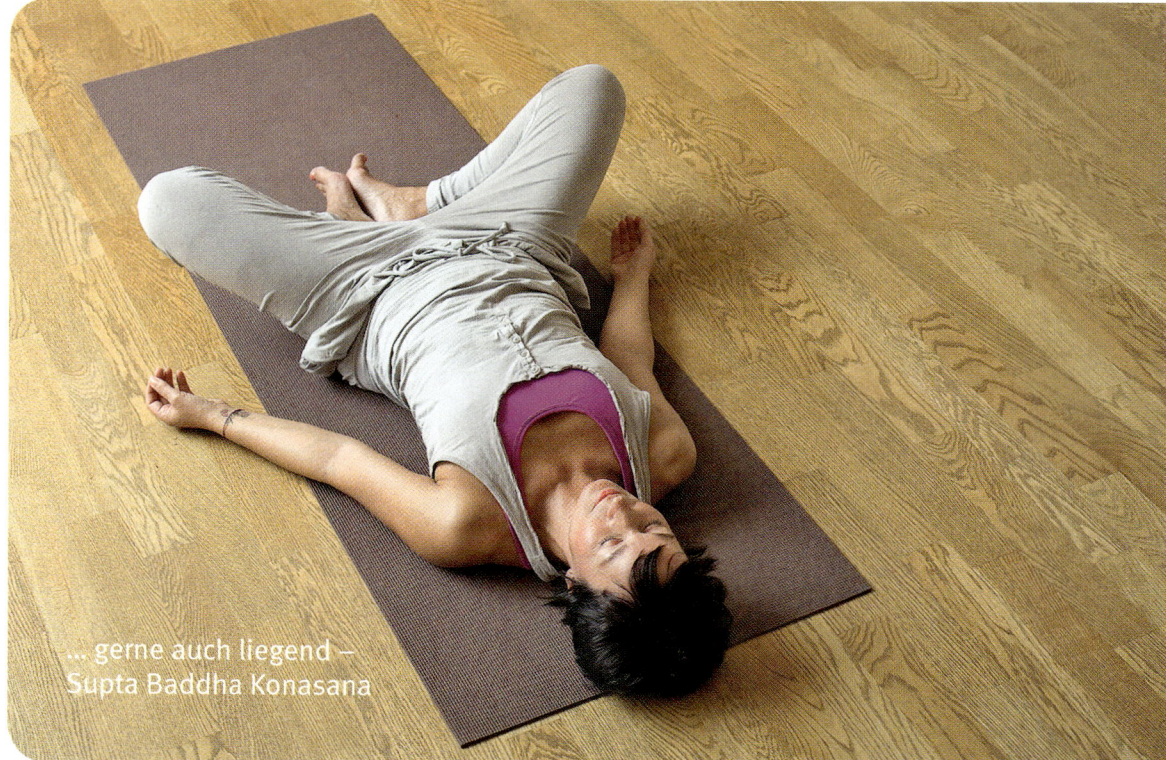

... gerne auch liegend – Supta Baddha Konasana

Schneidersitz,
der es in sich hat

- zunächst richtest du dich gerne auch auf einer Unterlage in Sukhasana ein
- richte deine Unterschenkel und Füße so ein, dass die Unterschenkel im 90°-Winkel zu den Oberschenkeln liegen
- die Knie liegen über den Füßen
- falls deine Fußgelenke Druck verspüren, polstere sie mit Decke oder Handtuch
- diesen Schneidersitz einzurichten, dauert am Anfang ein wenig
- lass dir viel Zeit dafür – ein bisschen da schieben, ein bisschen dorthin ziehen, die Wirkung in der Vorbeuge ist dann umso besser
- richte dich gut auf den Sitzbeinhöckern ein
- kippe dein Becken nach vorne
- bringe Länge in die Wirbelsäule vom Steißbein bis zum Scheitelmittelpunkt
- spüre und verlängere die Flanken
- ziehe den Bauchnabel sanft in Richtung Wirbelsäule
- richte das Brustbein auf und bringe deine abgesenkten Schultern neben den Körper
- atme ein, strecke die Arme auf Brusthöhe schulterbreit aus, die Handrücken zeigen nach außen
- atme aus und komme fließend in die Vorbeuge
- lege die Hände entspannt ab
- atme tief und gleichmäßig, konzentriere dich zum dritten Auge
- bleibe zunächst 10 tiefe Atemzüge lang so, später länger und länger
- übe beide Seiten gleich lang

Wirkung
- intensive Dehnung für den Rücken und die Flanken, Öffnung des Beckens
- trainiert die Konzentration und geistige Zentrierung
- fördert die Durchblutung von Unterleib, Becken und Rücken

Diese Übung ist sehr intensiv und bringt durchaus Unruhe, versuche, dich auf deine Atmung und deinen Drishti zu konzentrieren, weg von deinem Körper.

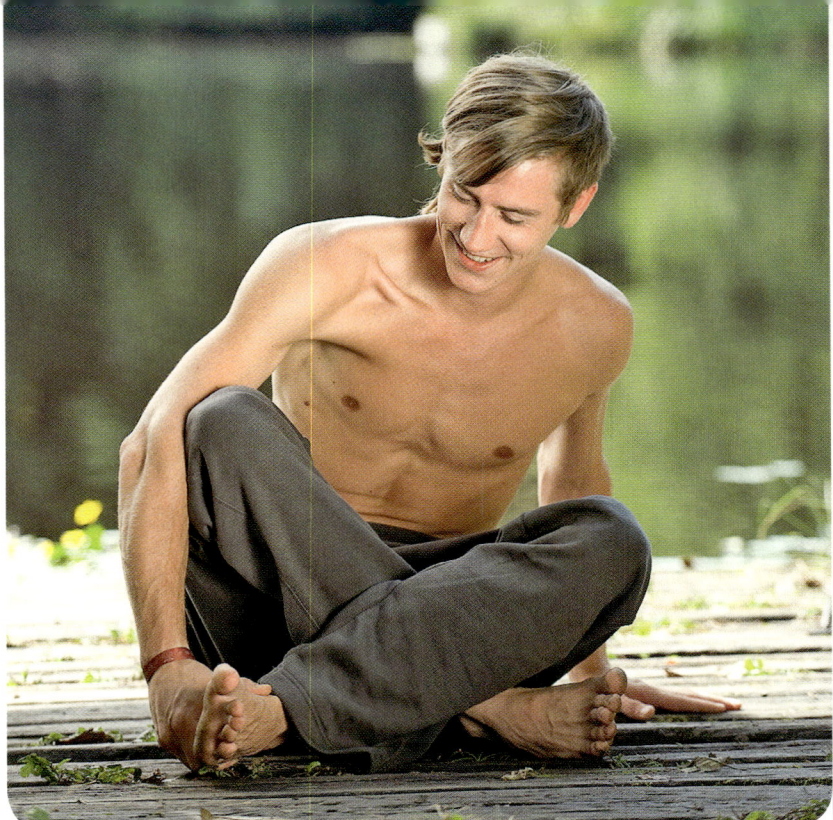

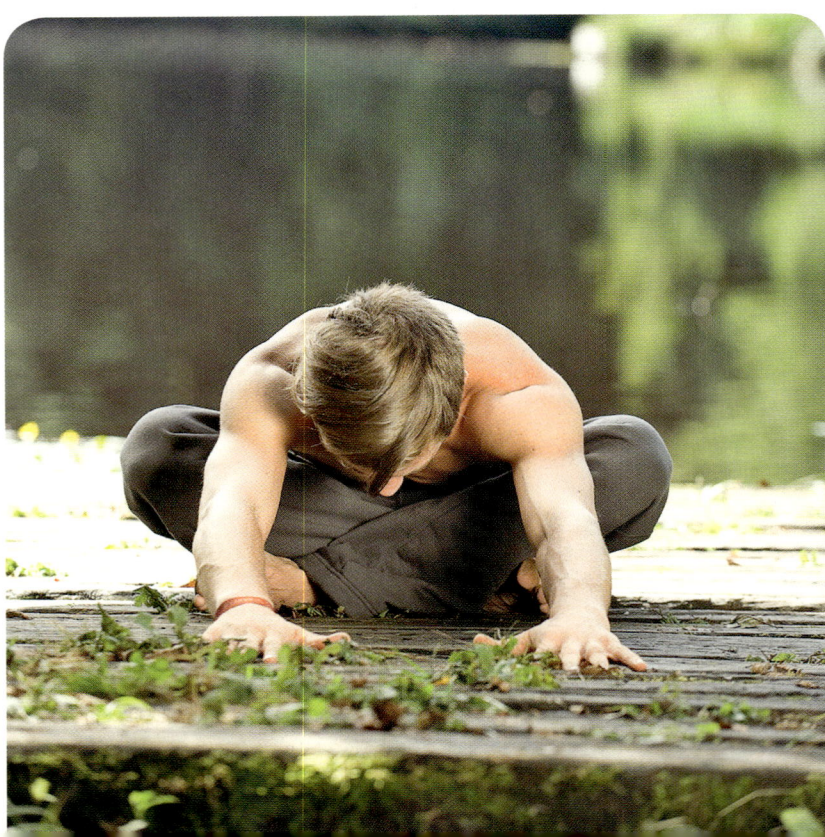

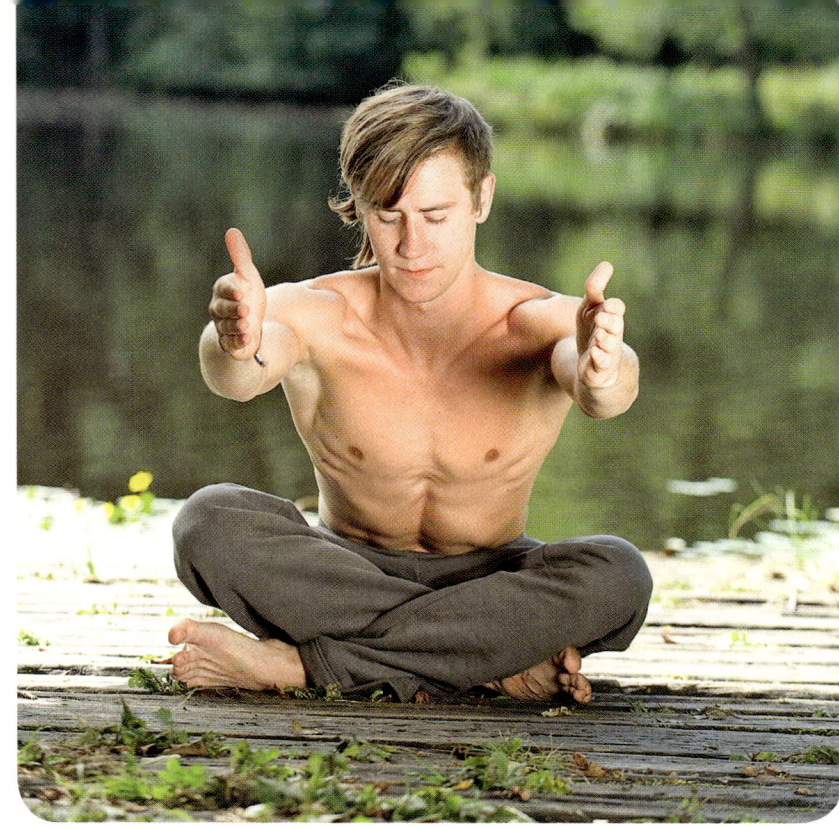

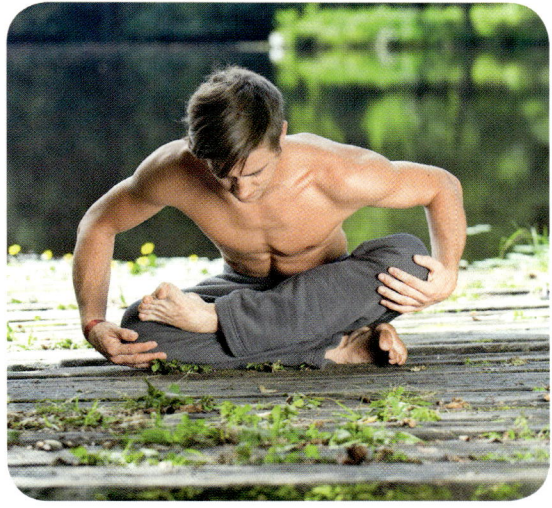

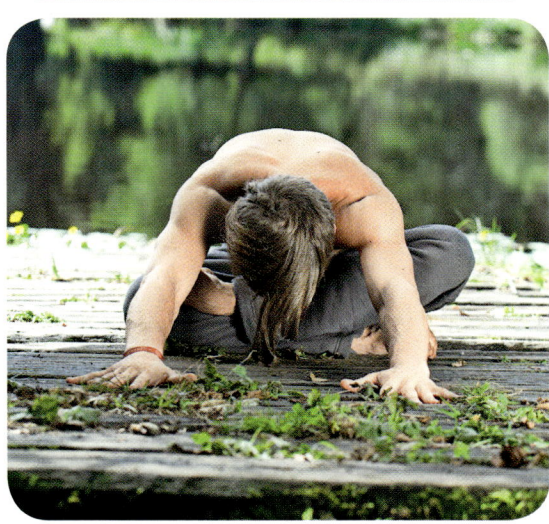

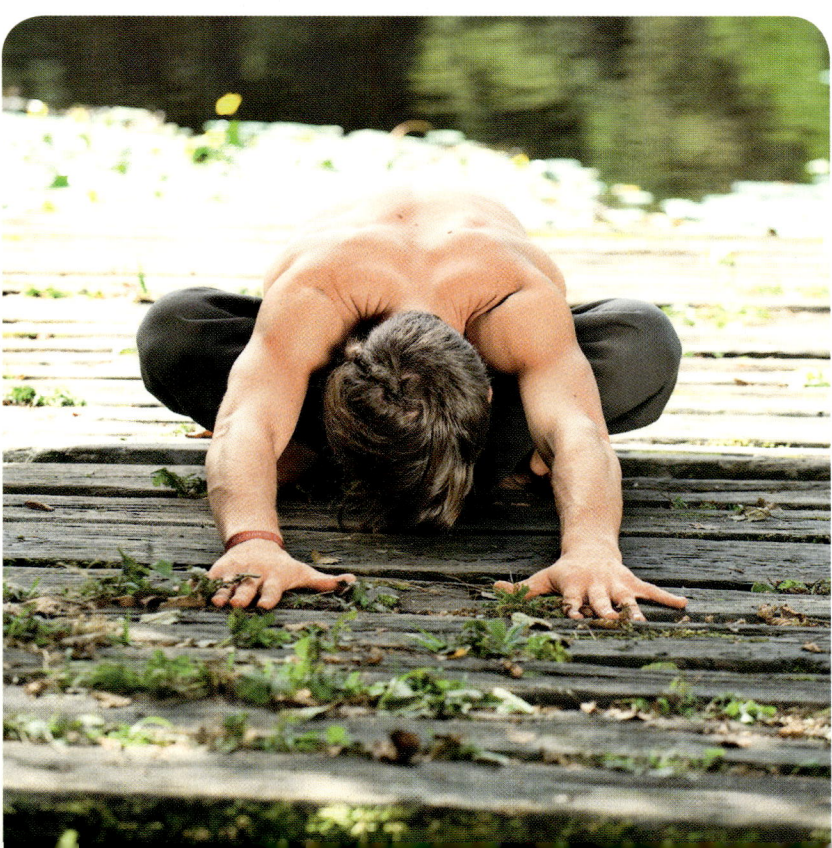

Variation

- falls du problemlos im halben oder ganzen Lotus üben kannst und deine Knie dabei zum Boden abgesenkt sind, ist diese Variation eine wunderbare Intensivierung zur Hüftöffnung
- richte dich wie im vorherigen Sitz ein, bringe nun den rechten Fuß auf das linke Knie
- achte darauf den Fuß anzuziehen, ihn zu flexen
- übe beide Seiten

Virasana –
Heldensitz

Vira = Held

Drishti: drittes Auge

- atme bewusst und fließend
- richte dich gut auf den Sitzbeinhöckern ein
- setze dich gerne auf eine Unterlage und richte das Becken auf
- schlage zunächst den rechten Unterschenkel nach hinten ein, dann den linken
- lege die gestreckten Füße neben das Becken – nicht darauf sitzen
- halte die Oberschenkel geschlossen
- falls du die Knie unangenehm spürst, erhöhe die Sitzunterlage
- lege deine Handflächen sanft vor der Brust aneinander, in Atmanjali Mudra, dem Mudra der Lotusknospe

Wirkung
- dehnt verkürzte Oberschenkelmuskeln
- hebt die Wirbelsäule nach oben
- hilft bei Plattfüßen

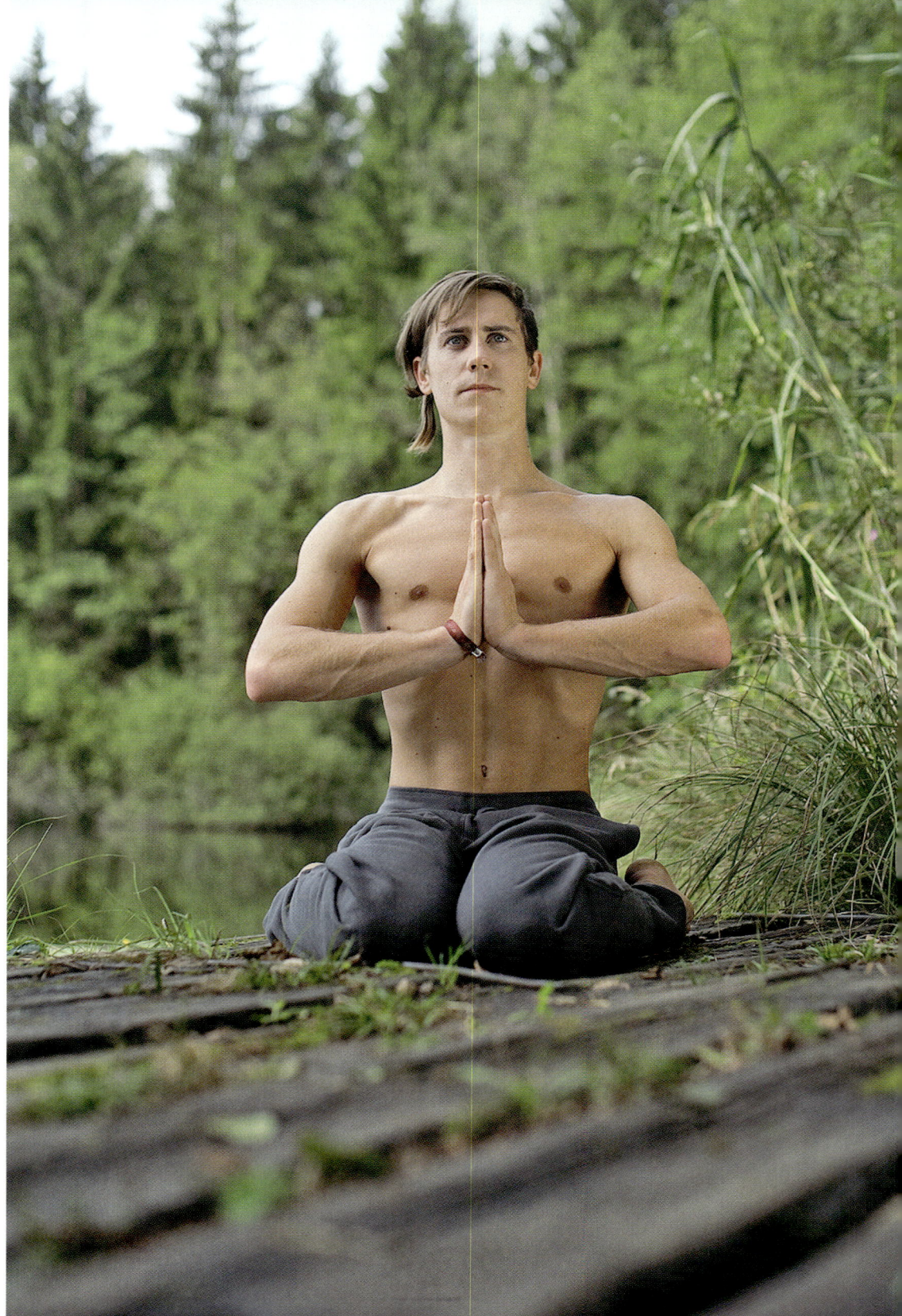

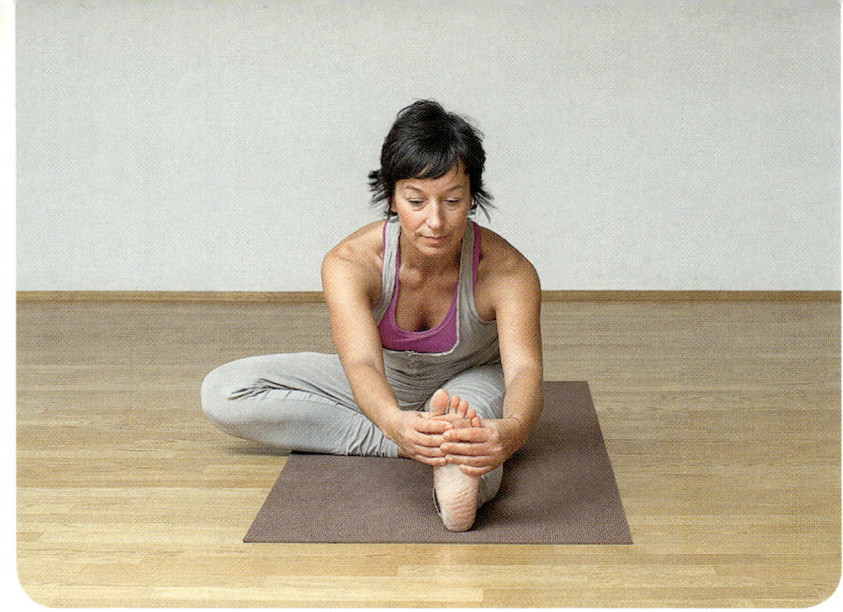

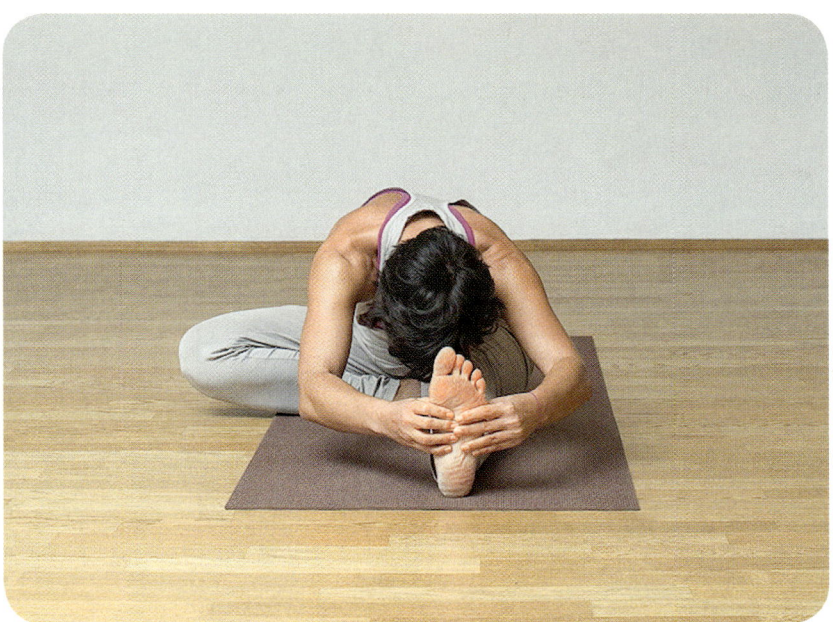

Janu Shirshasana – Kopf-zum-Knie-Vorbeuge

Janu = Knie
Shirsha = Kopf

Drishti: Fuß

- sitze im Dandasana
- beuge das rechte Bein an, lege die Fußfläche an die Innenseite des linken Beins
- senke Oberschenkel und Knie ab
- strecke das linke Bein und spanne es an, flexe den Fuß
- richte dein Becken nochmals gut auf
- atme ein, beuge dich nach vorne und unten, greife mit der einen Hand erst die Innenseite des Fußes dann mit der anderen die Außenseite
- richte deine Flanken und Schultern so gut wie möglich auf einer Höhe ein
- atme aus, gehe tiefer in die Vorbeuge
- bleibe 5 tiefe Atemzüge lang so
- löse die Asana mit dem Einatmen wieder auf

Wirkung
- dehnt intensiv die Flanken und die Beinrückseiten
- öffnet die Hüften

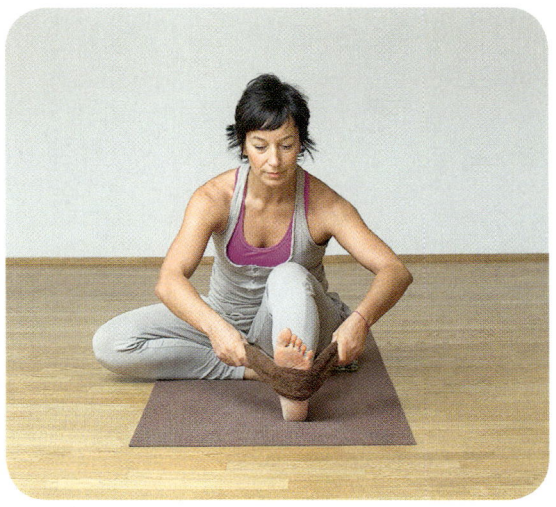

Variation für Beginner
- setze dich auf eine Unterlage, damit du dein Becken aufrichten kannst
- beuge gerne dein Bein und benutze ein Handtuch oder einen Yoga-Gurt, um den Fuß entspannt zu greifen
- halte die Arme und Schultern locker, die Ellbogen zeigen nach außen

111

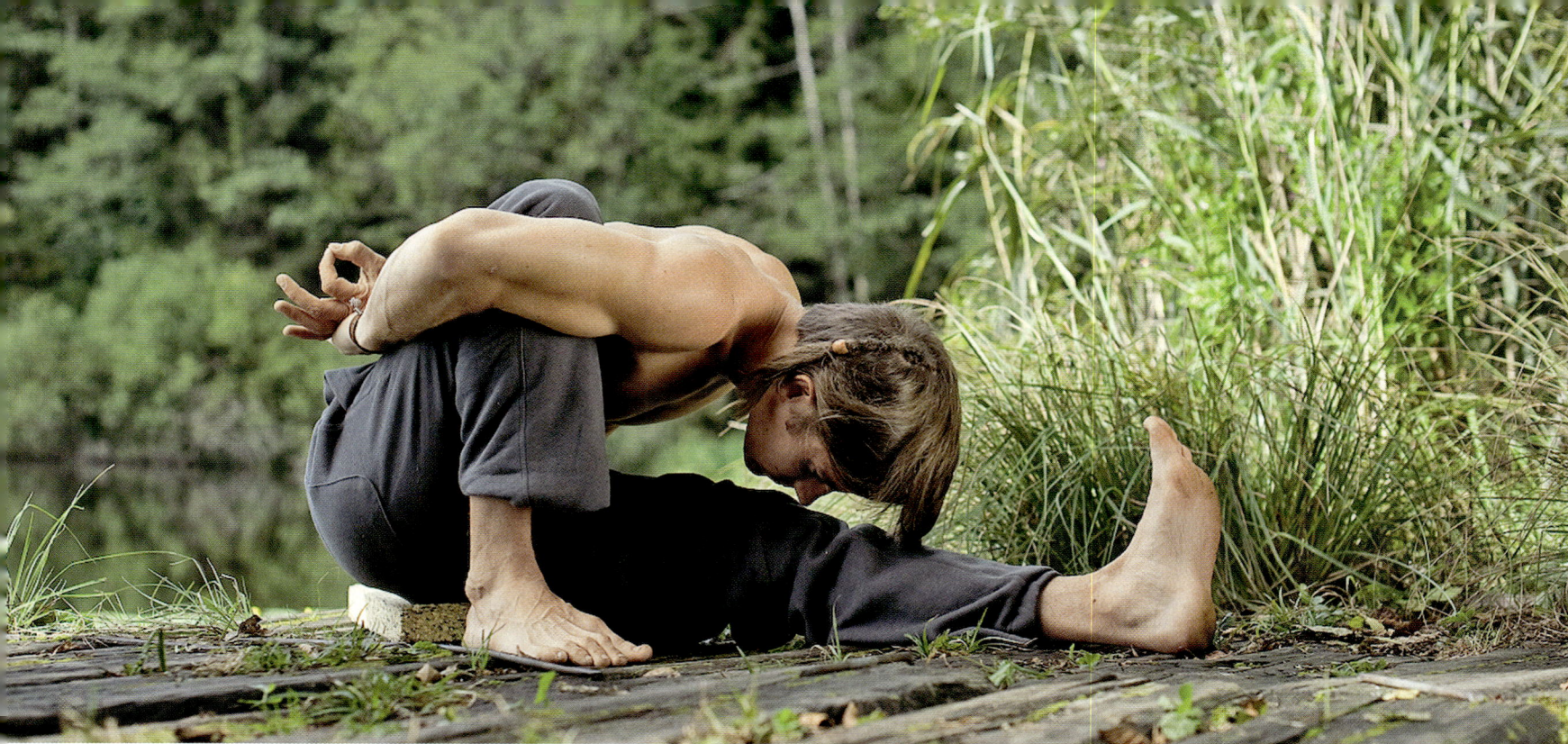

Marichyasana A

Marichi = ein Weiser

Drishti: Fuß

- richte dich in Dandasana ein
- stelle den rechten Fuß auf Höhe des rechten Sitzbeinhöckers auf
- strecke dein linkes Bein aus, leicht innenrotiert, flexe den Fuß
- atme ein, greife mit der linken Hand kräftig das rechte Fußgelenk
- hebe den rechten Arm in Schulterhöhe und ziehe mit der Ausatmung mit dem Oberkörper nach vorne und unten
- atme ein, schlinge den rechten Arm um den Oberschenkel und in Richtung Rücken, greife mit dem linken Arm nach hinten um den Rücken herum, verbinde die Hände
- falls du sie noch nicht verbinden kannst, übe mit Yoga-Gurt oder Handtuch
- atme aus und komme intensiver in die Vorbeuge
- übe zu Anfang auch gerne den aufrechten Sitz ohne Vorbeuge
- übe beide Seiten 5–10 Atemzüge lang

Wirkung
- aktiviert die Blutzirkulation der Bauchorgane
- stärkt den unteren Rücken
- bringt Beweglichkeit in die Schultern

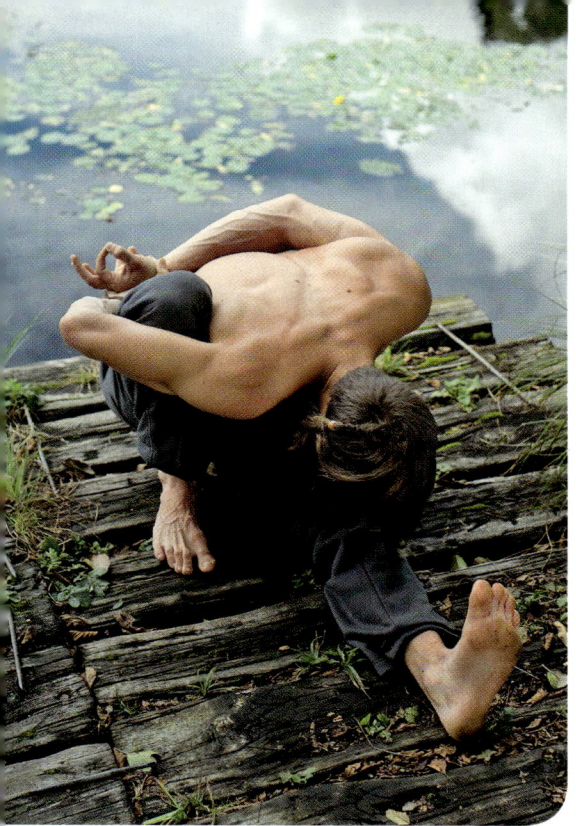

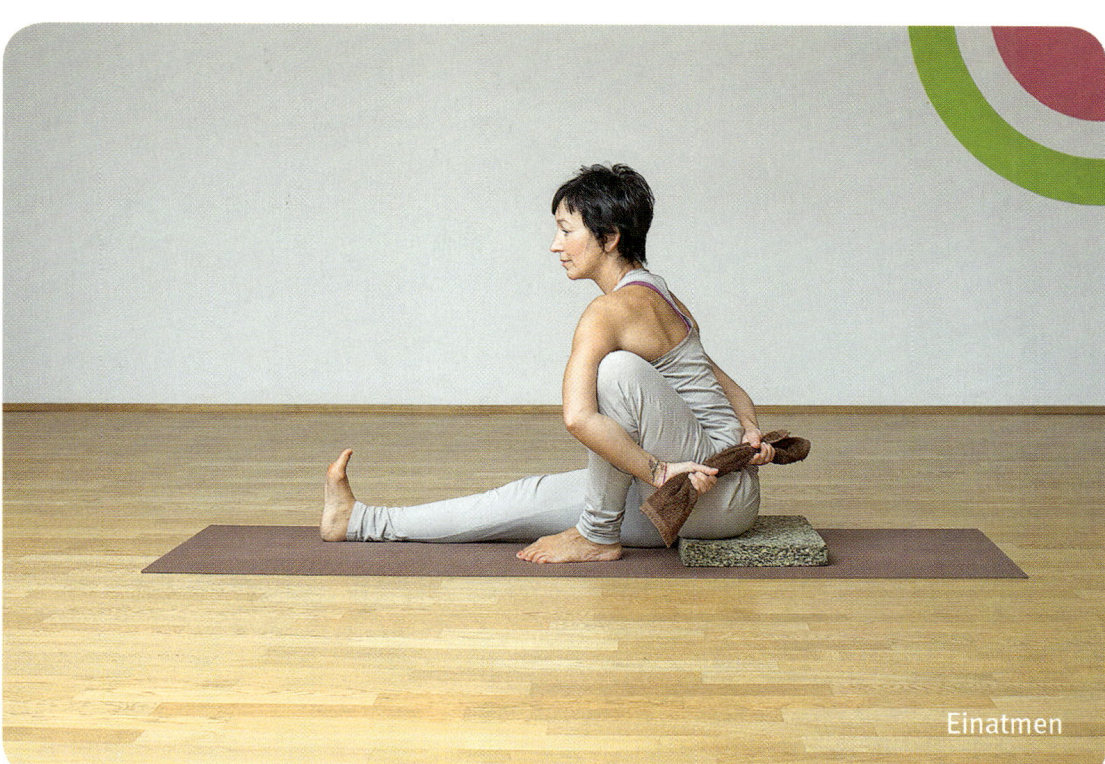

Einatmen

Variation für Beginner

• übe gerne erst auf einer Unterlage, damit
du dein Becken gut aufrichten kannst

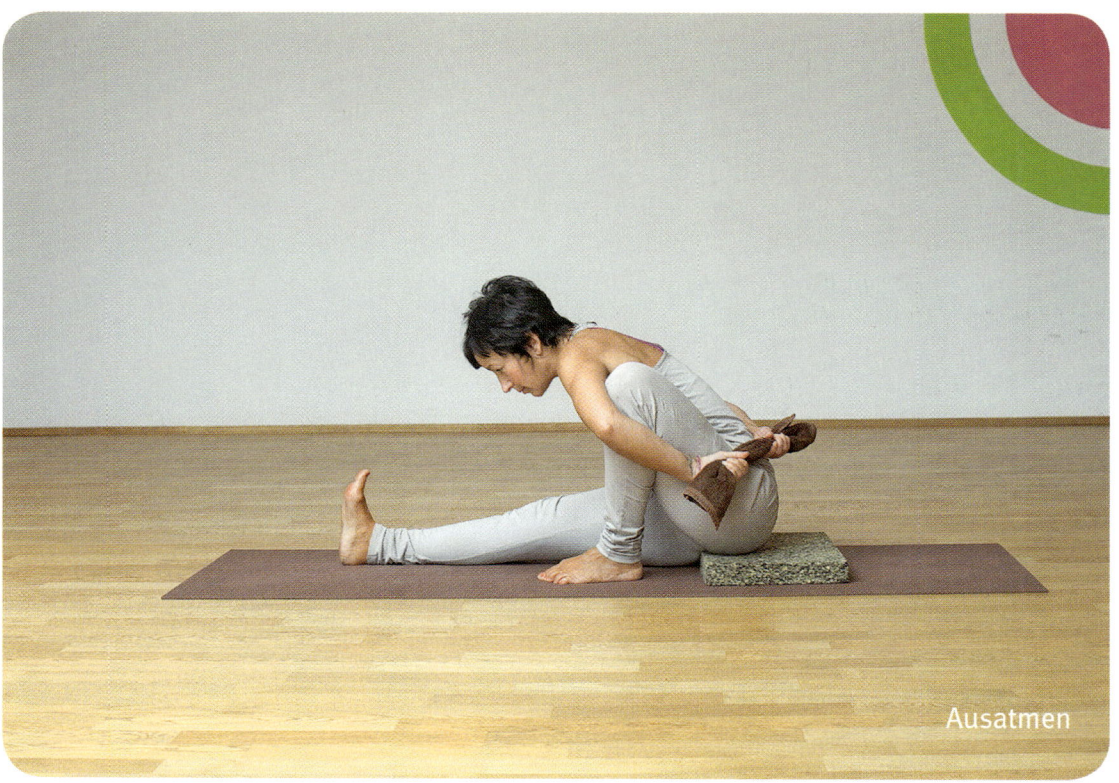

Ausatmen

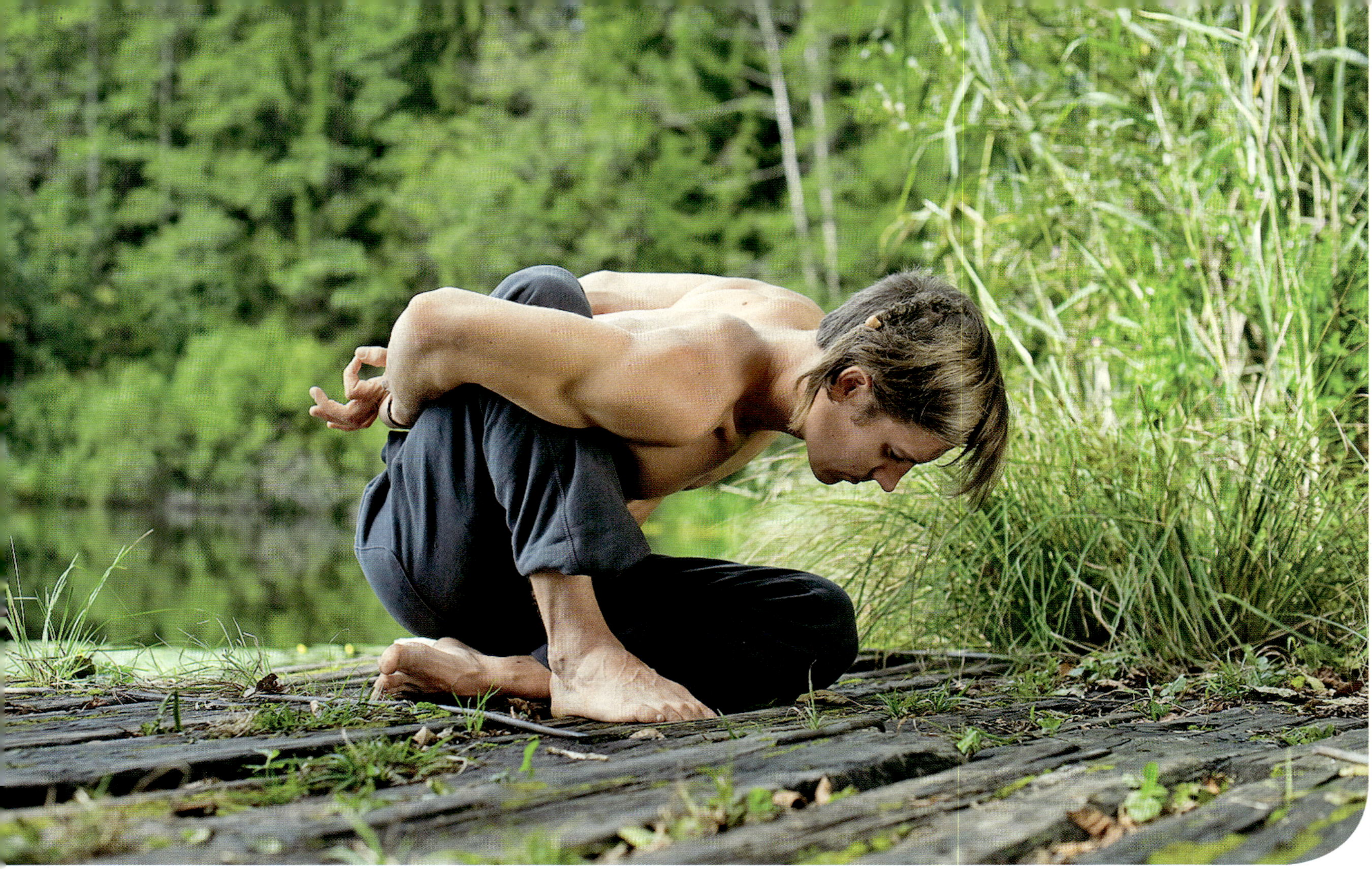

Marichyasana B

Drishti: Nase

- wie bei Marichyasana A einrichten
- den linken Unterschenkel nach innen anwinkeln
- wieder die Arme nach hinten schlingen, verbinden und vorbeugen

Variation für Geübte

- lege den linken Fuß in die rechte Leiste im halben Lotus
- lehne dich nach links und stelle den rechten Fuß auf Höhe des rechten Sitzbeinhöckers auf
- wieder die Arme nach hinten schlingen, verbinden und vorbeugen

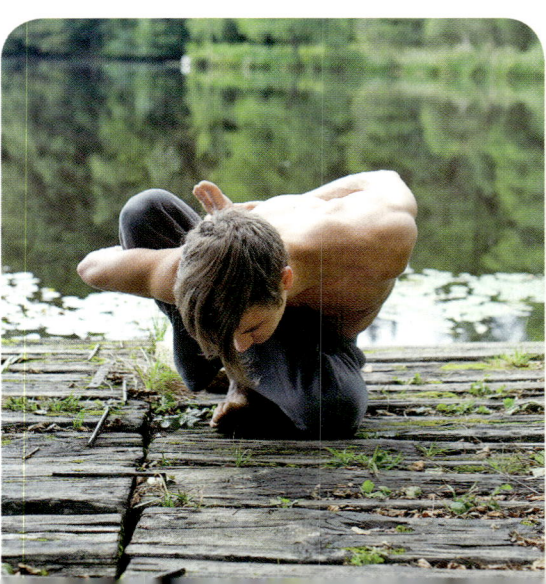

Marichyasana C

Drishti: drittes Auge

- richte dich in Dandasana ein
- stelle den rechten Fuß auf Höhe des rechten Sitzbeinhöckers auf
- strecke dein linkes Bein aus, leicht innenrotiert, flexe den Fuß
- atme ein, bringe Länge in die Wirbelsäule und drehe den Oberkörper nach rechts
- atme aus, nimm den linken Oberarm an die Außenseite des rechten Beins
- atme ein, schlinge den linken Arm um das rechte Knie und verbinde die Hände oder Handgelenke am Rücken
- atme aus, intensiviere die Drehhaltung, hebe das Brustbein, entspanne die Schultern und drehe das Gesicht nach hinten
- übe beide Seiten 5–10 Atemzüge lang

Wirkung

- öffnet den Brustkorb
- bringt Beweglichkeit in die Schultern
- hilft bei Magen-Darm-Problemen
- lindert Rückenschmerzen sowie Menstruationskrämpfe
- entgiftet den Körper
- regt den Stoffwechsel an
- macht gute Laune

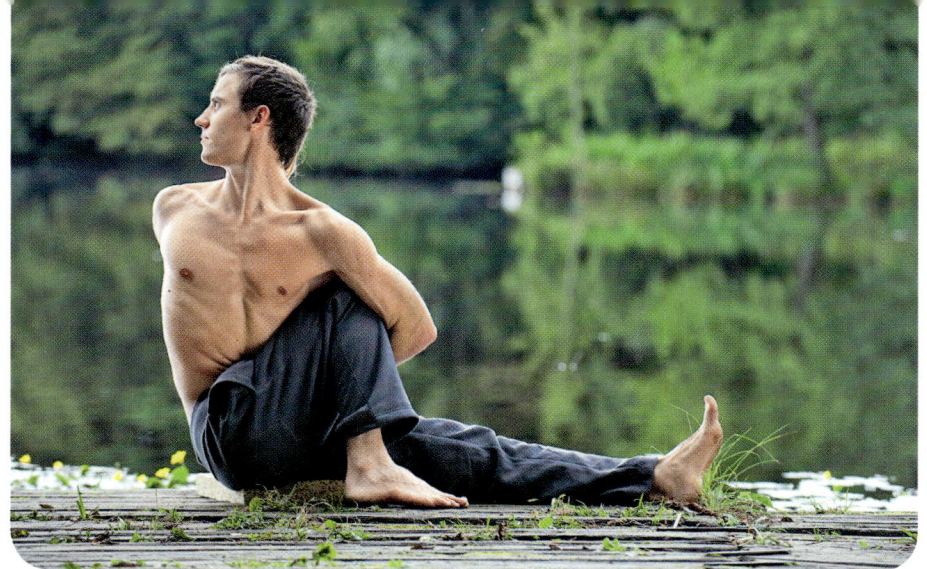

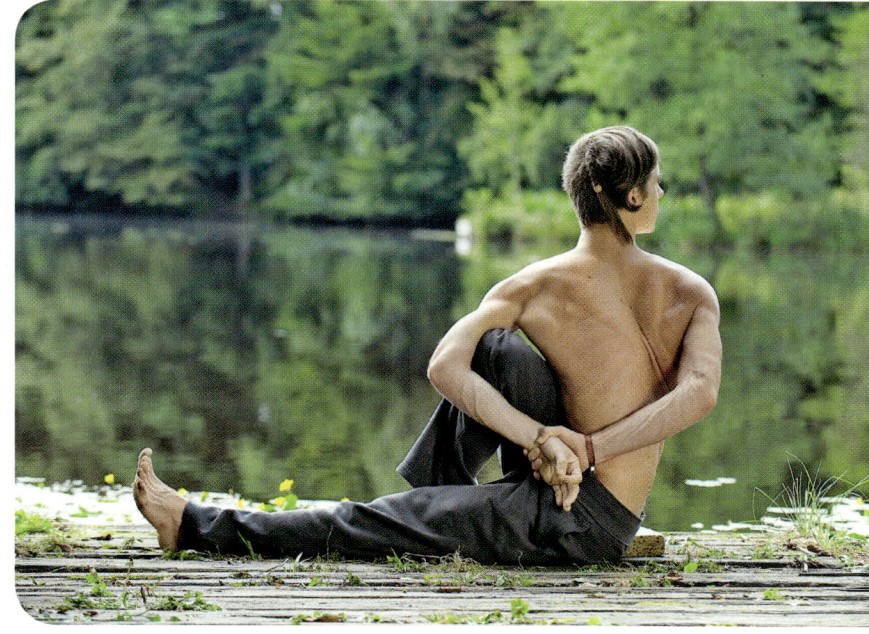

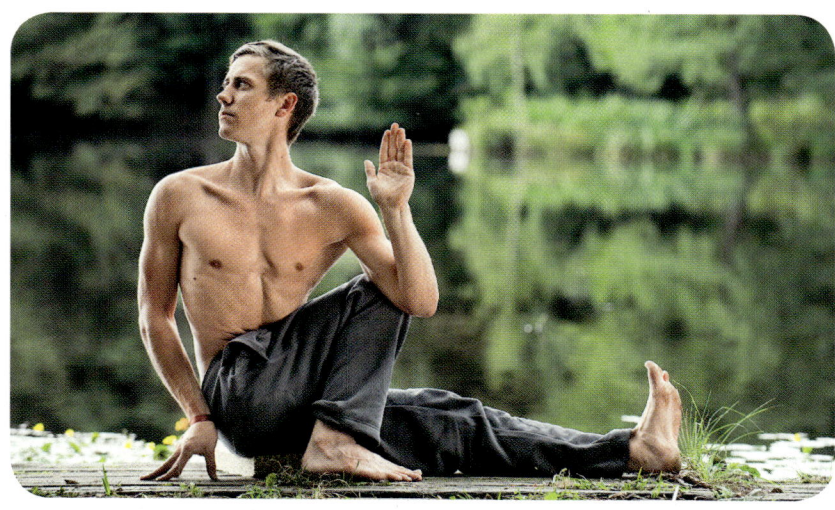

Variation für Beginner

- beuge den Arm und lege die Außenseite des Oberarms intensiv an das rechte Bein
- nutze den Hebel mit Gegendruck, um die Drehung zu verstärken
- übe gerne auf einer Unterlage, um dein Becken aufzurichten

Padmasana –
halber Lotus und
ganzer Lotus

Ardha = Halb

Padma = Lotus

Drishti: drittes Auge

- richte dich wie in Sukhasana ein
- hebe den Unterschenkel leicht an und lege deinen Fuß auf den Oberschenkel, alternativ auch auf den Unterschenkel
- lege die Hände gerne über die Knie
- verbinde Zeigefinger und Daumen in Inana Mudra, dem Mudra der Weisheit
- variiere gerne auch die Arme und intensiviere durch die Vorbeuge
- übe beliebig lange, bleibe auf beiden Seiten gleich lange

Sukhasana und Padmasana sind die Positionen der Meditation.

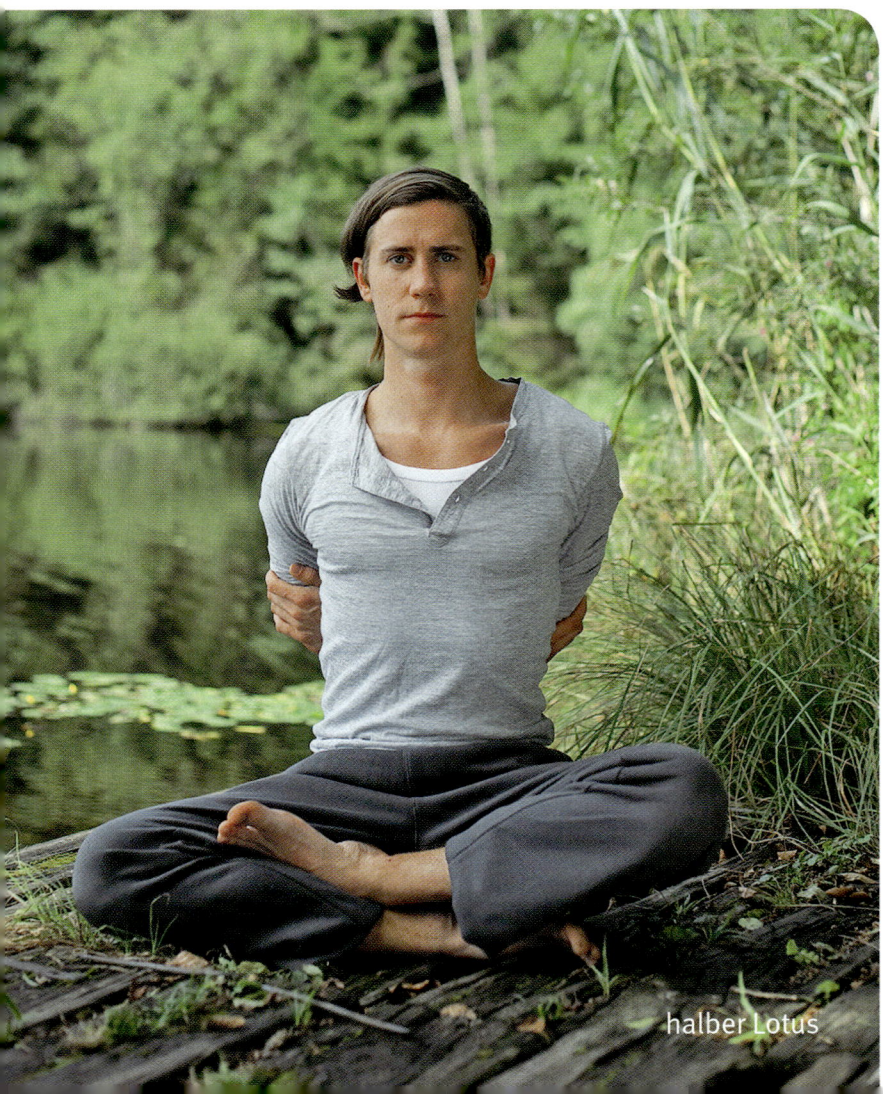

halber Lotus

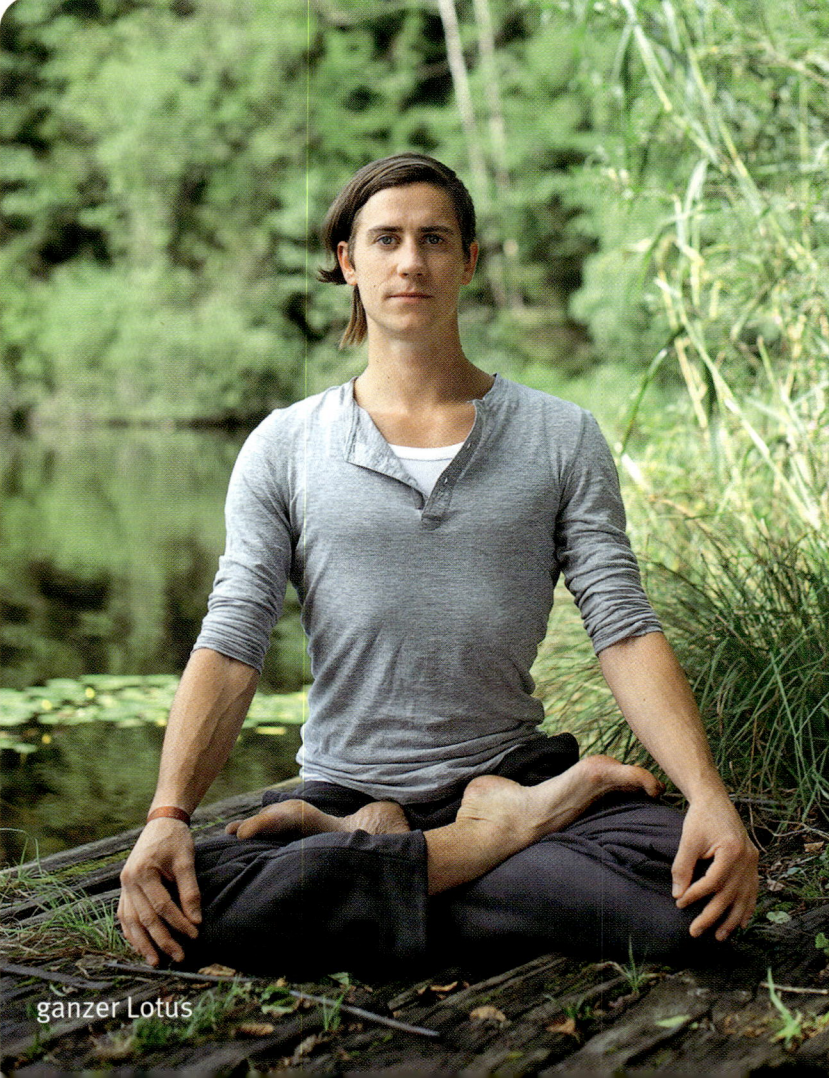

ganzer Lotus

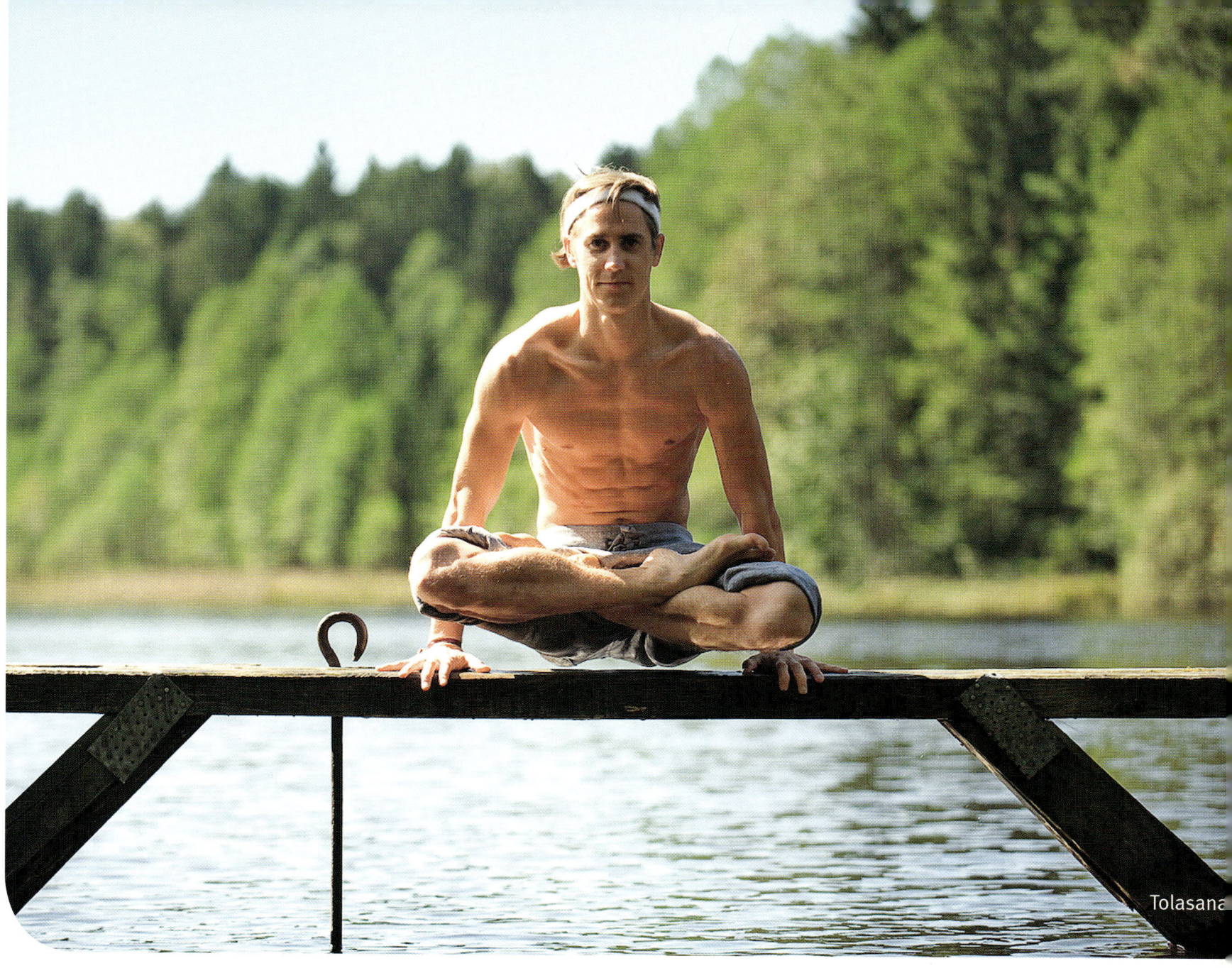

Tolasana

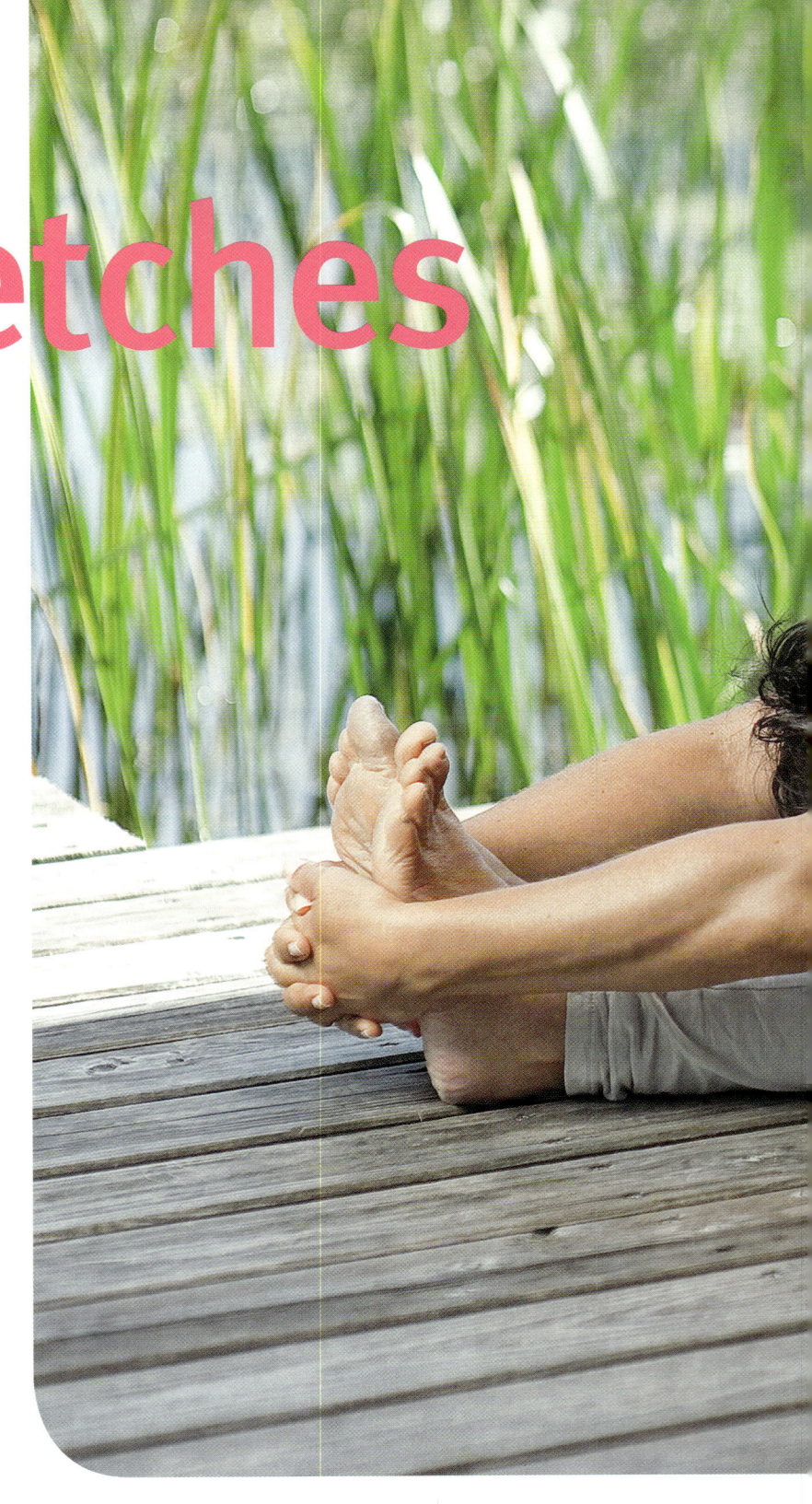

deep stretches

Langsamkeit üben
mit Ruhe und Unruhe

Erlebe dich

Atme und halte deine Dehnung

Erst fühlst du dich ruhig,
dann unruhig, sehr unruhig

Dann wirst du ganz ruhig

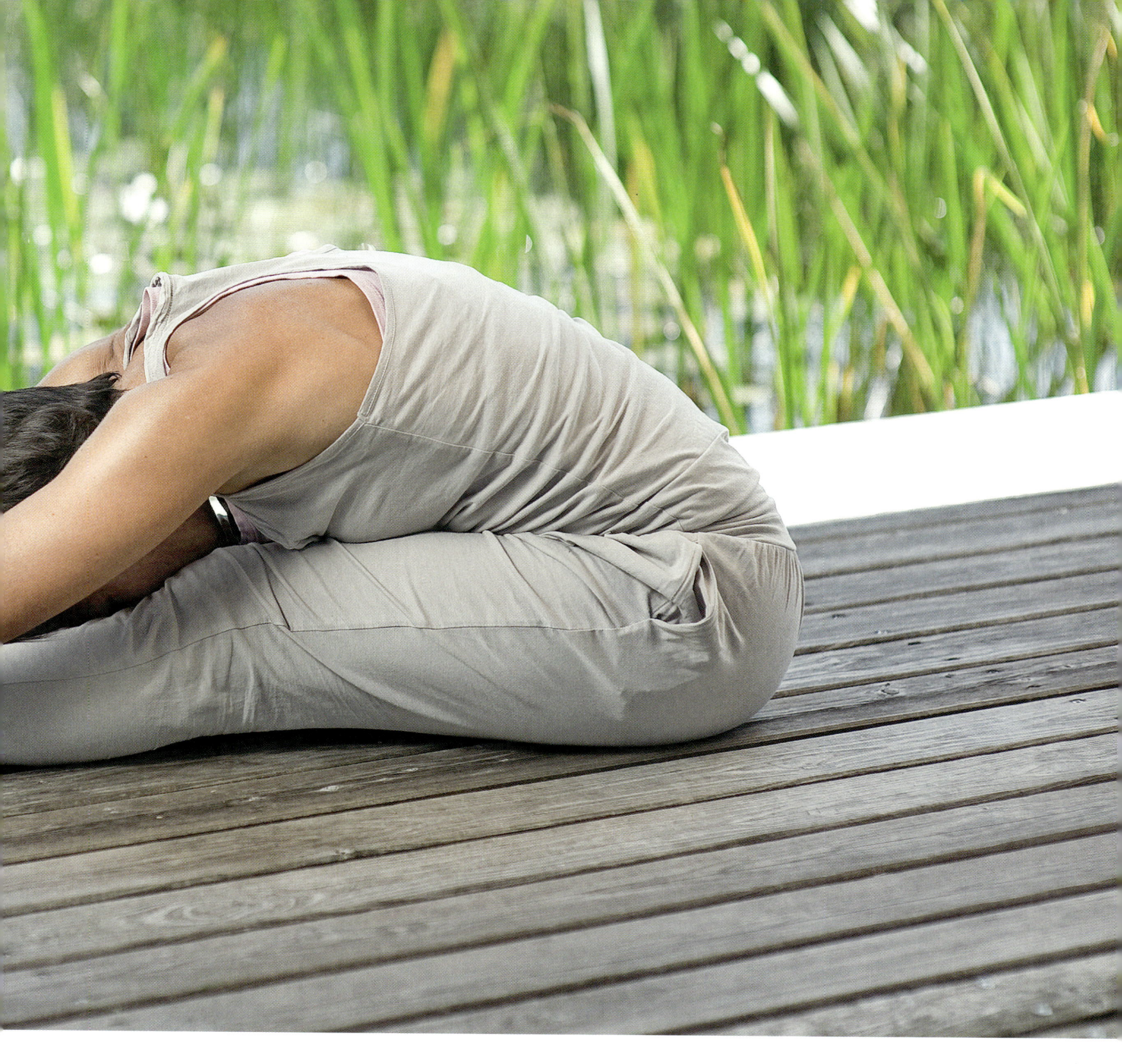

Pascimottanasana – sitzende Vorbeuge

Pascima = der Westen, gesamte Rückseite des Körpers

Uttana = Streckung

Drishti: Fuß

- richte dich in Dandasana ein
- atme ein, schaffe Länge, hebe das Brustbein und die Arme nach vorne
- atme aus und komme weit in die Vorbeuge
- übe mit den verschiedenen Griffen, wie auf den Abbildungen zu sehen ist, jeweils 5 Atemzüge lang
- durch die Griffe intensivierst du die Dehnung
- für Deep Stretches halte nur einen Griff und übe mindestens 20 tiefe Atemzüge lang

Wirkung
- dehnt die gesamte Rückseite, insbesondere die Beinrückseiten
- beruhigt und vertieft die Atmung

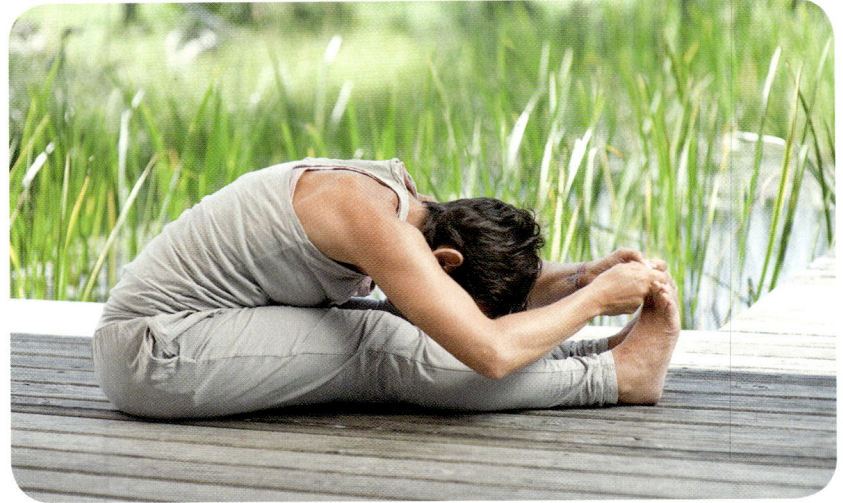

... umschließe mit Daumen sowie Zeige- und Mittelfingern deine großen Zehen
... der Zeh greift jeweils kräftig in die feste Fingerschlaufe

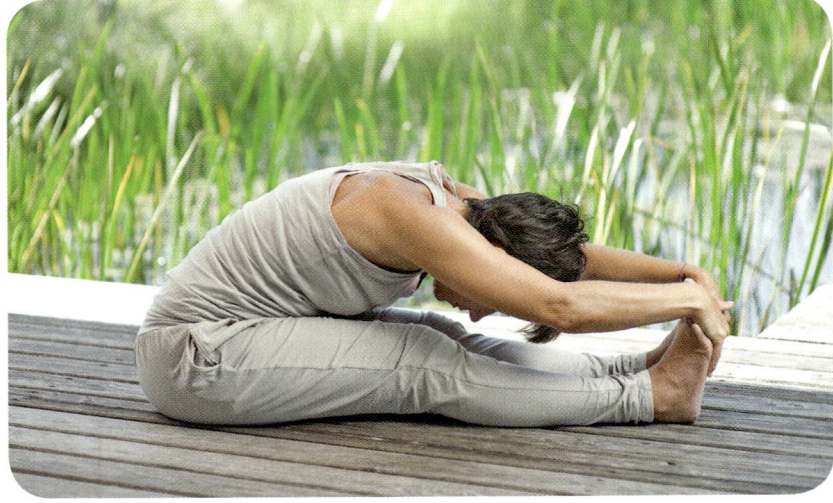

... dein Handgelenk legt sich über deine Zehen, drücke sanft mit den Füßen in die Hände – die Hände drücken entgegen

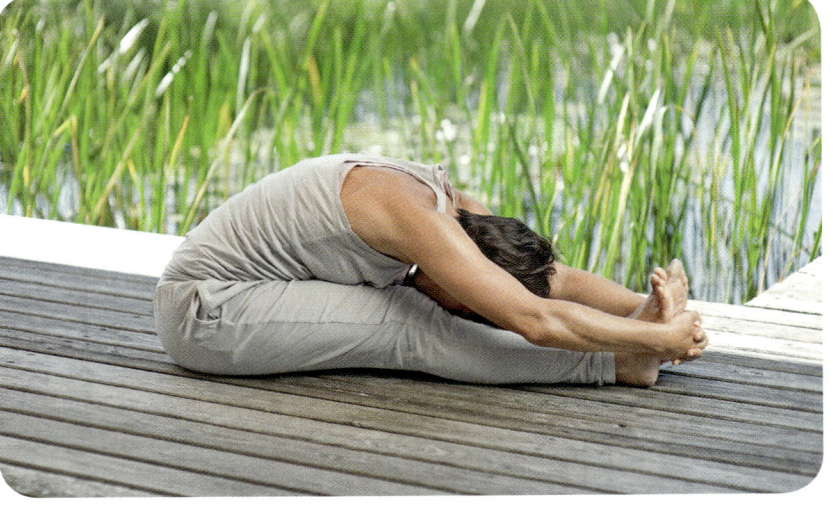

... lege deine Hände an deine Fußaußenkanten an oder binde die Hände kräftig um die Füße, setze auch hier sanften Gegendruck ein

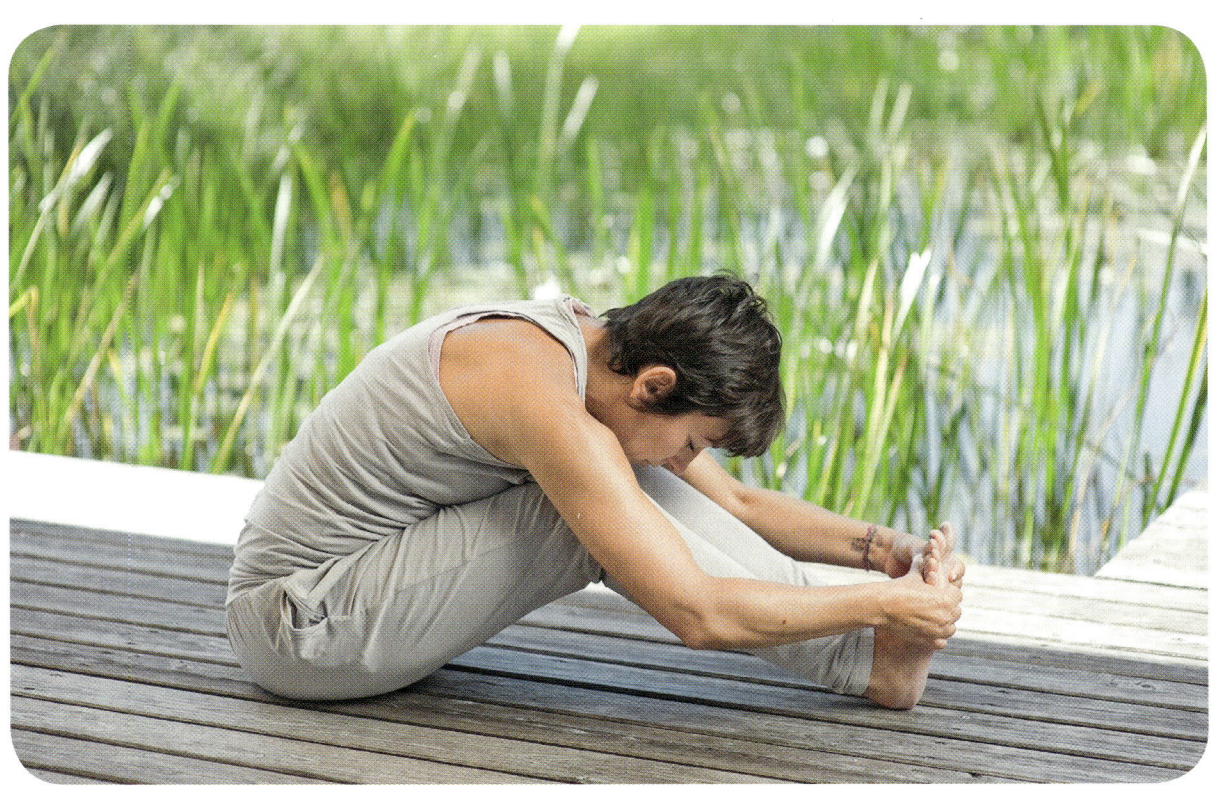

- beuge die Beine und setze dich gerne auf eine Unterlage, damit du dein Becken gut aufrichten und deine Füße entspannt greifen kannst
- atme ein, mache dich lang, atme aus, komme tief
- übe 5–10 tiefe Atemzüge

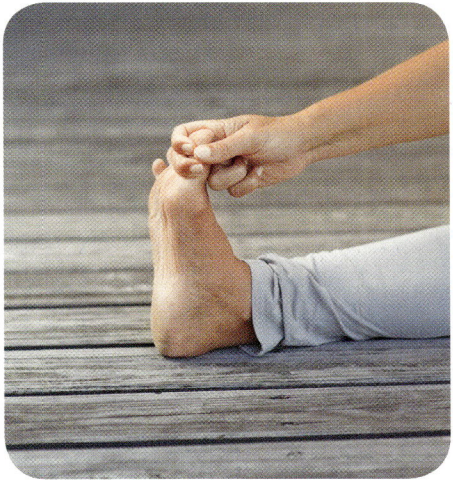

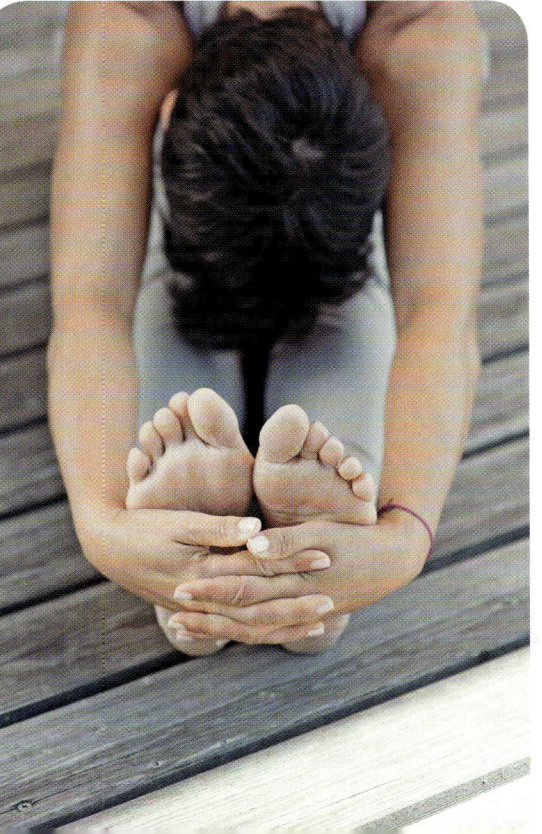

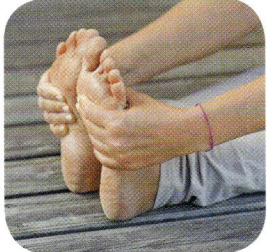

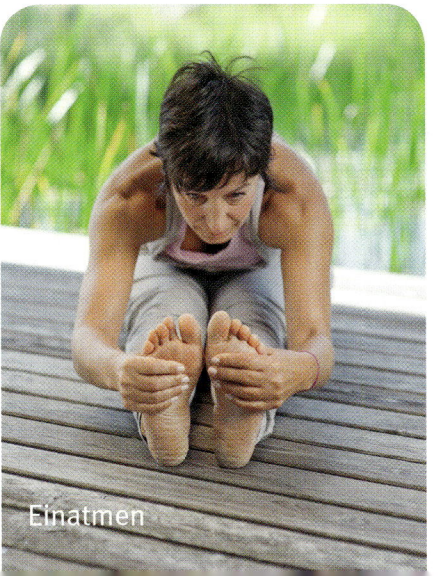

Einatmen

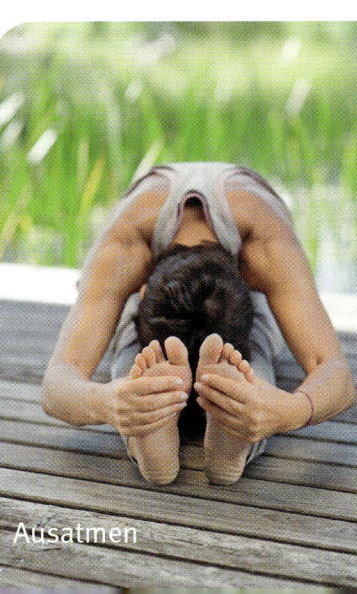

Ausatmen

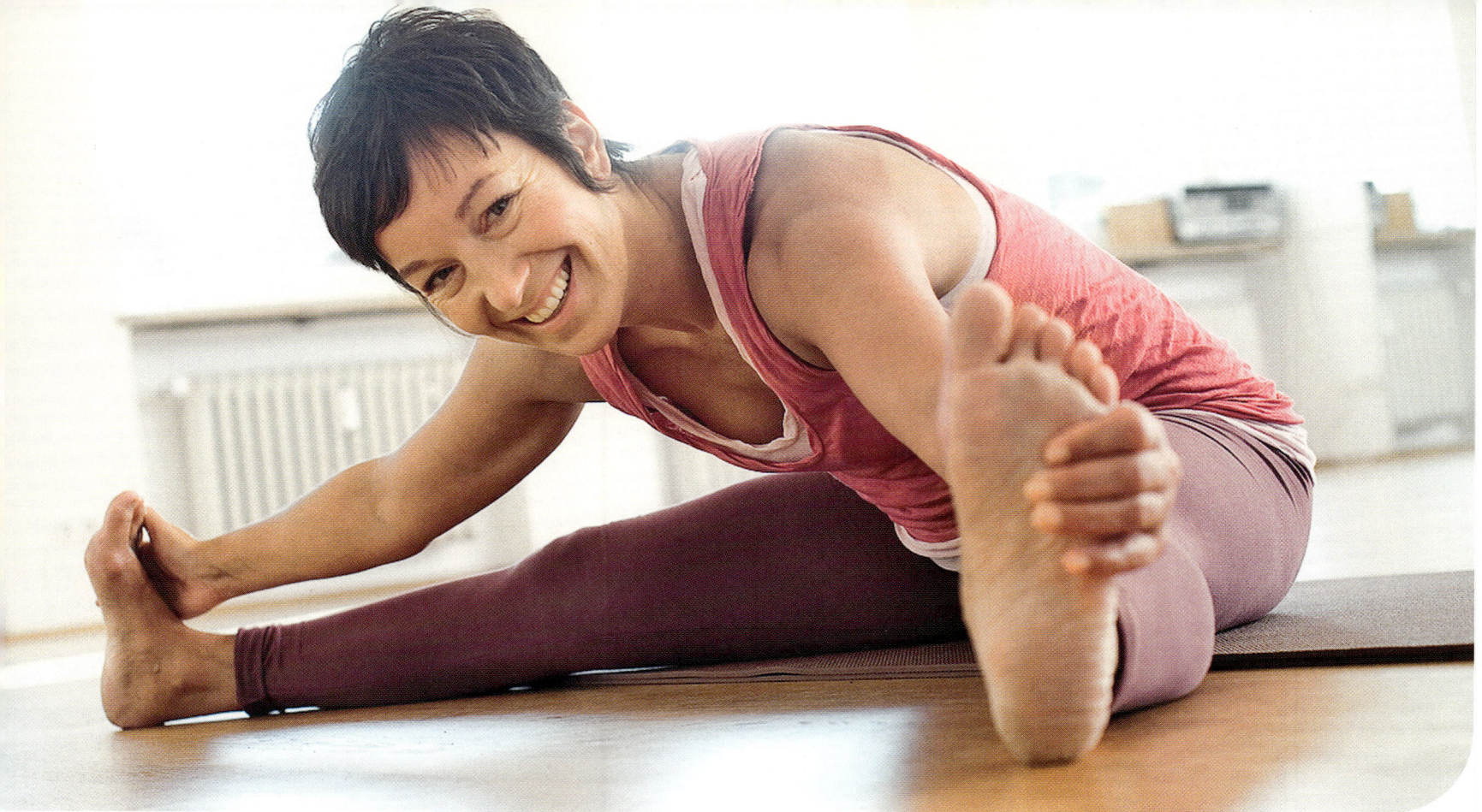

Upavista Konasana – Grätschsitz

Upavista = sitzend
Kona = Winkel

Drishti: drittes Auge

- richte dich in Dandasana ein und öffne die Beine zur Grätsche
- atme ein, schaffe Länge, hebe Brustbein und Arme nach vorne
- atme aus und komme weit in die Vorbeuge
- entspanne die Schultern
- übe jeweils 5 Atemzüge mit den verschiedenen Griffen, wie auf den Abbildungen zu sehen
- durch die Griffe intensivierst du die Dehnung
- für Deep Stretches halte nur einen Griff und übe mindestens 20 tiefe Atemzüge lang

Wirkung
- intensive Dehnung der Beininnenseiten und Beinrückseiten
- entspannt die Bauchorgane

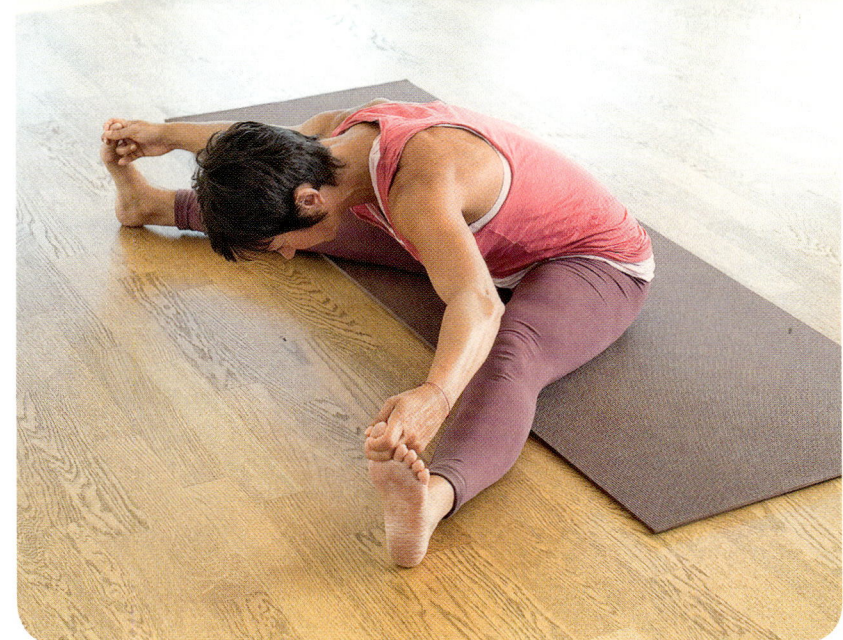

... umschließe mit Daumen sowie Zeige- und Mittelfingern deine großen Zehen
... der Zeh greift jeweils kräftig in die feste Fingerschlaufe
... atme ein, schaffe Länge, atme aus und beuge dich achtsam vor

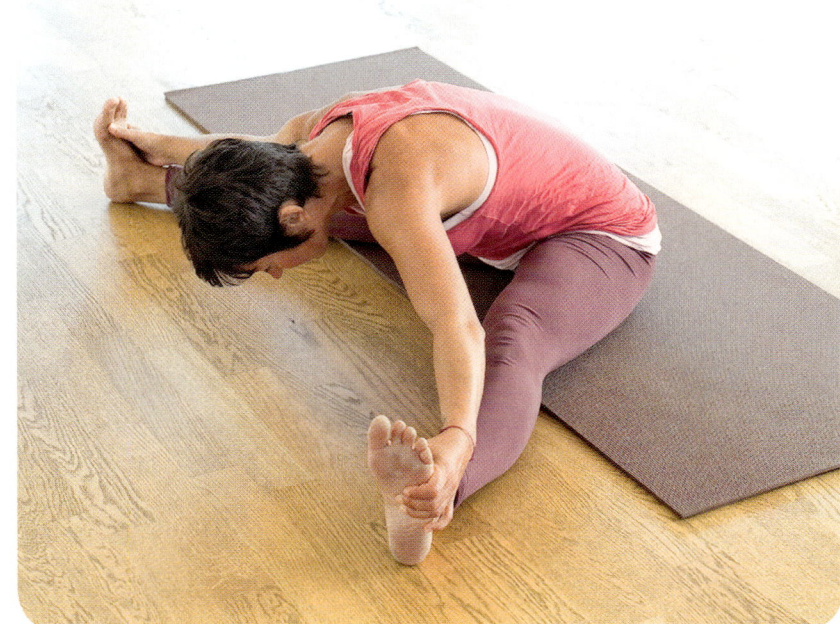

... lege deine Hände an deine Fußaußenkanten, drücke mit den Füßen in die Hände, die Hände drücken entgegen
... bilde sanften Gegendruck

Variation für Beginner

- beuge die Beine und setze dich gerne auf eine Unterlage, damit du das Becken gut aufrichten und deine Füße entspannt greifen kannst
- atme ein und mach dich lang, atme aus und komm nach unten
- bleibe 5–10 tiefe Atemzüge

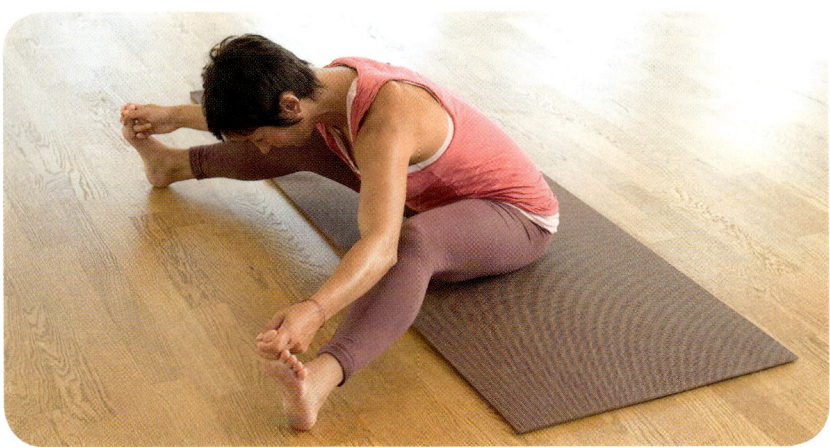

Diese Asana zählt eher nicht zu den Yoga-Lieblingen und wird meist tunlichst vermieden. Ändere dies, mach sie zu deiner Lieblings-Asana.
Während du die Asana hältst und gleichmäßig atmest, visualisiere eine positive Eigenschaft wie Geduld, Gelassenheit, Mut und Willenskraft.
Denke über jemanden nach, der diese Eigenschaft hat, visualisiere dich selbst mit dieser Eigenschaft in verschiedenen Situationen.
Wiederhole innerlich, während du in der Asana bleibst und atmest, deine Eigenschaft, als Wort oder Satz, als deine Affirmation.

Vergiss deinen Körper und die Umgebung

Das ist zweifellos ein mühsames Unterfangen, aber fortgesetztes intensives Üben führt zum Erfolg.

„Yoga ist das Verlöschen aller geistigen Funktionen."
Patanjali Maharishi

Sukhasana – Schneidersitz

Variation Hüftöffnung Vorbeuge
Sukha = glücklich, bequem

Drishti: Nase

- richte dich in den abgewandelten Schneidersitz ein wie bei den Happy Hip Openers beschrieben
- atme ein, strecke die Arme schulterbreit auf Brusthöhe nach vorne, die Handrücken zeigen nach außen
- atme aus und komme fließend in die Vorbeuge
- lege die Hände entspannt ab
- atme tief und gleichmäßig
- für Deep Stretches halte mindestens 20 tiefe Atemzüge, später beliebig viele
- übe beide Seiten gleich lange

Wirkung
- intensive Dehnung des Rückens und der Flanken, Öffnung des Beckens
- trainiert die Konzentration und geistige Zentrierung
- fördert die Durchblutung von Becken, Unterleib und Rücken

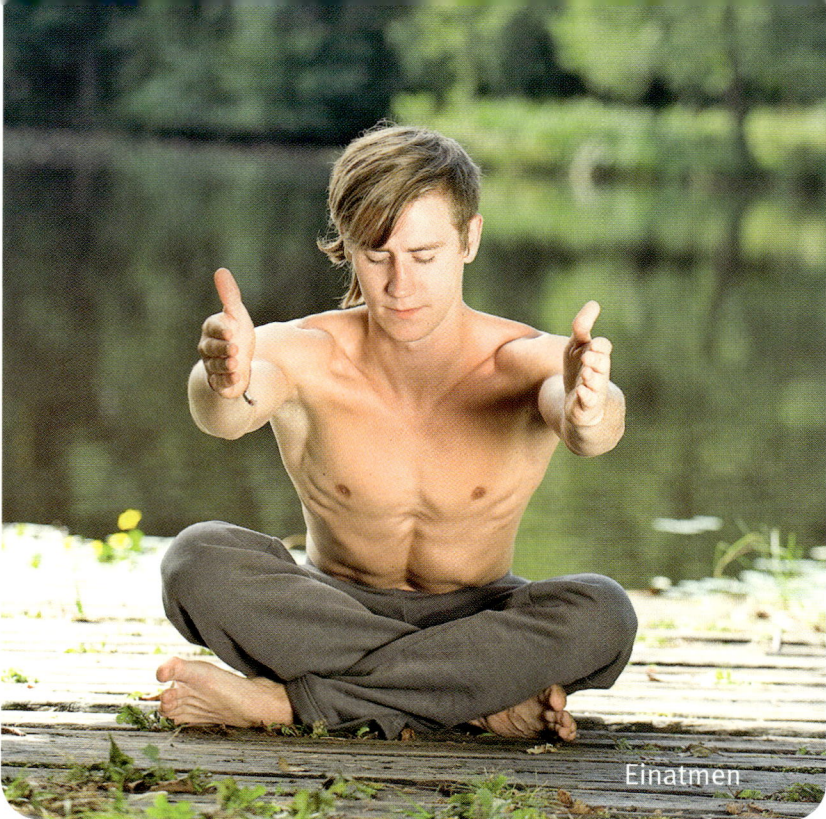

Einatmen

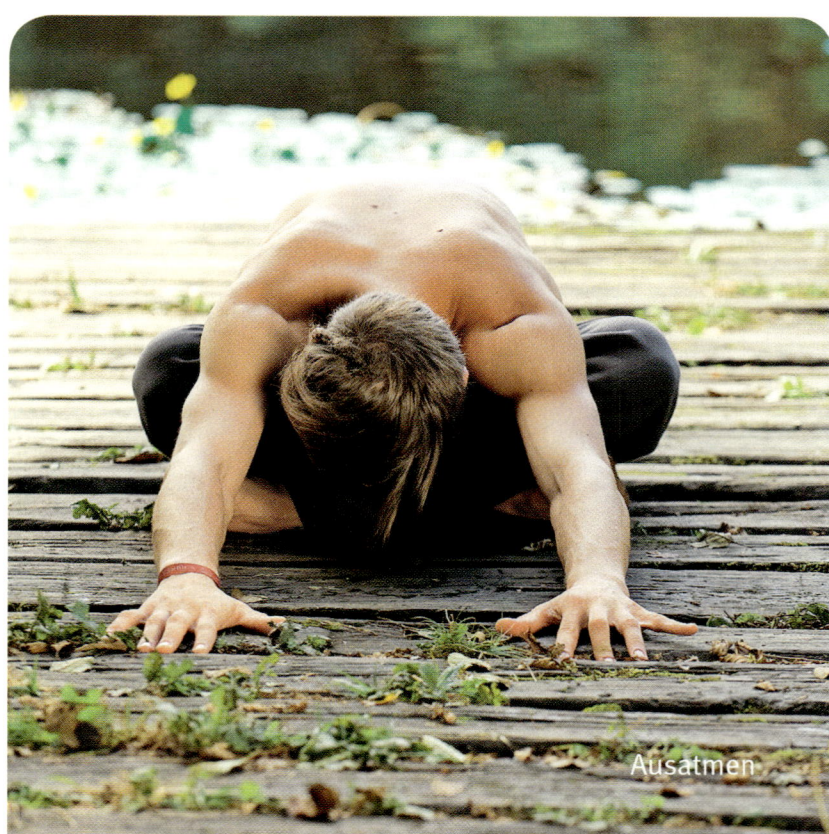

Ausatmen

Eka Pada Rajakapotasana – Taube

Eka = eins
Pada = Fuß
Raja = königlich
Kapota = Taube

Drishti: drittes Auge

- richte dich, mit einem Bein gebeugt, wie zum Schneidersitz ein, das andere Bein geht ausgestreckt nach hinten
- versuche, den vorderen Unterschenkel vom Körper weg im rechten Winkel einzurichten, flexe den Fuß
- das hintere, gestreckte Bein ist an seiner Vorderseite leicht innenrotiert und liegt in einer Linie mit dem Hüftknochen
- strecke den hinteren Fuß aus und drücke den Vorderfußbereich in den Boden – du merkst jetzt, wie dein Knie leichter wird
- richte dein Becken gerade ein, die Hüftknochen sind nebeneinander
- falls du nicht gleichmäßig auf beiden Sitzbeinhöckern sitzt, schiebe zum Ausgleich eine Unterlage unter den Sitzbeinhöcker, auf dem mehr Gewicht ruht
- atme tief und gleichmäßig
- für Deep Stretches halte mindestens 20 tiefe Atemzüge, später beliebig viele, bleibe mit abgelegten, entspannten Armen und entspannten Schultern in der Vorbeuge
- übe beide Seiten gleich lange
- probiere gerne die Arm-Variationen aus, wie auf den Abbildungen gezeigt
- übe bei Knieproblemen stattdessen Sukhasana mit einer Unterlage für das Knie

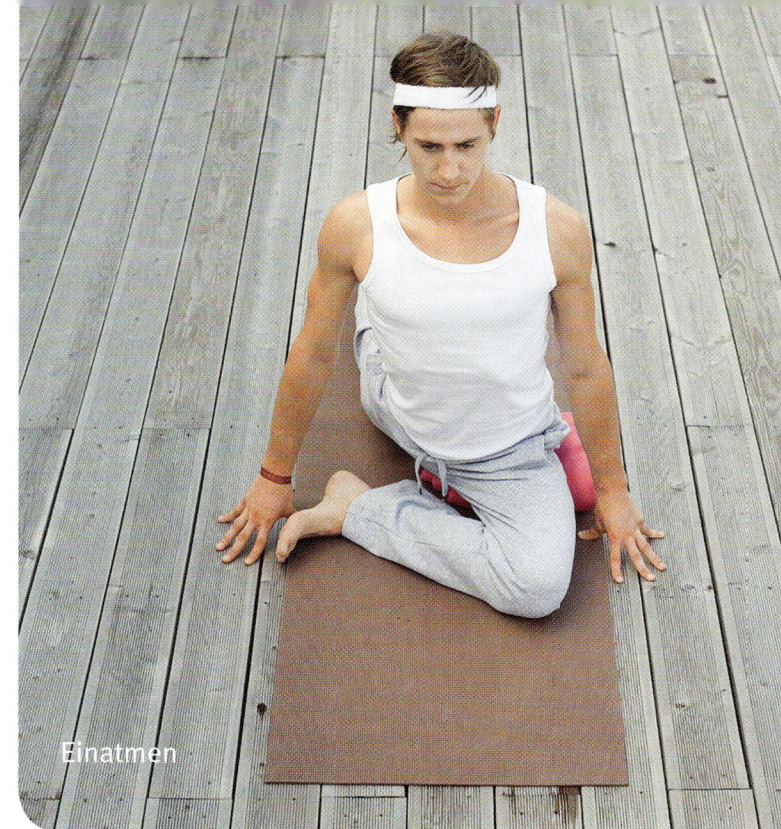

Einatmen

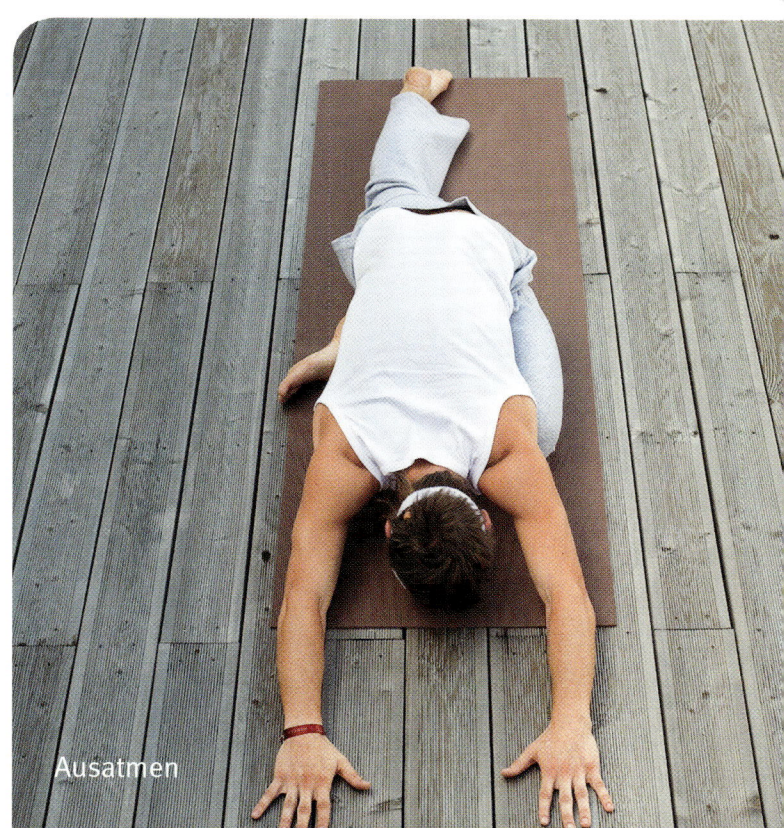

Ausatmen

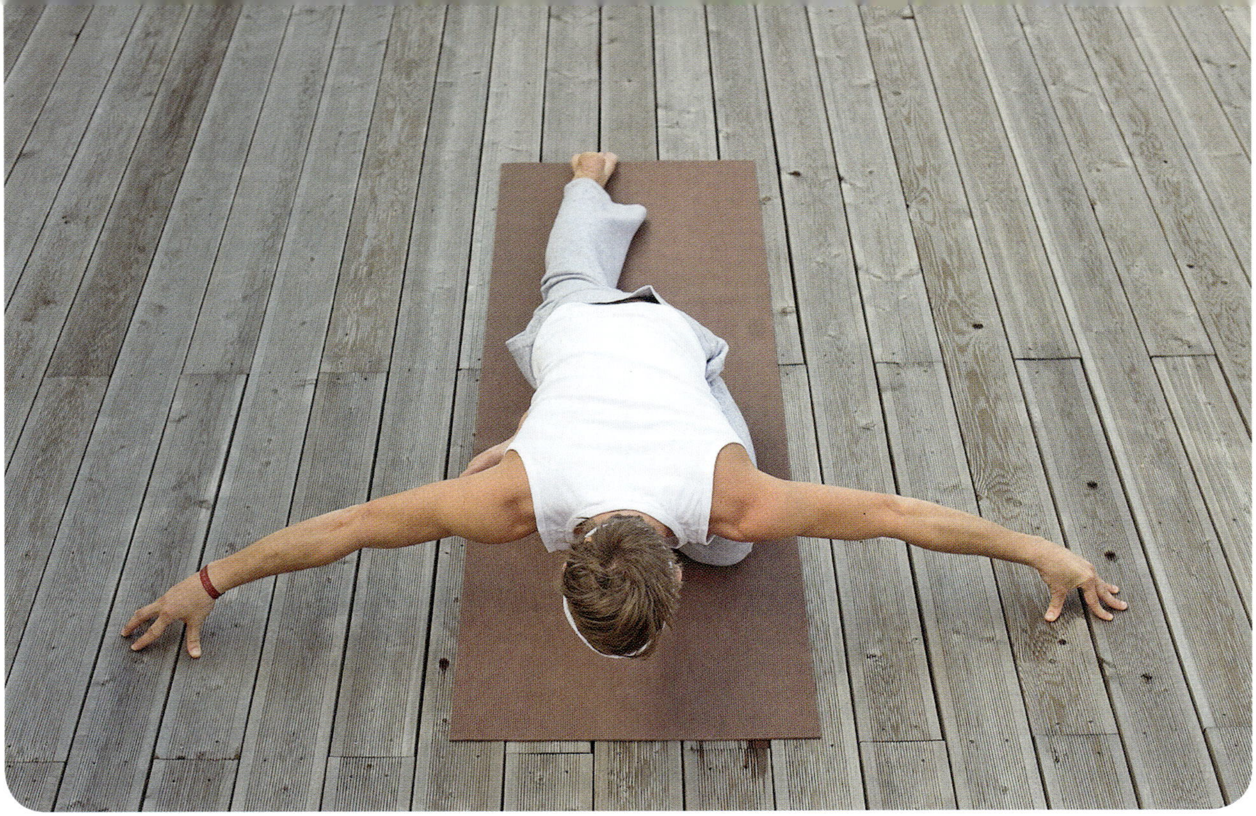

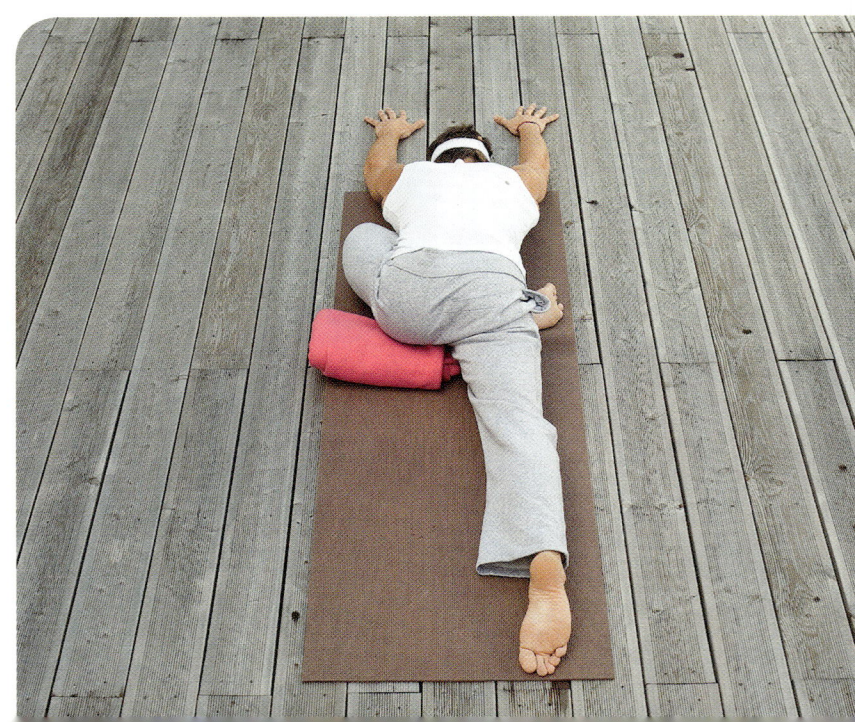

Variationen von
Eka Pada Rajakapotasana

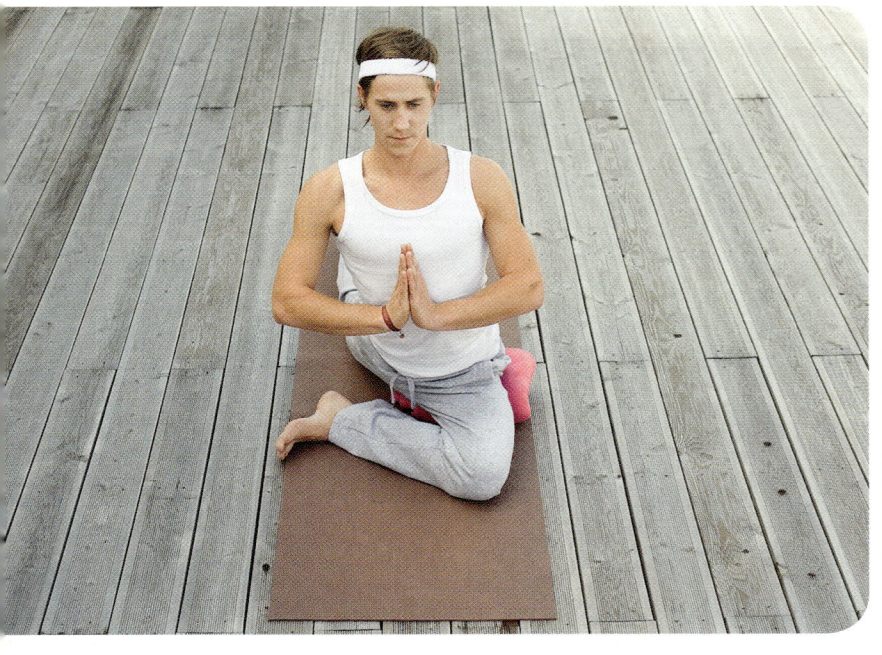

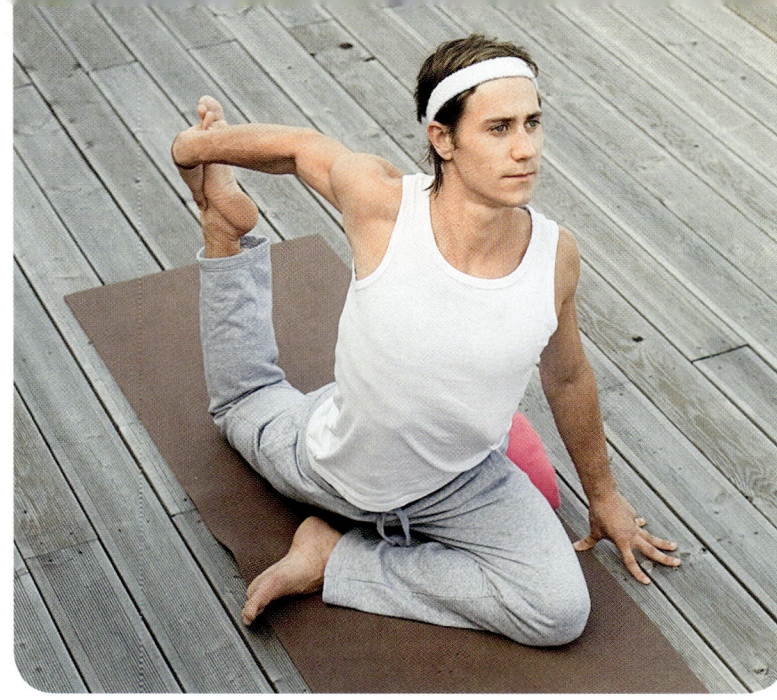

Um dich in dieser Asana gut einzurichten, bedarf es Geduld und Genauigkeit

Wirkung
- intensive Dehnung des Rücken und der Flanken, Öffnung des Beckens
- dehnt Oberschenkelvorderseite, Schienbein und Vorderfußbereich
- trainiert die Konzentration und die geistige Zentrierung
- fördert die Durchblutung von Becken, Unterleib und Rücken

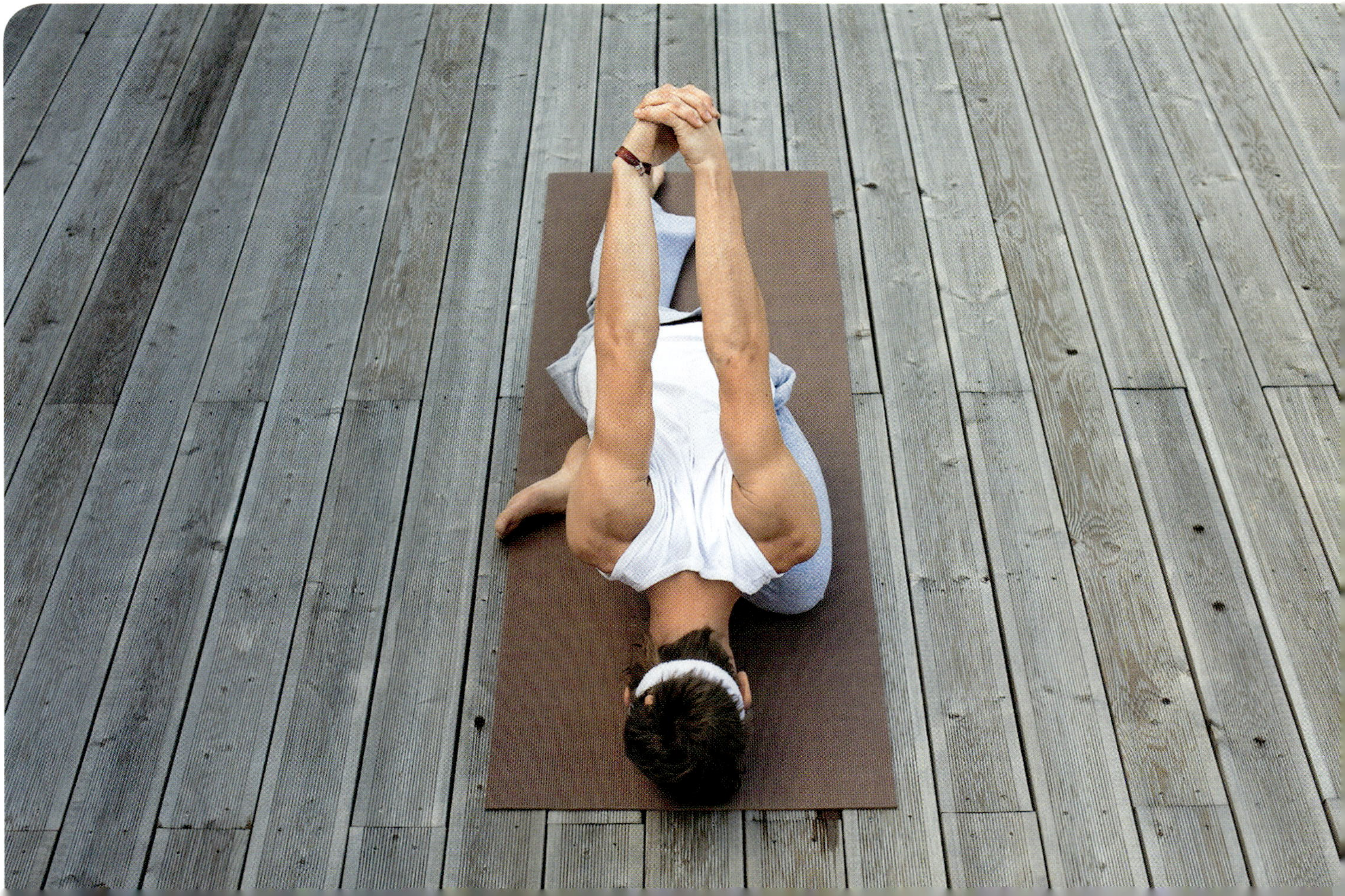

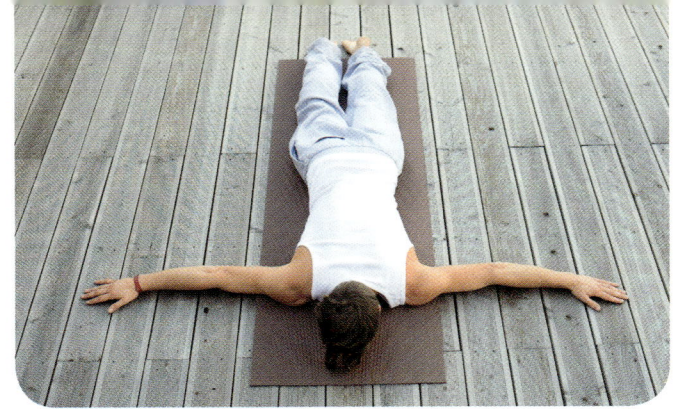

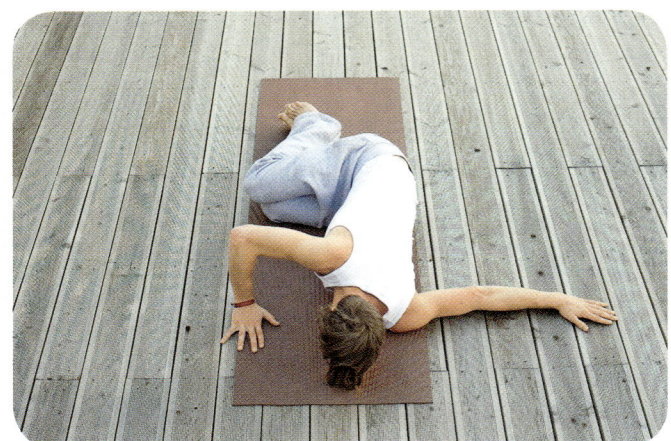

Intensive Schulterdehnung A

- richte dich langsam und achtsam ein
- komm auf den Bauch und lege die Arme gestreckt auf Schulterhöhe ab
- ziehe dann einen Arm auf Brusthöhe heran, drücke die Hand in den Boden und öffne dich langsam nach oben
- drehe Unterkörper, Becken und Beine Stück für Stück nach oben Richtung Decke
- Falls du die Füße noch nicht aufstellen kannst, lass sie seitlich liegen
- versuche nun den Arm langsam auszustrecken, hebe ihn zunächst Richtung Decke und senke ihn dann nach hinten ab
- bewege dich sehr, sehr langsam und spüre währenddessen die Dehnung auf der unten liegenden Schulter
- versuche den Arm so einzurichten, dass dein Handrücken zur Decke hin gerichtet bleibt
- drehe den Kopf langsam mit zur Seite, lege eventuell eine Decke unter deinen Kopf, damit keine unnötige Spannung entsteht
- bleibe 10 tiefe Atemzüge lang so
- komme zur Entspannung in Child's Pose und wechsle dann die Seite

Wirkung
- dehnt intensiv Brustbereich, Schultern und Arme

Variation für Geübte
- gestreckte Armbindung

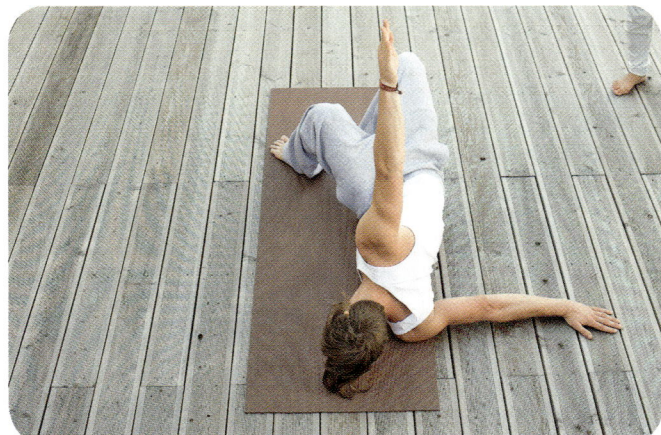

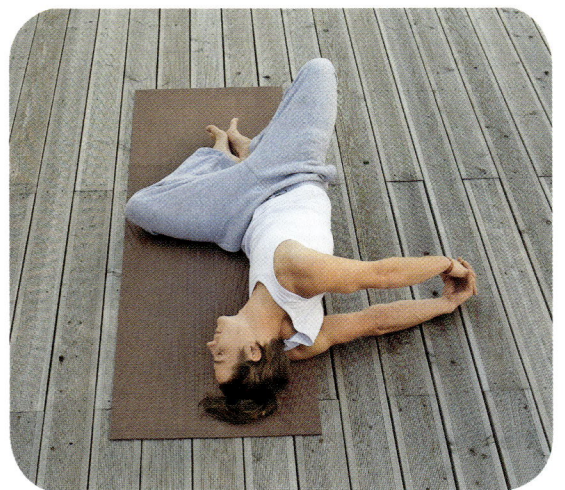

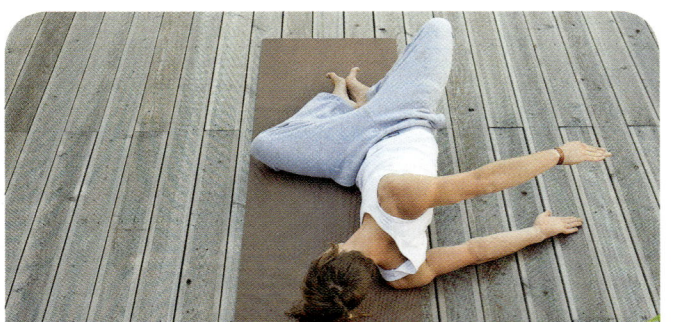

Intensive Schulterdehnung B

- richte dich langsam und achtsam ein
- komm auf den Bauch und lege die Arme gestreckt auf Schulterhöhe ab
- kreuze die Arme so eng wie möglich
- lege sie wieder auf Schulterhöhe so gestreckt wie möglich ab
- versuche die Ellbogen zu strecken
- lege dein Kinn auf die Arme oder davor auf die Matte
- bleibe 10 tiefe Atemzüge lang so
- komm zur Entspannung in Child's Pose und wechsle dann die Seite

Wirkung
- dehnt intensiv Arme und Schulterblätter

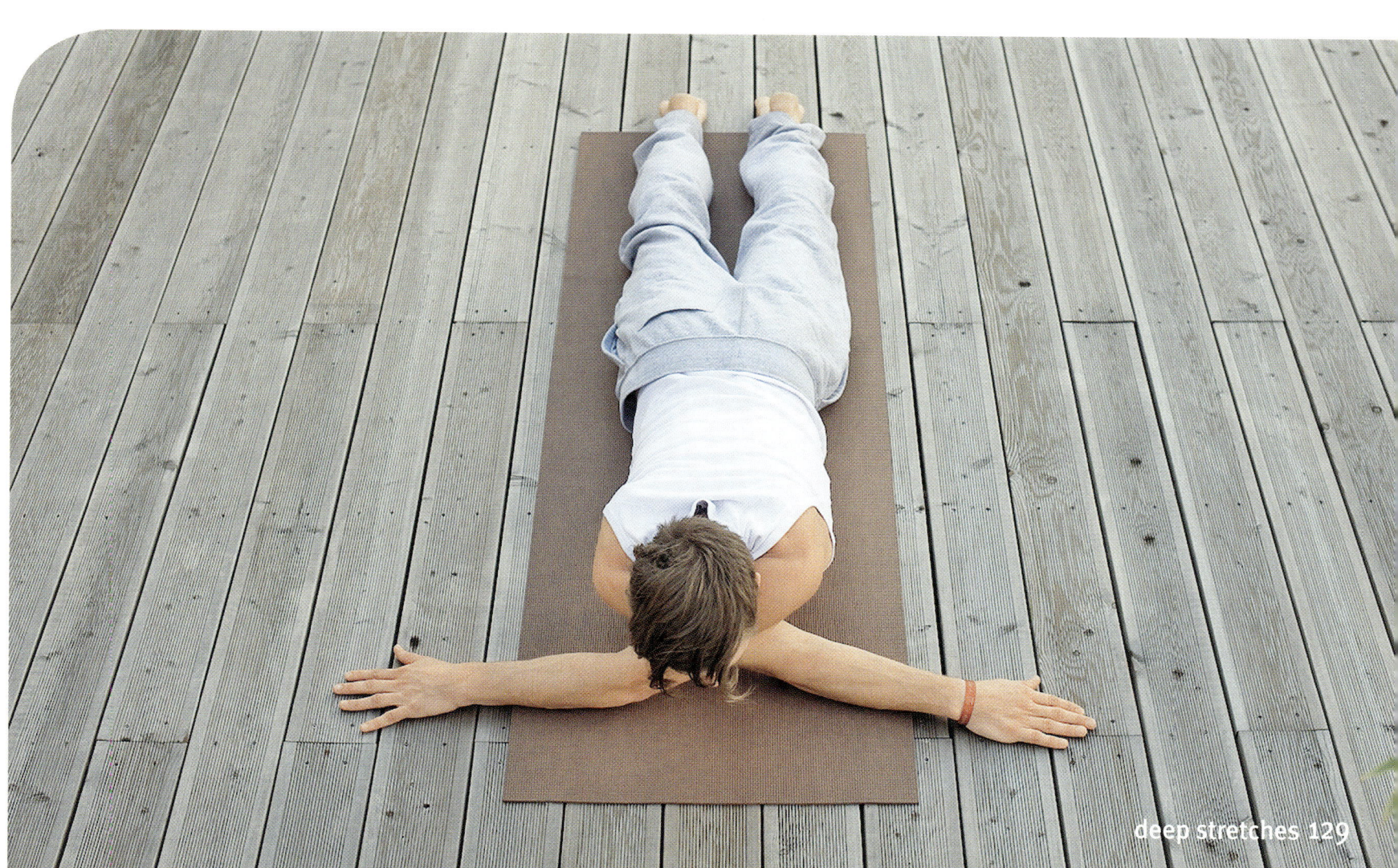

yoga-lieblinge

Asanas, in die man sich sofort verliebt

Finde heraus, welche Asana
dein Liebling ist.

Was für alle YOGA-LIEBLINGE gilt:

Sie machen nicht nur während
der Yoga-Praxis Spaß,
sie sind in der Tat richtige
Stimmungsmacher.

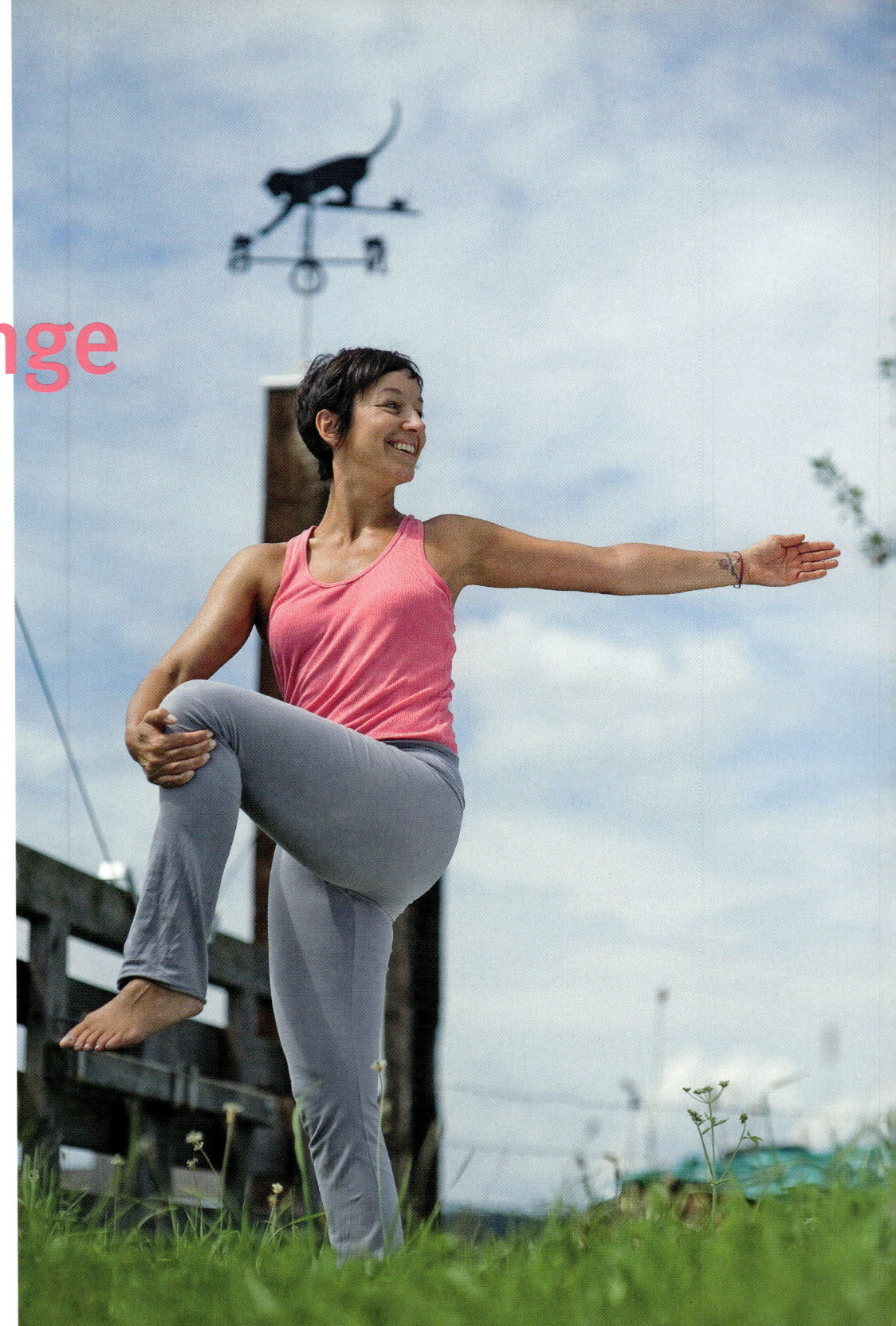

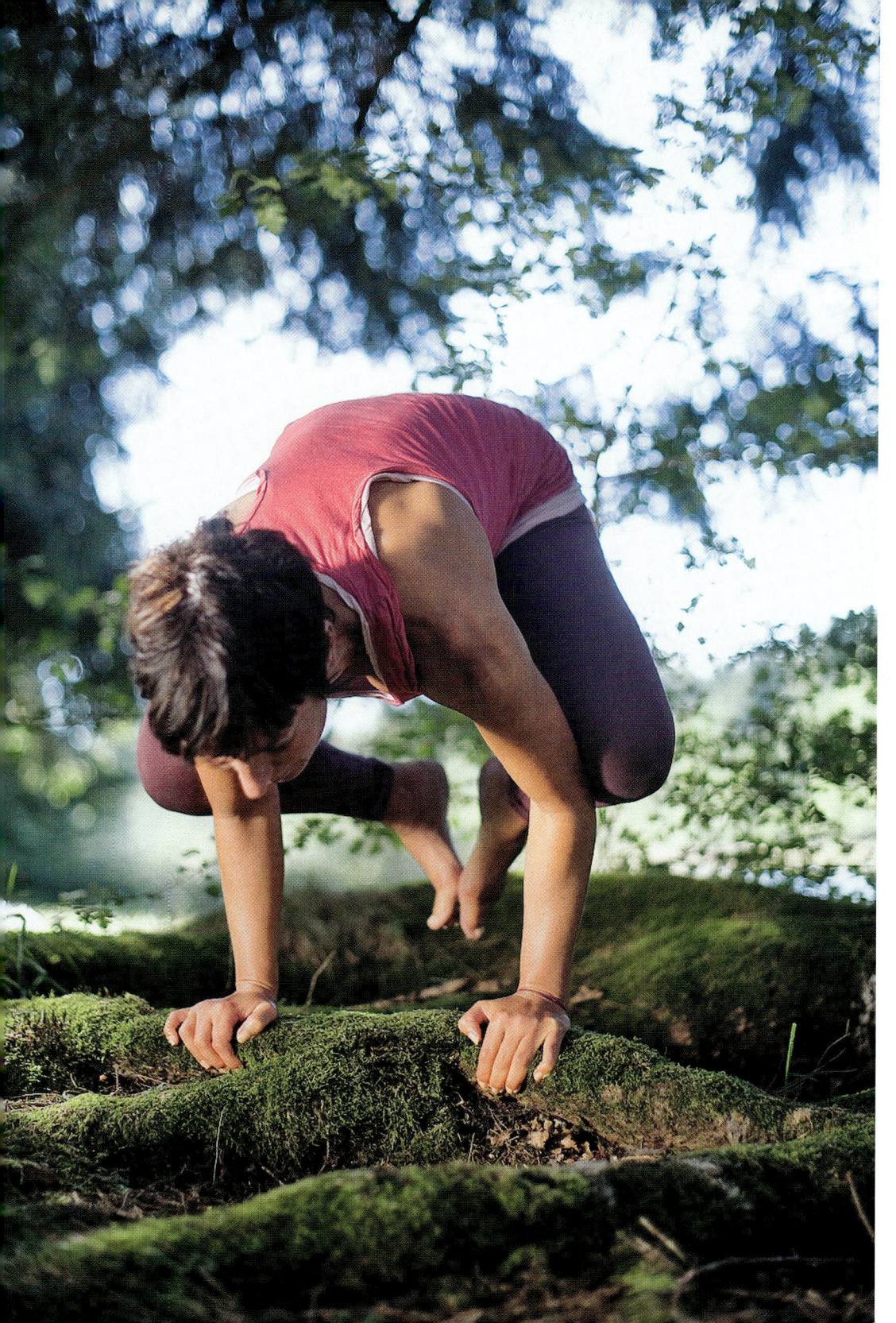

Bakasana – Kranich

Baka = Kranich
Drishti: drittes Auge

- richte dich im Hockstand ein, Füße hüft-breit geöffnet
- setze die Hände schulterbreit auf, die Finger sind weit aufgefächert
- verlagere dein Gewicht mehr und mehr auf deine Hände
- lediglich die Zehen berühren noch den Boden
- konzentriere dich zu deinem dritten Auge, der Blick geht 50 cm weit nach vorne und unten
- drücke die Außenseite der Oberarme an die Knieinnenseiten und umgekehrt
- Der gleichmäßige Gegendruck bringt dich in eine gute Balance
- verlagere nun den Schwerpunkt so weit nach vorne, dass die Zehenspitzen langsam vom Boden abheben

Wirkung

- eine physische und zugleich geistige Übung
- intensive Gleichgewichtsübung
- fördert die Konzentrationsfähigkeit
- bringt Ruhe und angenehme Langsamkeit

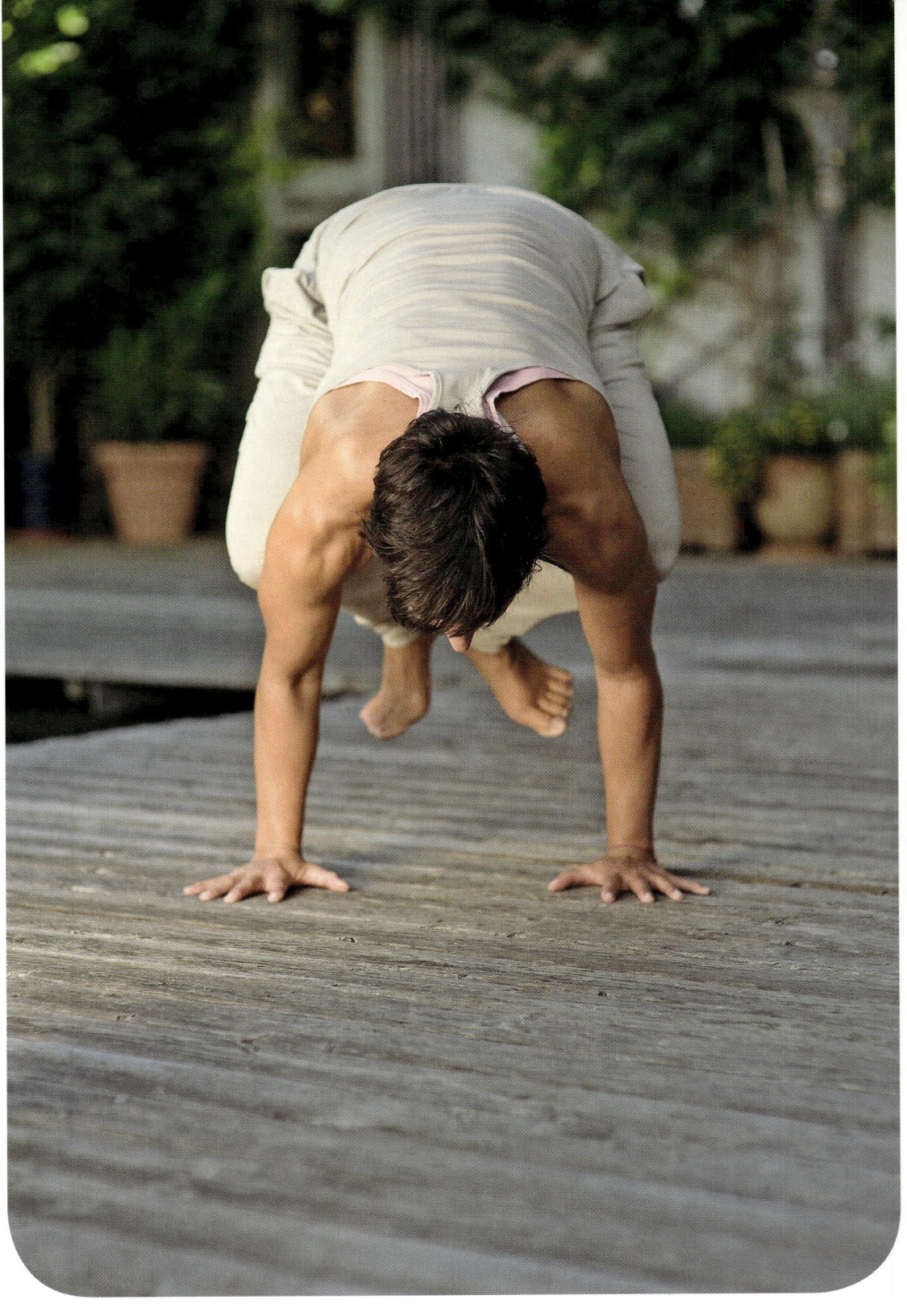

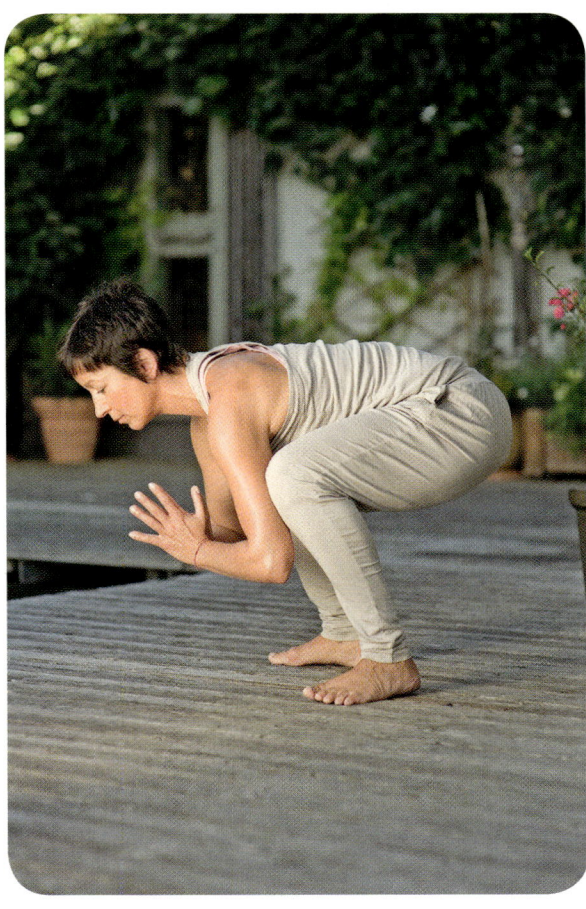
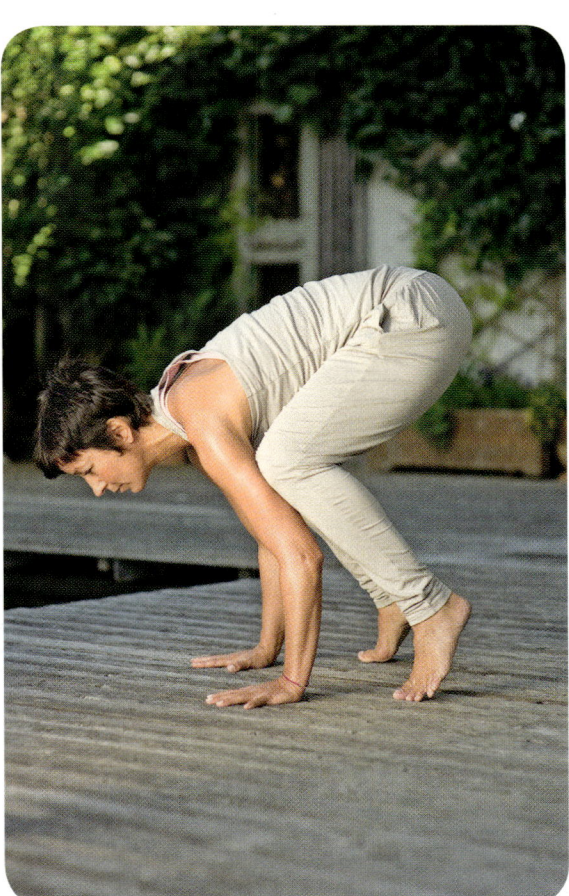
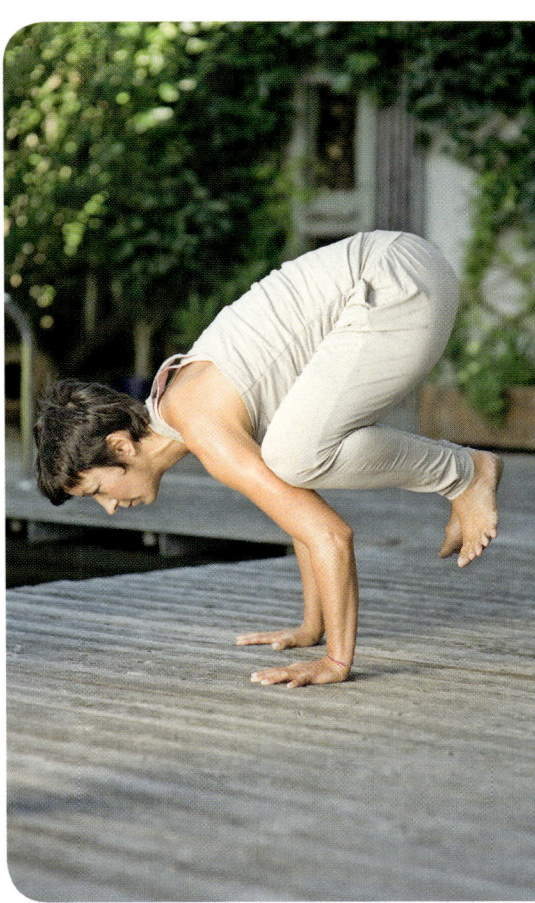

Parsva Kakasana –
seitliche Krähe

Parsva = seitlich
Kaka = Krähe

Drishti: drittes Auge

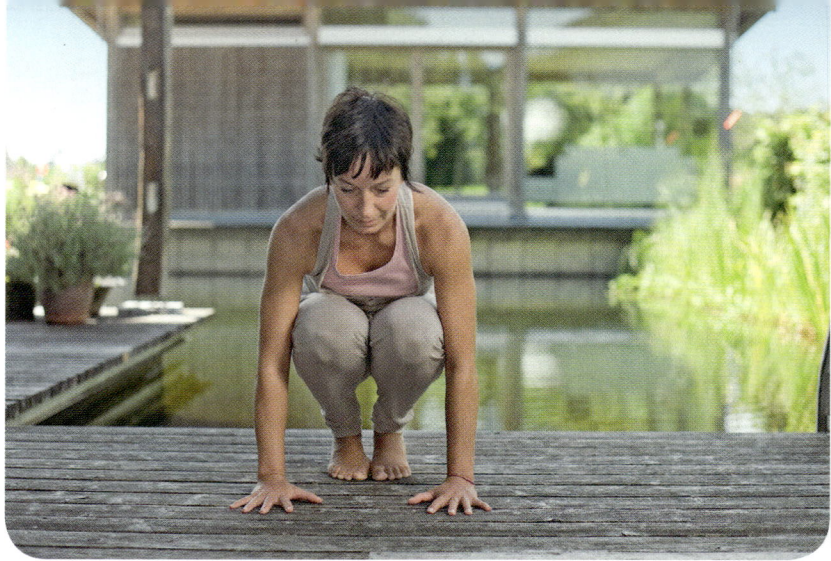

- richte dich im Hockstand ein, die Füße sind geschlossen
- setze die Hände schulterbreit auf, die Finger sind weit aufgefächert
- drehe die Knie zur Seite, schließe die Oberschenkel
- verlagere dein Gewicht mehr und mehr auf deine Hände
- beuge die Arme so, dass die Ellbogen nach hinten gerichtet sind, und lege das Knie auf den linken Oberarm
- stütze gerne die rechte Hüfte auf den rechten Oberarm
- beuge dich weit nach vorne und unten, bis die Füße an Gewicht verlieren und du die Fußspitzen langsam anheben kannst
- strecke den Kopf nach vorne, um die Balance zu halten
- konzentriere dich zu deinem dritten Auge, der Blick geht 50 cm weit nach vorne und unten
- wenn du die seitliche Krähe ohne Anstrengung hältst, beginne die Beine langsam zu strecken
- mit jedem Üben wird die Asana vertrauter und macht unglaublich viel Spaß

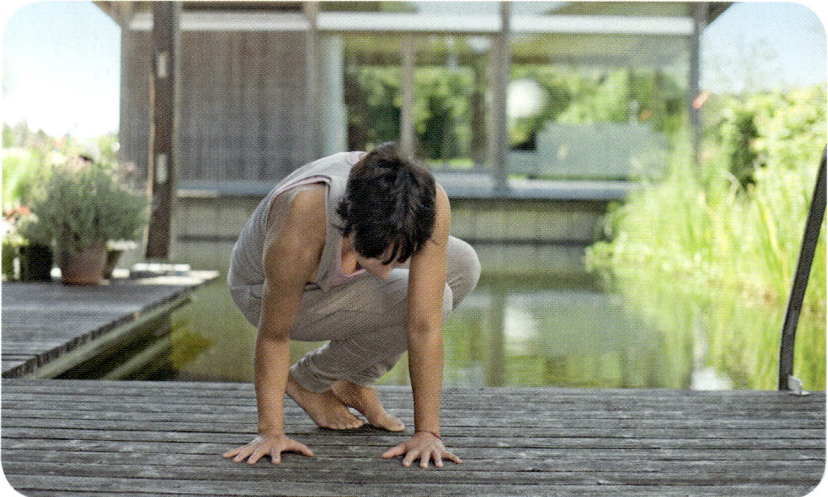

Wirkung
- trainiert die Konzentrationsfähigkeit
- intensive Gleichgewichtsübung
- macht gute Laune

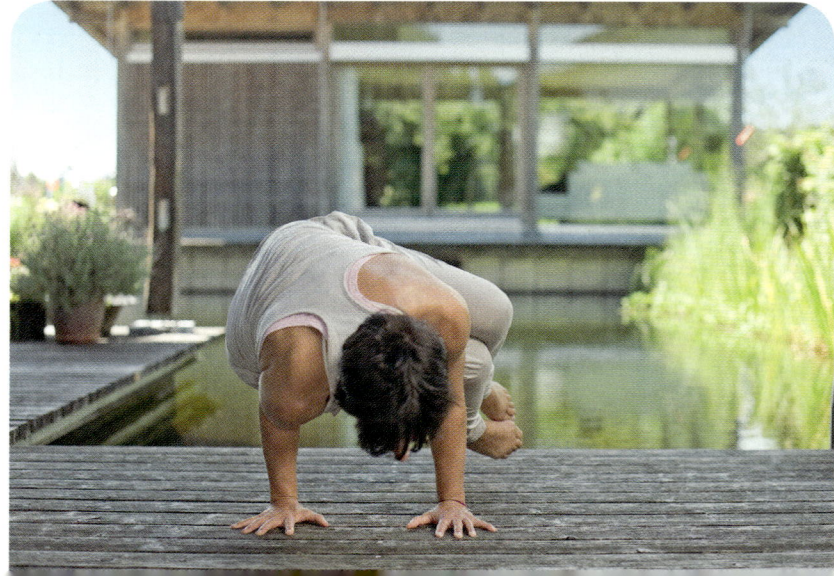

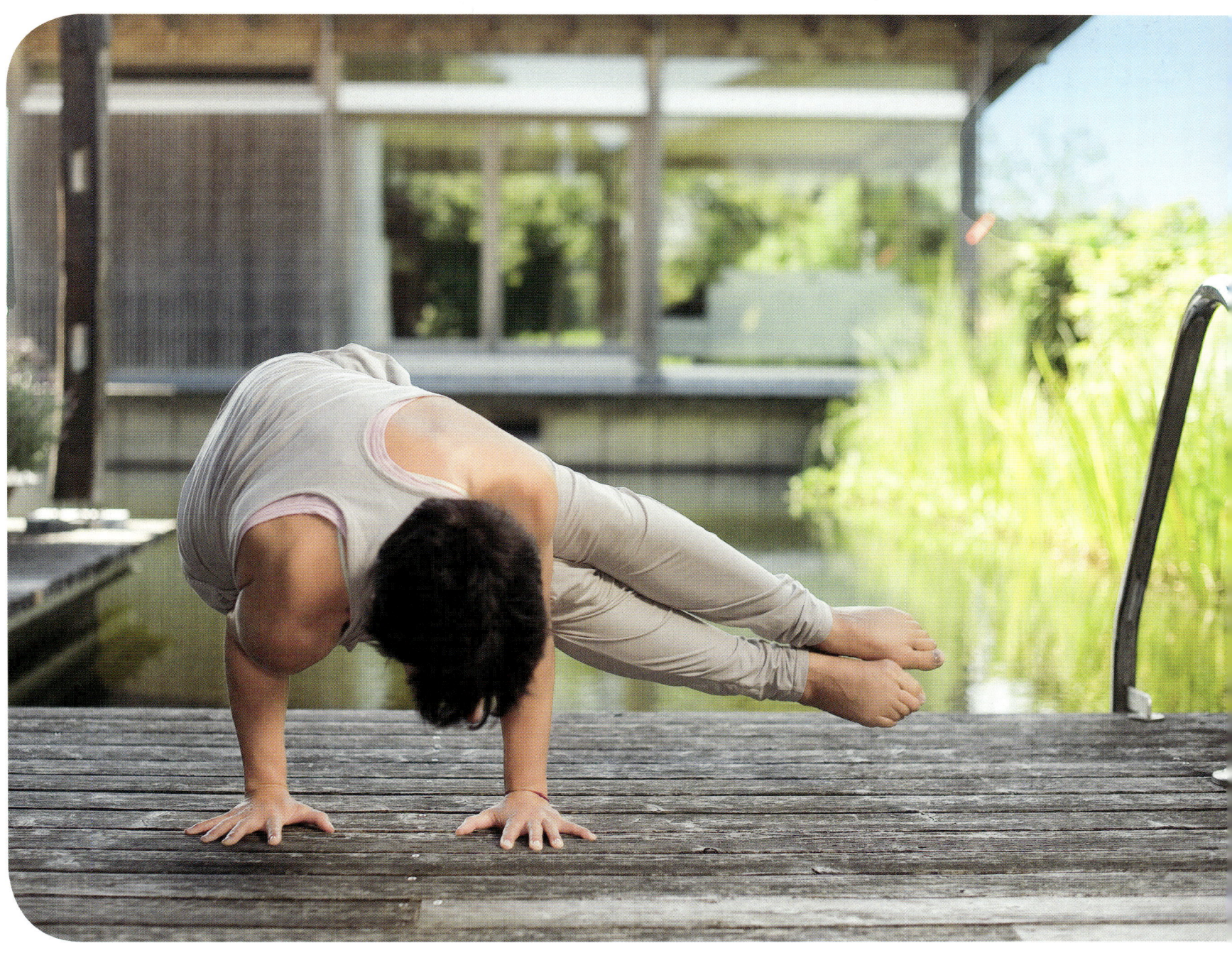

Vrksasana – Baum

Vrksa = Baum
Drishti: drittes Auge

- stehe in Tadasana, richte dich gut ein
- winkle ein Bein ab und bringe den Fuß an die Innenseite des Standbeins, lege die Fußfläche an
- drücke mit dem Fuß sanft an die Oberschenkelinnenseite und drücke mit dieser zum Fuß hin, öffne das Knie zur Seite, ohne das Becken mitzudrehen
- strecke dein Standbein, bringe Länge in den Oberkörper
- senke das Steißbein und bringe das Schambein nach vorne
- entspanne und senke die Schultern
- halte den Blick geradeaus
- bleibe 5–10 Atemzüge lang und wechsle dann die Seite

Der Baum macht einfach Spaß und das Umfallen auch.

Stehe zu jeder Gelegenheit im Baum, während du Zähne putzt, während du kochst usw., er ist ein exzellentes Training für Stabilität und Gleichgewicht.

Übe den Baum auf weichem Untergrund, z.B. auf einem Polster. Probiere die Balancehaltung auch mit geschlossenen oder verbundenen Augen.

So stärkst du die tiefe Muskulatur und intensivierst deine Konzentration. Lass deiner Kreativität freien Lauf …

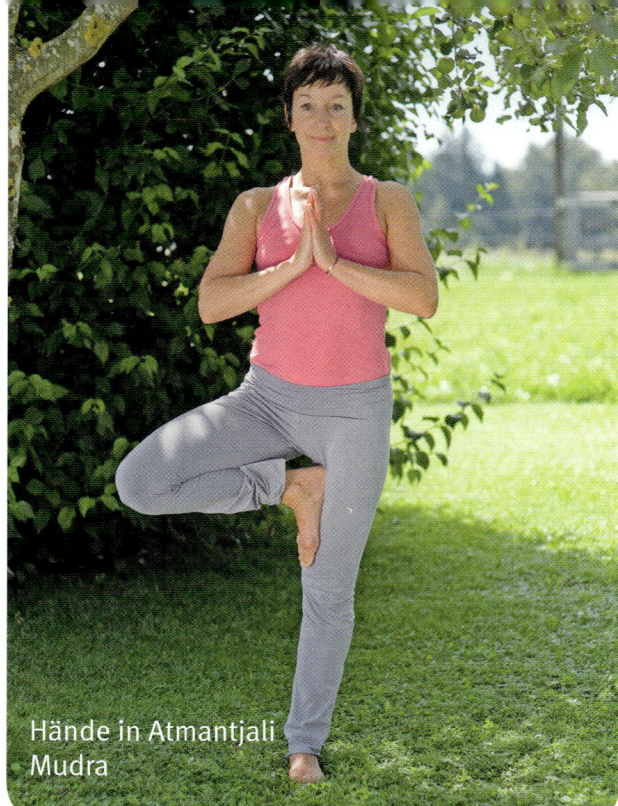

Hände in Atmantjali Mudra

Wirkung
- stärkt die Beine und stabilisiert die Fußgelenke
- öffnet Hüften und Leisten
- trainiert die Balance, verbessert die Körperstatik
- gleicht Beckenfehlhaltungen aus
- wirkt beruhigend und ausgleichend
- lindert Kopfschmerzen

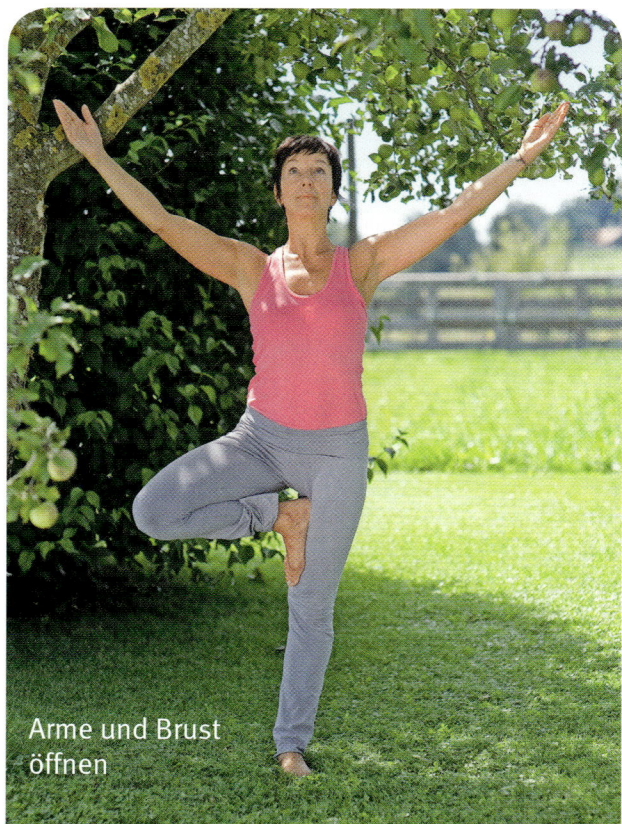

Arme und Brust öffnen

Adho Mukha Svanasana – Hund nach unten

Adho = nach unten
Mukha = Gesicht
Svana = Hund

Drishti: Bauchnabel

- richte dich in Child's Pose ein
- strecke die Arme schulterbreit aus, platziere deine Hände gut
- die Finger sind weit aufgefächert, drücke in die Fingerkuppen
- setze die Zehen und Fußballen auf, spüre bewusst in deine Zehen
- atme tief ein, mit dem Ausatmen drücke in die Hände und schiebe dich weit nach hinten oben, weg von den Händen
- bringe Länge in den gesamten Oberkörper
- kippe das Becken nach vorne, schiebe die Sitzbeinhöcker schräg nach hinten oben
- verlängere nun die Beine, aber nur so weit, wie du deinen Oberkörper unverändert lang und das Becken gekippt halten kannst
- vielleicht kannst du sofort die Beine strecken, vielleicht lässt du dir noch Zeit, bis deine Beinrückseiten flexibler geworden sind
- übe auch das Senken der Fersen erst, wenn du deine Beine bequem strecken kannst
- lass den Kopf entspannt hängen
- ziehe die Schultern weg von den Ohren
- atme tief und gleichmäßig

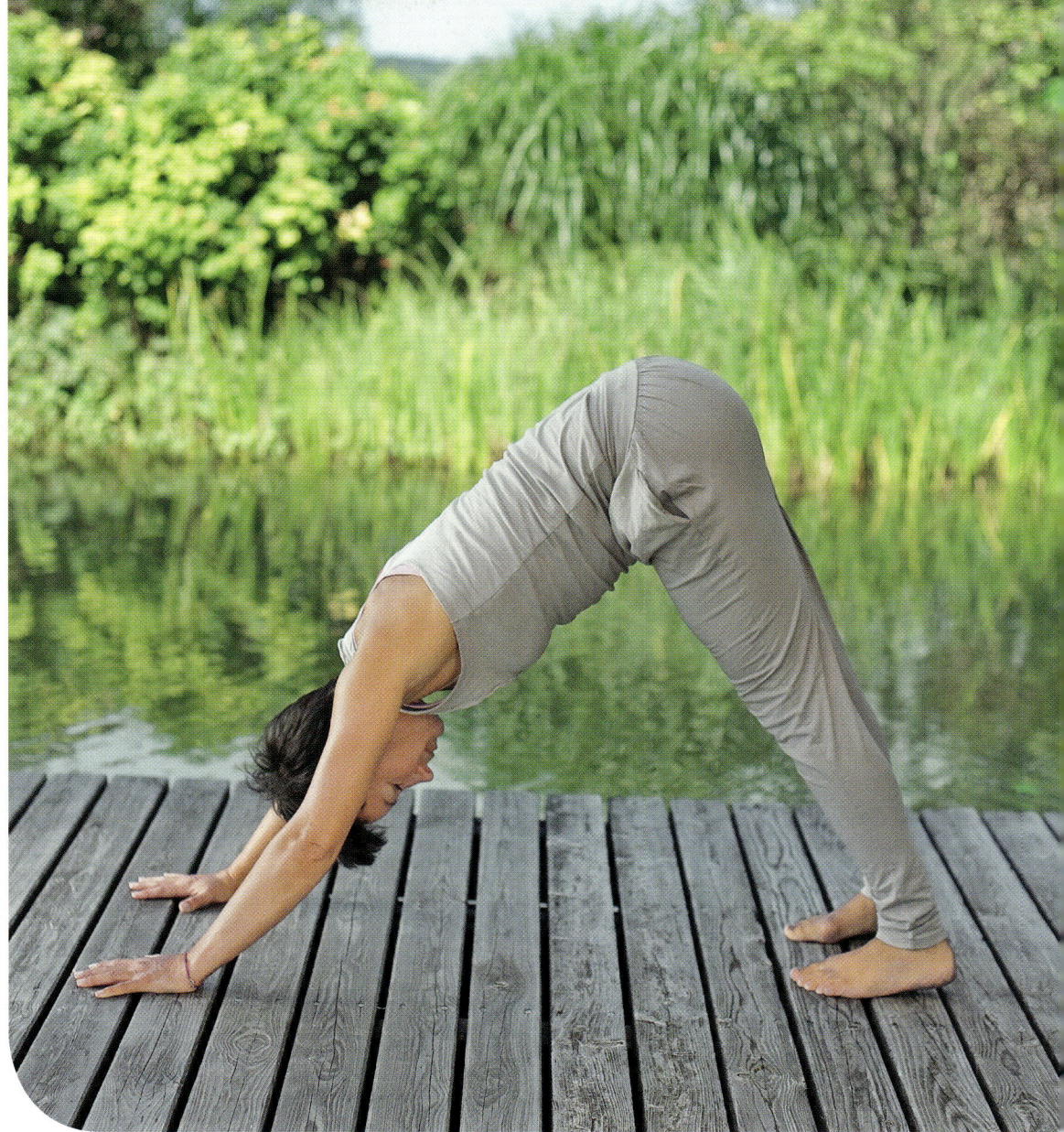

Wirkung
- stärkt Hand-, Arm- und Schultergelenke
- dehnt die Beinrückseiten
- lässt Brustbereich, Rippen und den unteren Rücken geschmeidiger werden
- vitalisiert das Gehirn, die Müdigkeit vergeht
- beruhigt das Herz
- macht gute Laune

Svarga Dvijasana – Paradiesvogel

Drishti: drittes Auge

- du kannst von Utthita Parshvakonasana wunderbar in diese Asana übergehen
- ziehe das Bein etwas heran
- schlinge einen Arm von vorne unter dem Bein durch und den anderen von hinten um den Rücken, verbinde deine Hände oder nimm einen Yoga-Gurt zu Hilfe
- nimm das Gewicht vom gebundenen Bein, hebe die Ferse an
- hebe den Kopf, richte den Blick gerade nach vorne
- atme ein, bringe Länge in den Oberkörper, hebe das gebundene Bein vom Boden und richte dich langsam auf
- strecke dein Standbein, öffne den Brustbereich, ziehe die Schultern zurück
- wenn du dein Standbein strecken kannst und gut aufgerichtet stehst, atme aus und strecke das gebundene Bein
- versuche 5 Atemzüge zu halten
- du kannst von hier aus zurück in Utthita Parshvakonasana gehen oder über Vrksasana (Baum) zurück in Tadasana

Wirkung
- stärkt die Beine und stabilisiert die Fußgelenke
- öffnet Hüfte und Leisten
- dehnt den Brustbereich und die Schultern
- trainiert die Balance und verbessert die Körperstatik
- hebt die Stimmung

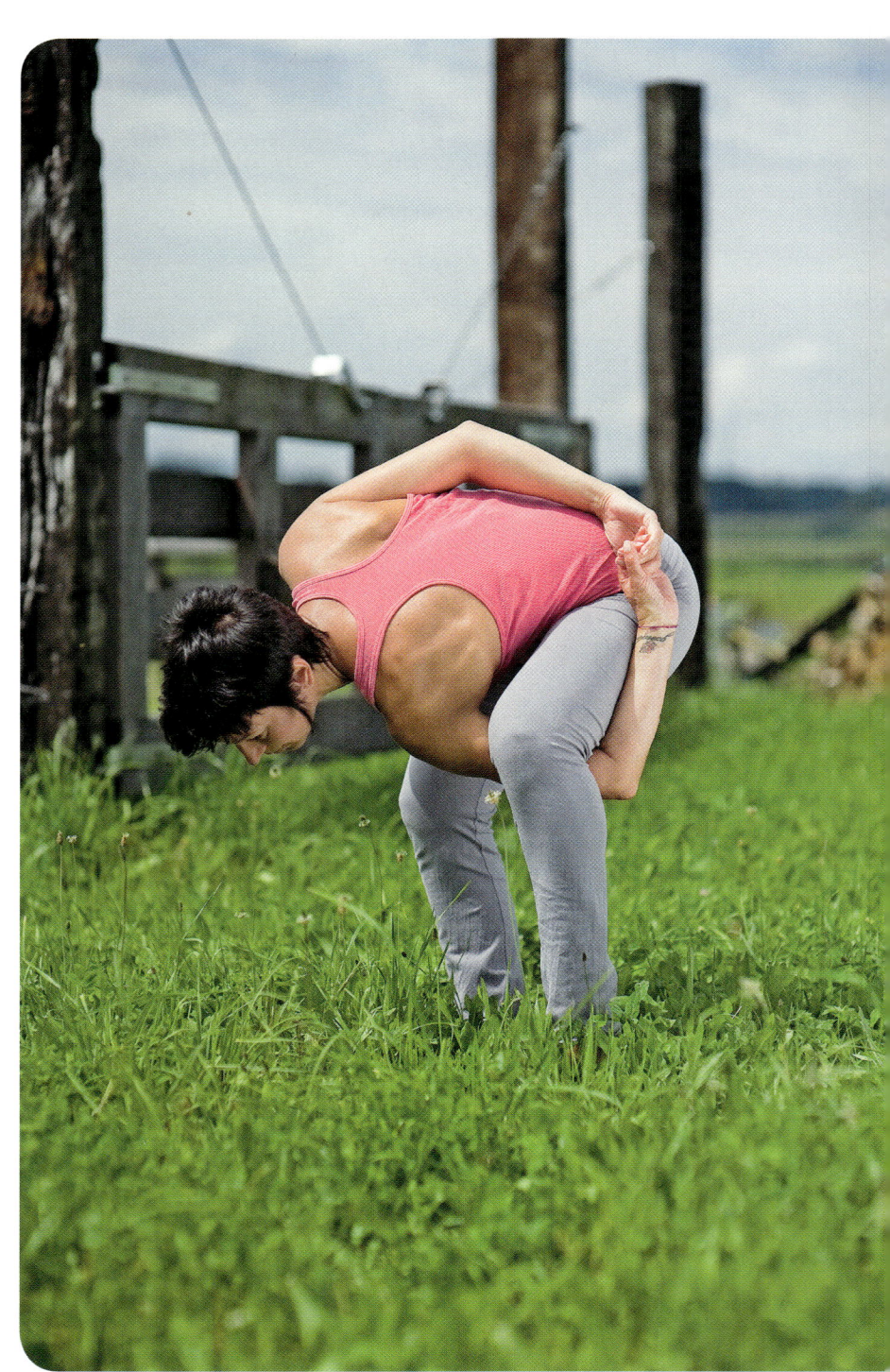

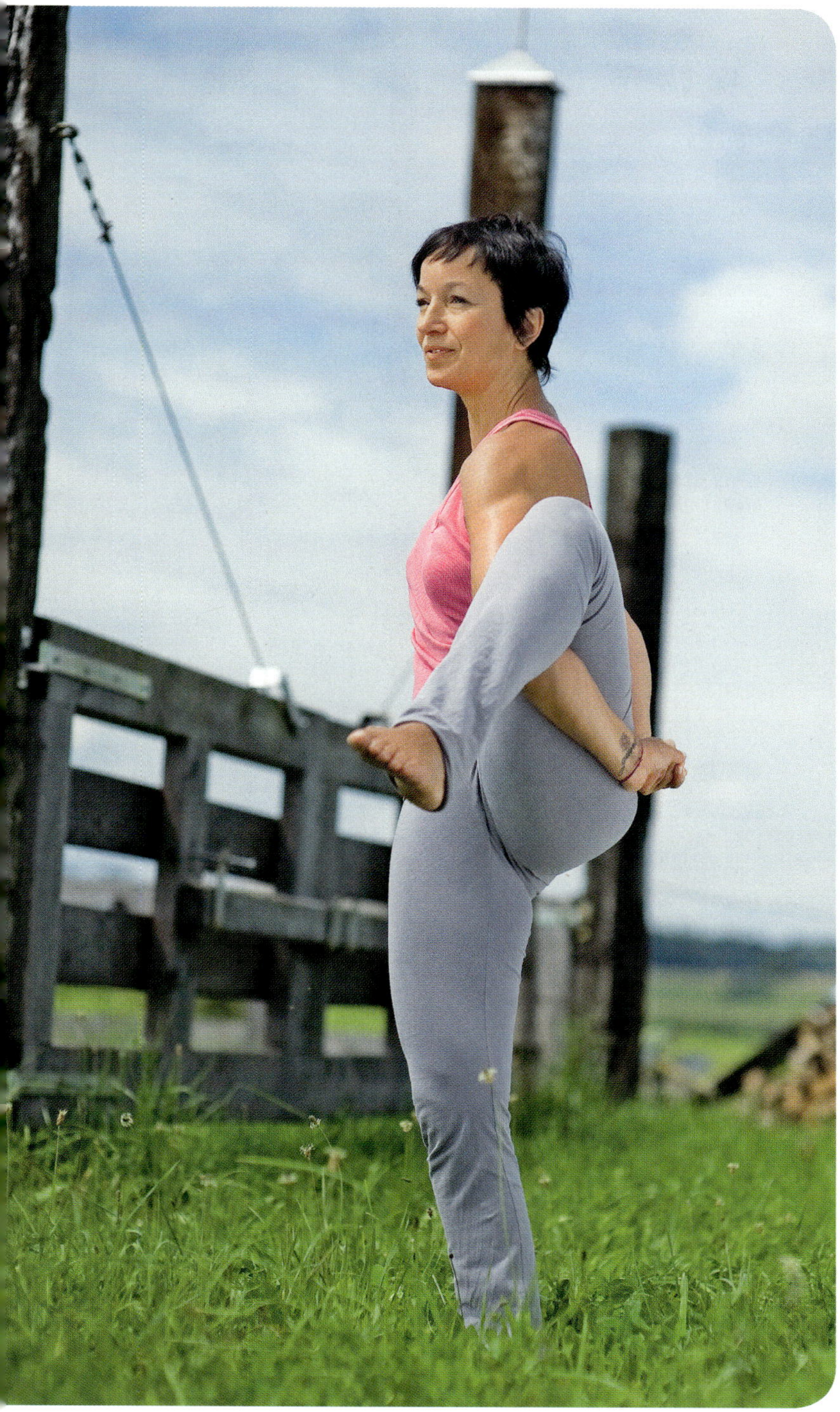

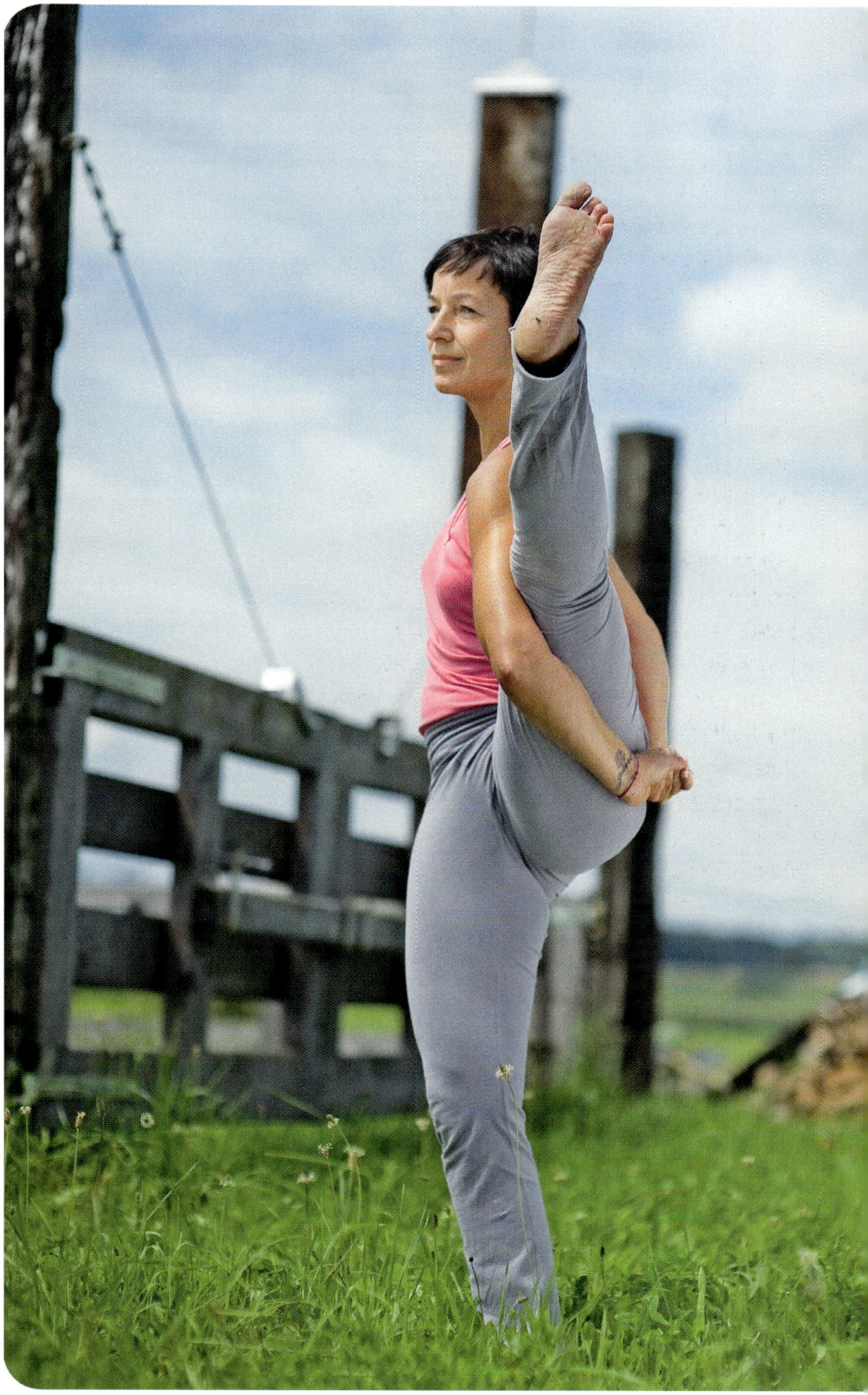

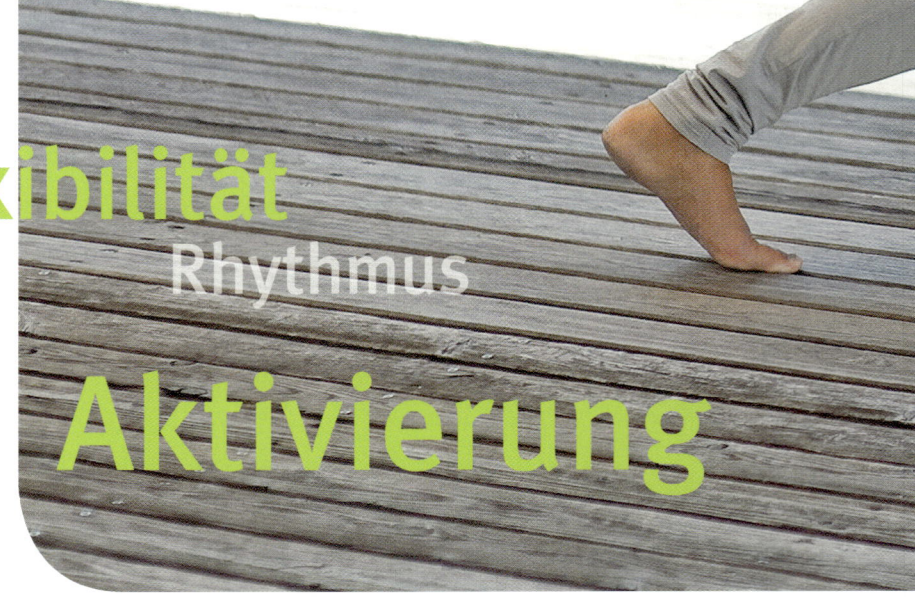

short flows

Musik

Bewegungsfluss **Flexibilität**

Atmung   Rhythmus

Aktivierung

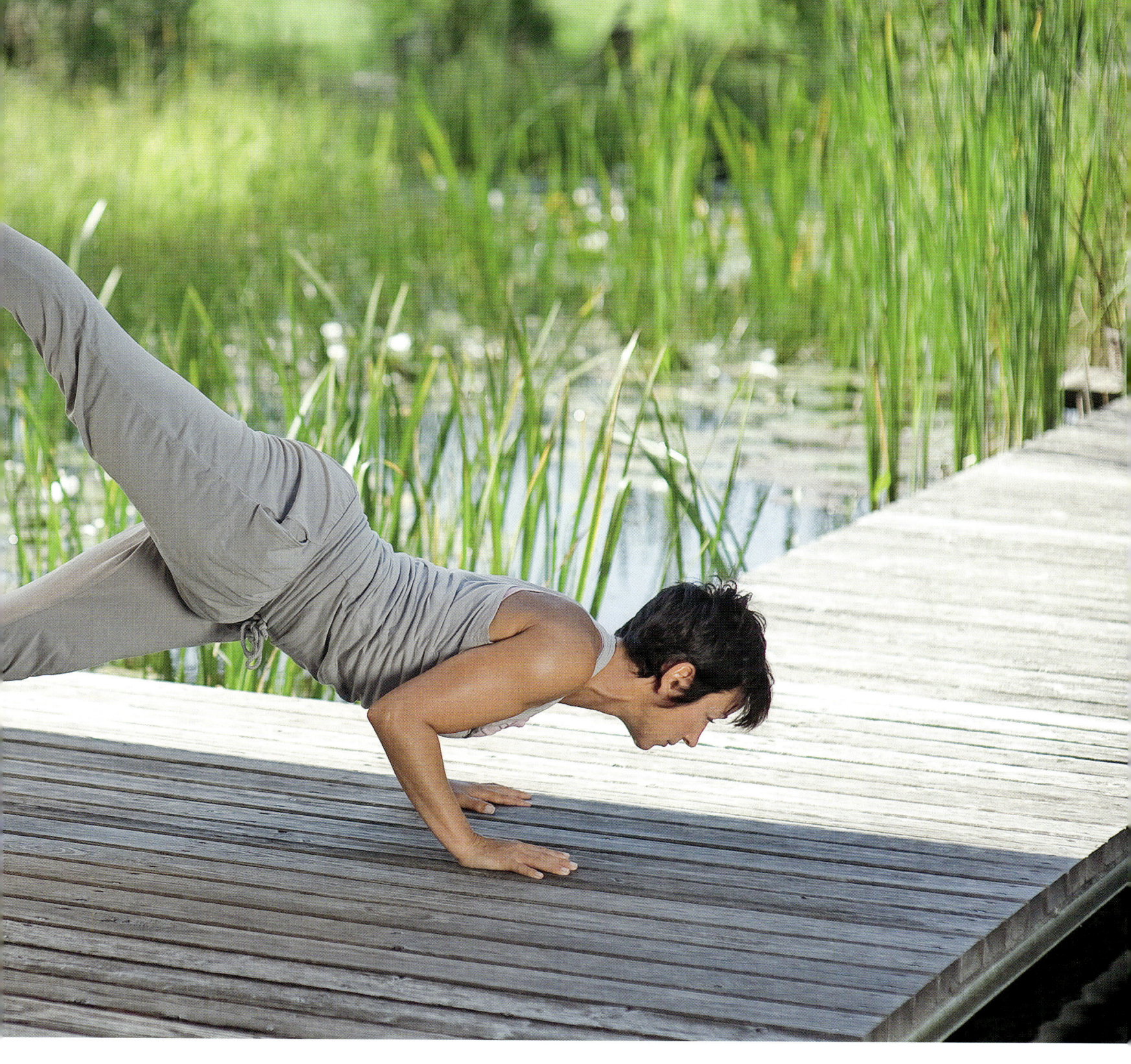

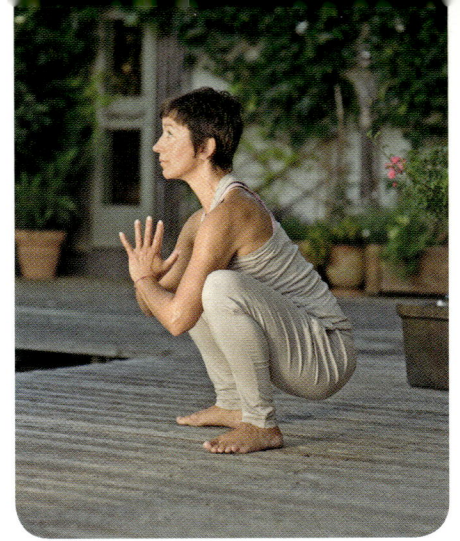 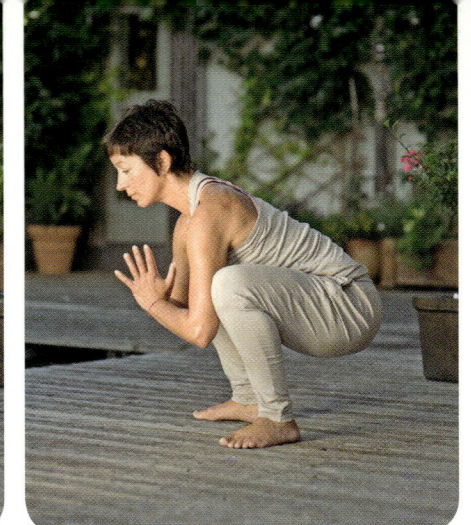 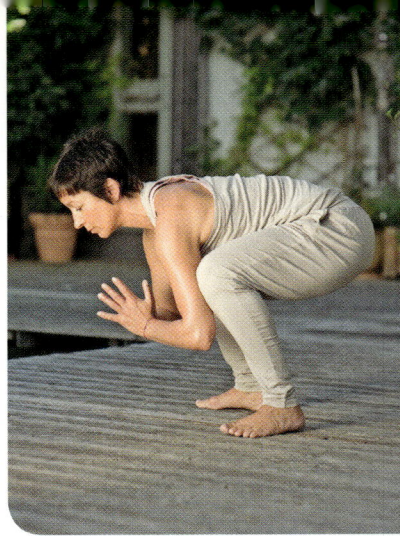

... von Bakasana in den Salamba Sirsasana

... vom Kranich in den Kopfstand

Bakasana = Kranich
Salamba = unterstützter
Sirsa = Kopf

Dieser Flow ist für Geübte.
Da Bakasana zu den Yoga-Lieblingen
gehört, macht dieser Flow einfach viel Spaß.
Lege dir vor Beginn der Übung eine weiche
Unterlage für den Kopf bereit.

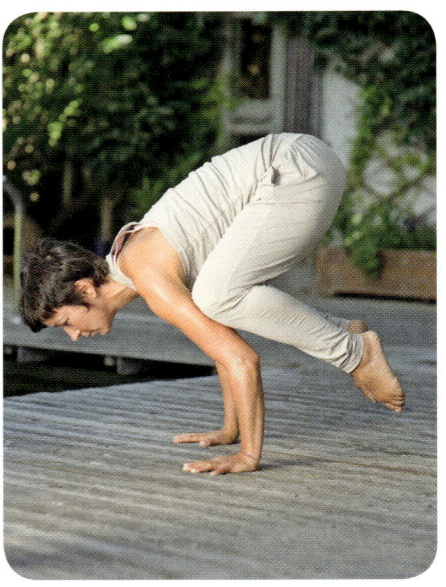 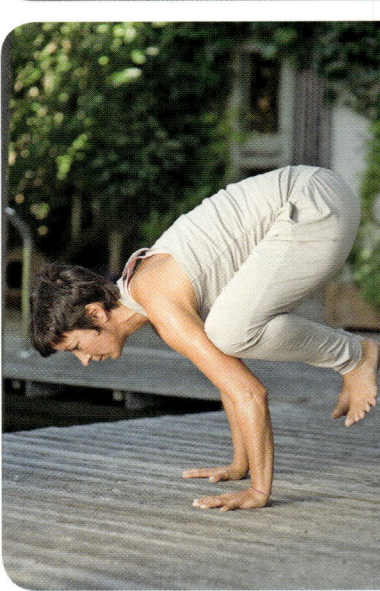

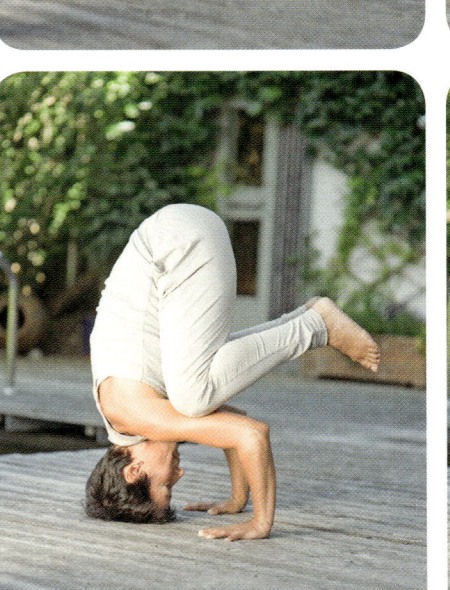 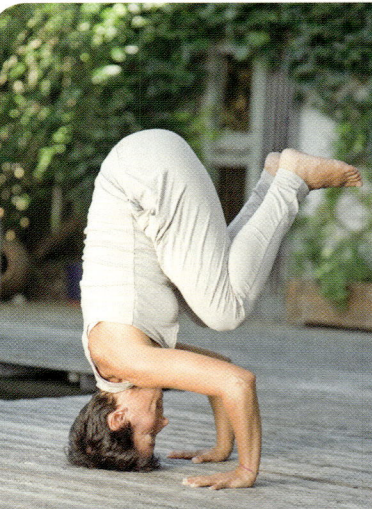

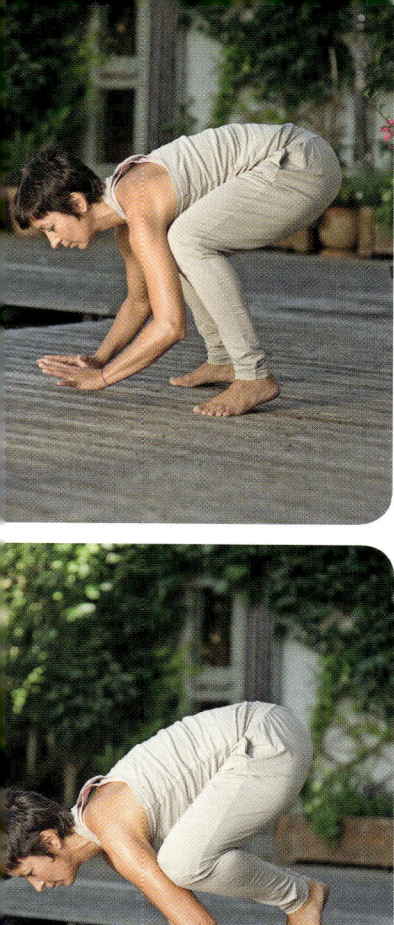
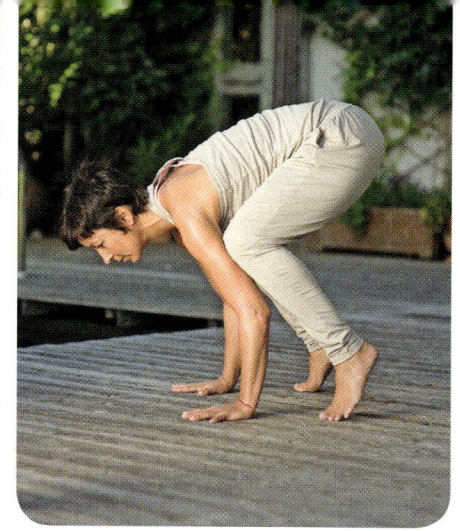
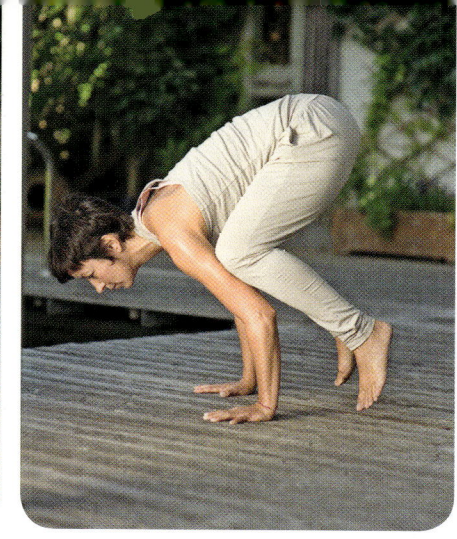
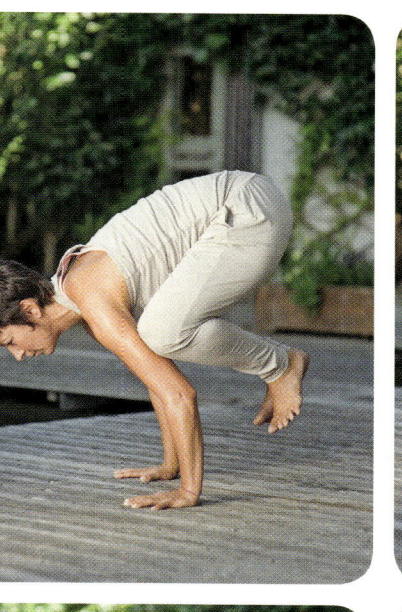
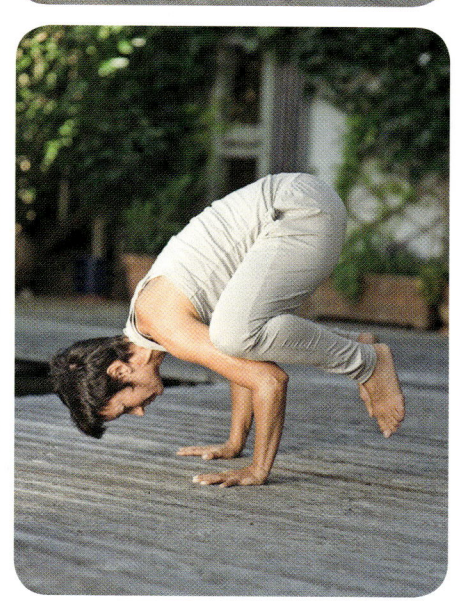
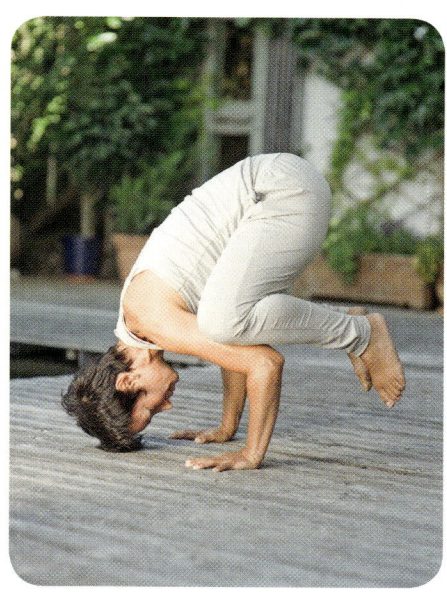
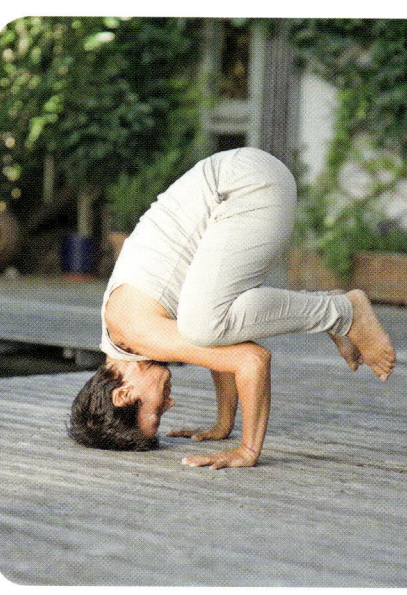
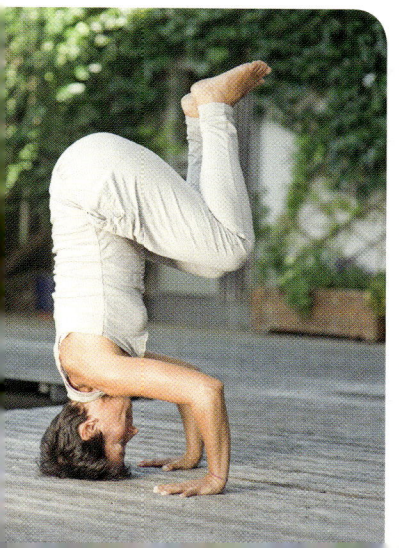
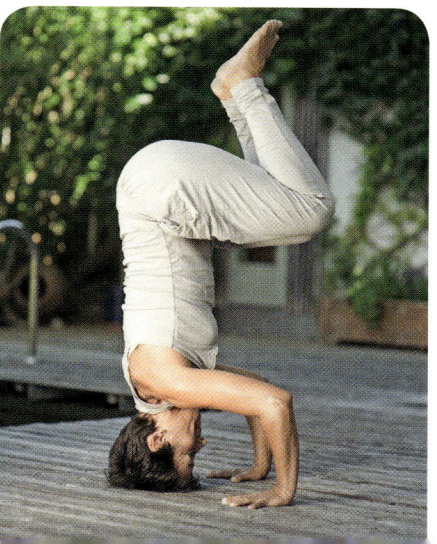

... von Eka Pada Mukha Svanasana über Chaturanga Dandasana in Urdhva Mukha Svanasana

... vom Hund nach unten mit einem gehobenen Fuß in die Stützposition und in den Hund nach oben

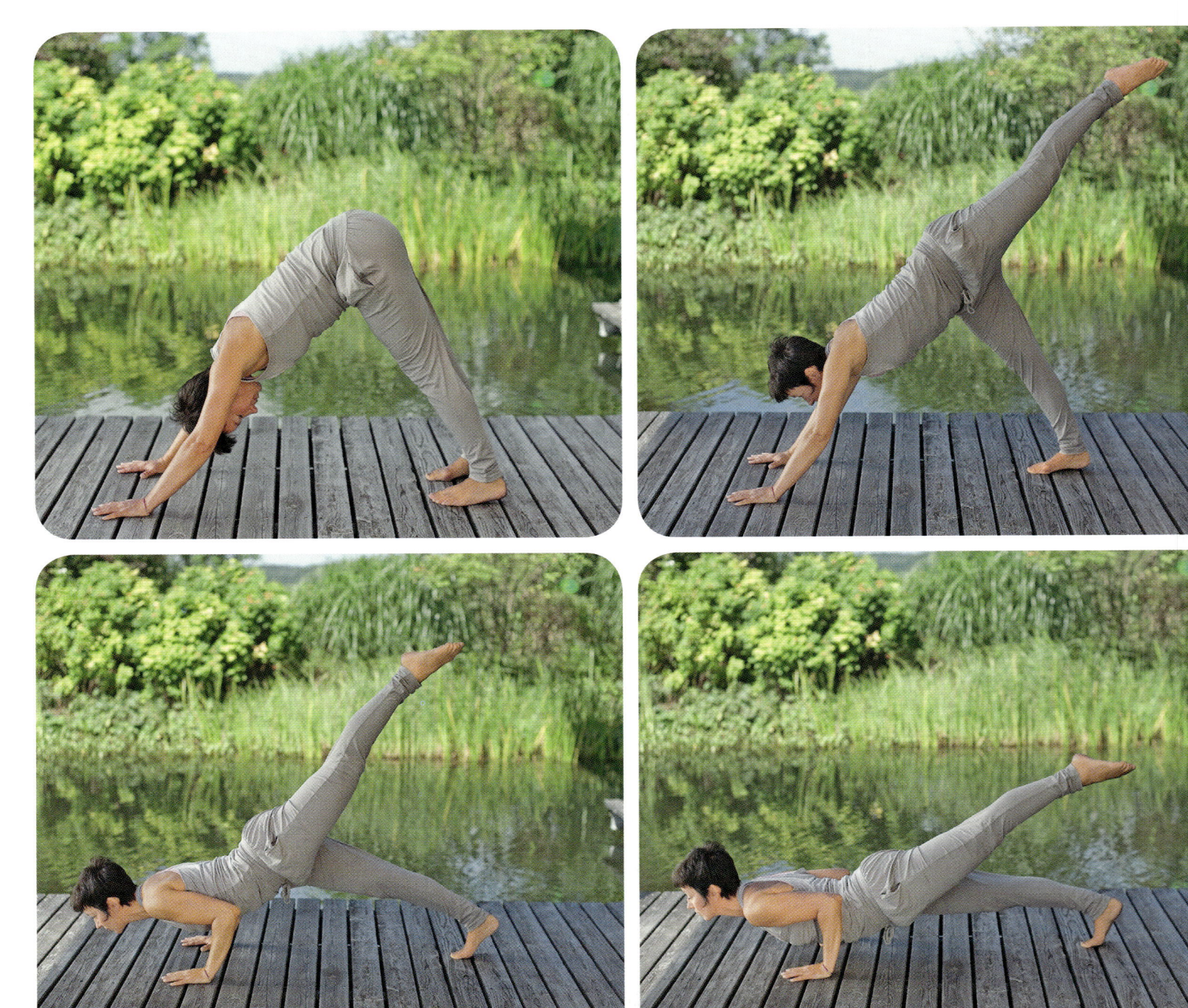

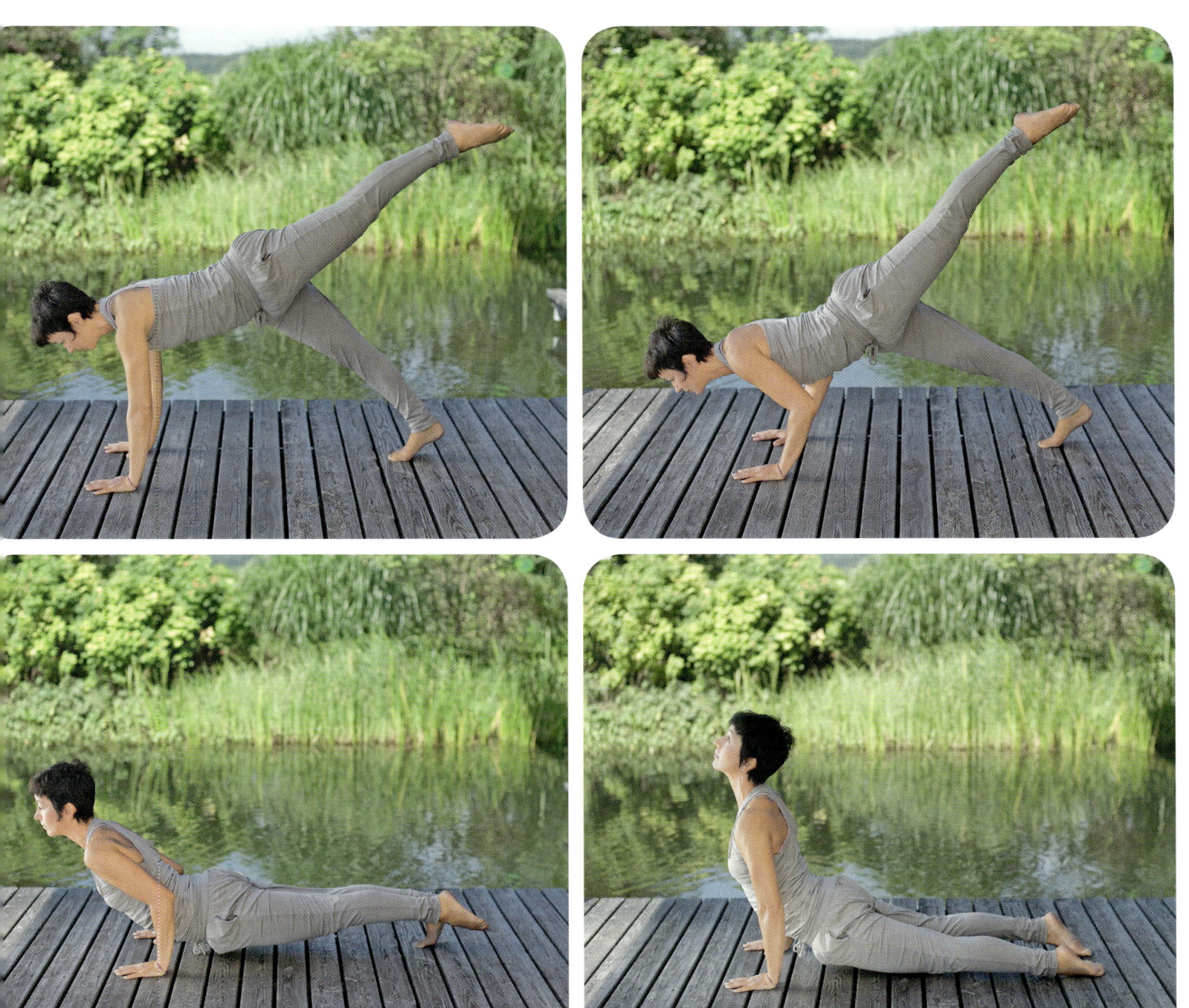

... von der Berghaltung über wunderbare Asanas, die dich erwärmen und kräftigen, zurück in die Berghaltung

... von Tadasana zu Tadasana

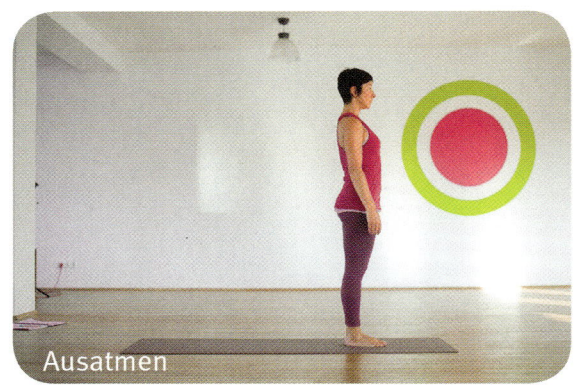

Ausatmen

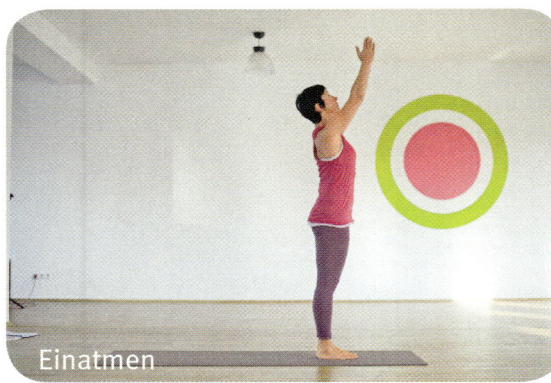

Einatmen

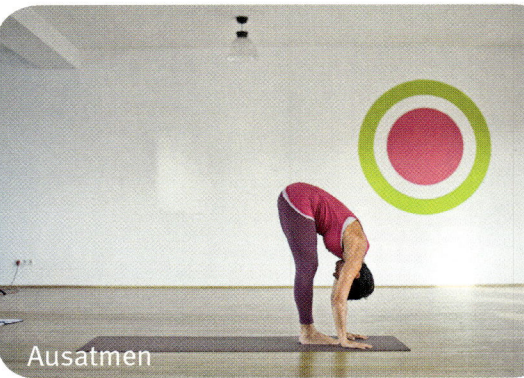

Ausatmen

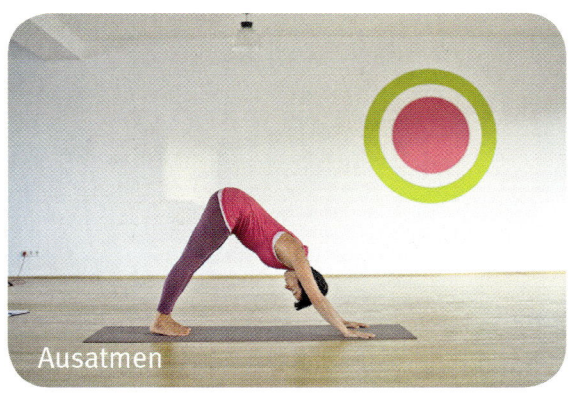

Ausatmen

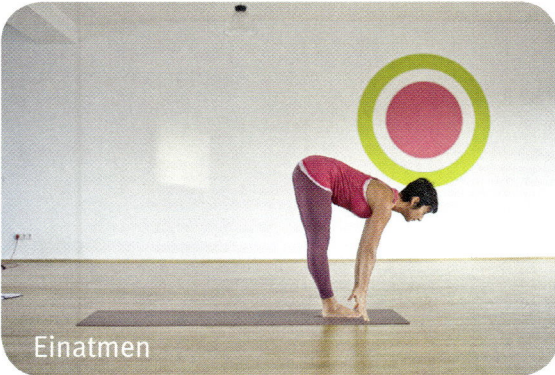

Einatmen

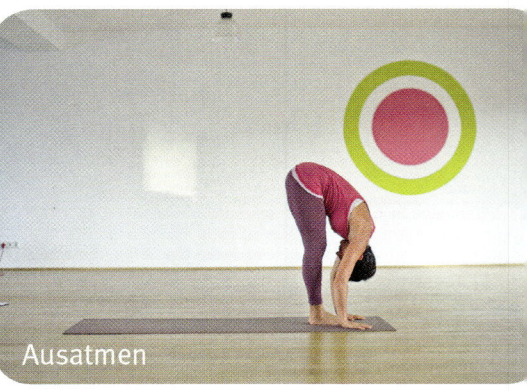

Ausatmen

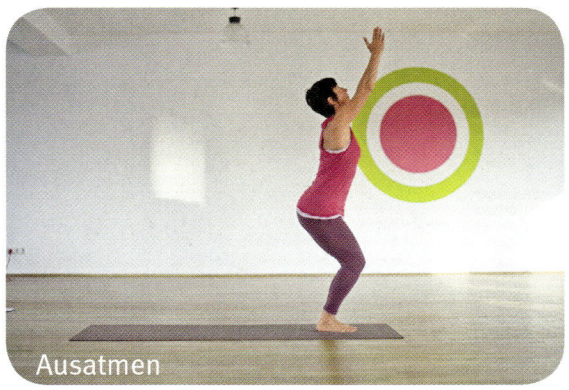

Ausatmen

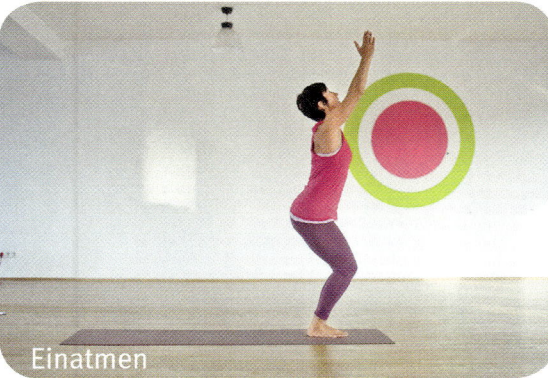

Einatmen

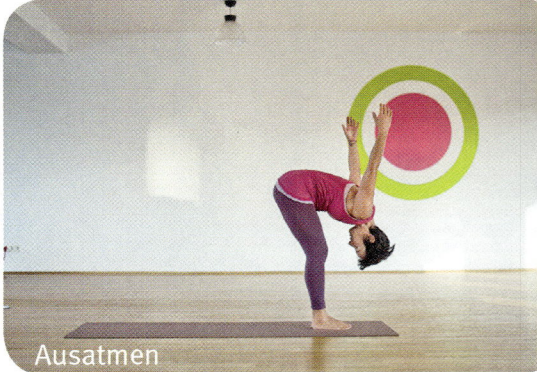

Ausatmen

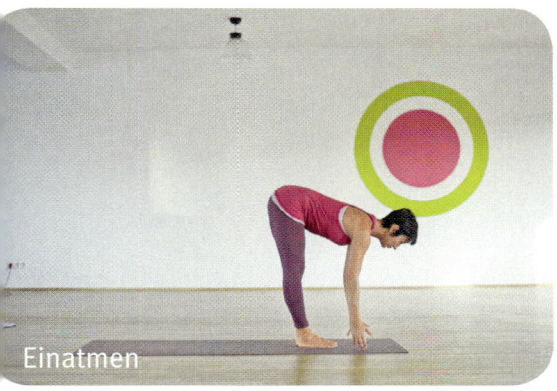
Einatmen

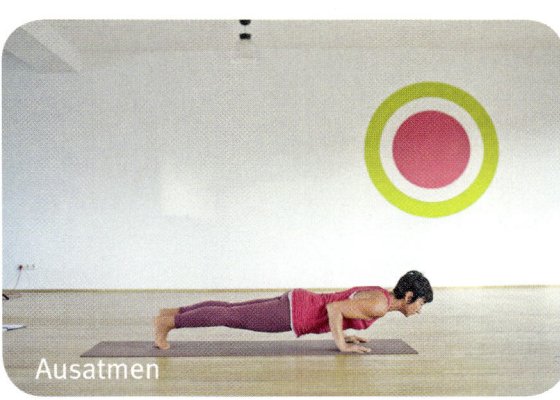
Ausatmen

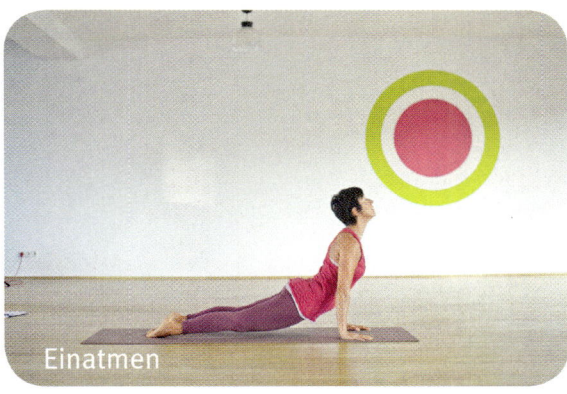
Einatmen

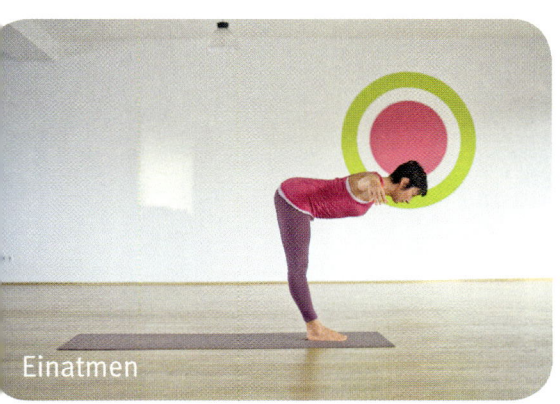
Einatmen

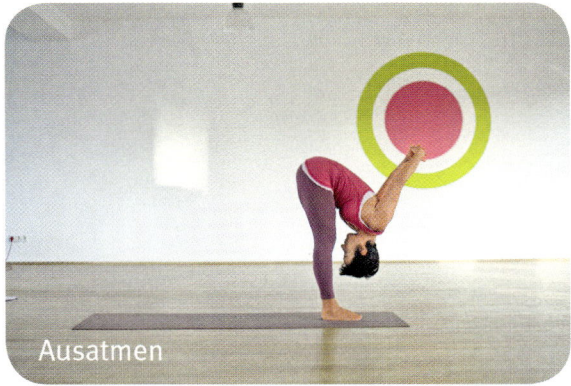
Ausatmen

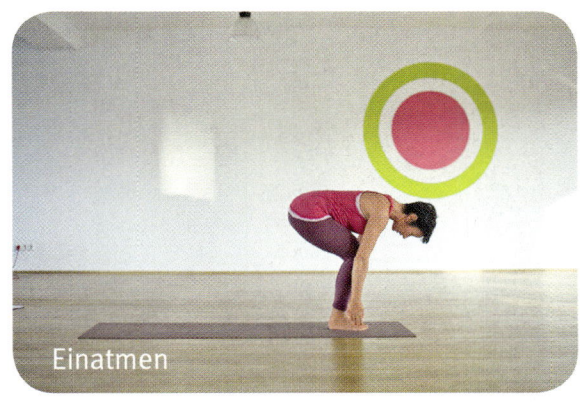
Einatmen

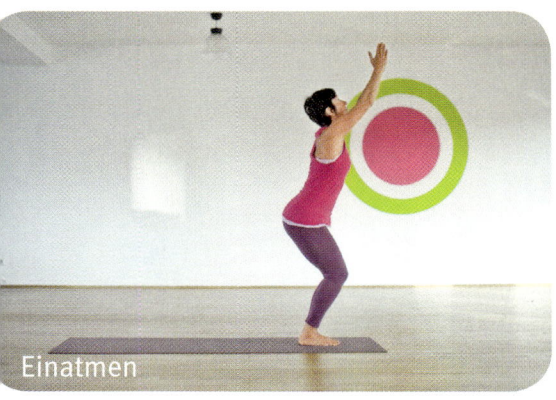
Einatmen

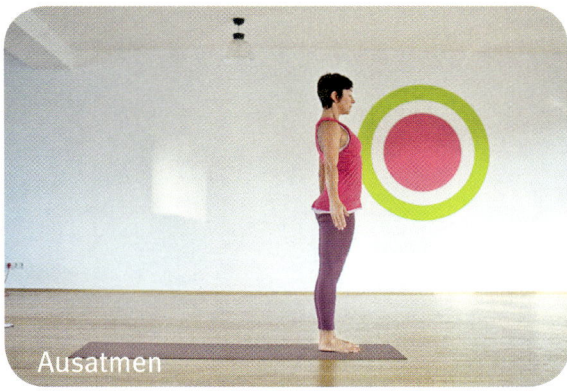
Ausatmen

Dieser Short Flow macht sehr viel Spaß, er erwärmt, kräftigt und dehnt zugleich. Du kannst diesen Flow beliebig oft wiederholen. Dabei lernst du Bewegung und Atmung mehr und mehr zu synchronisieren.
Genieße den Sound deiner Atmung oder deiner Lieblingsmusik.

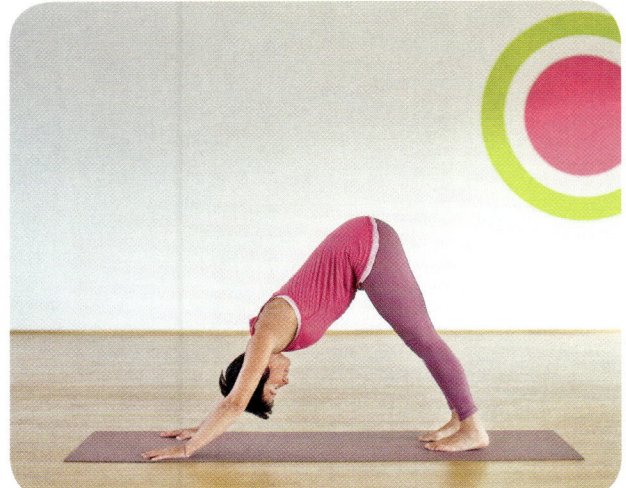

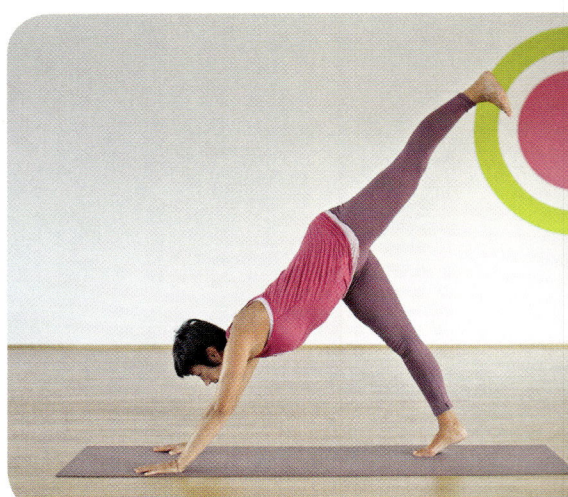

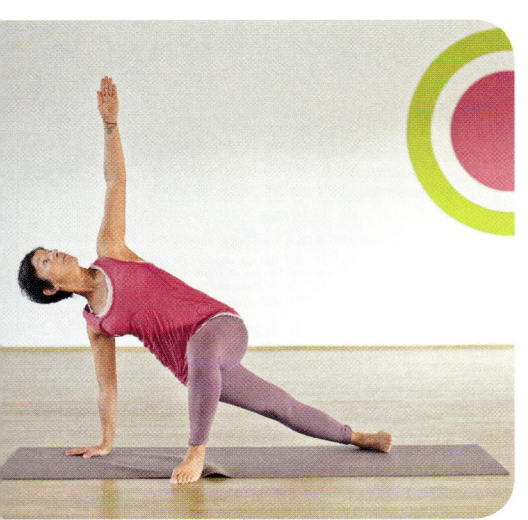

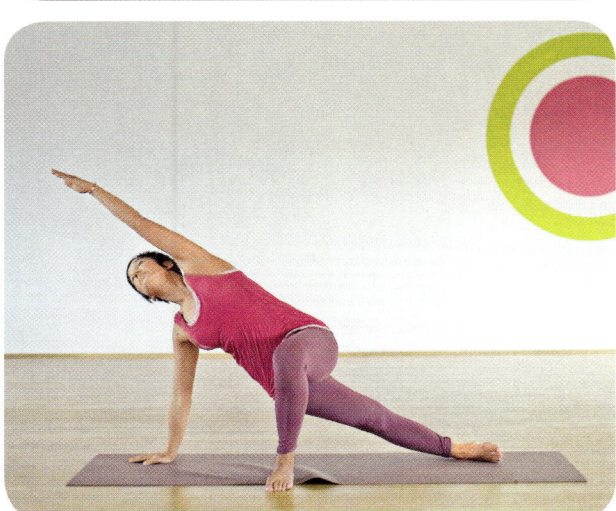

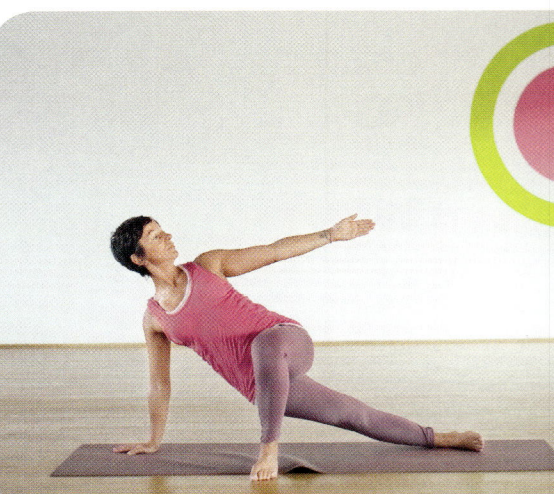

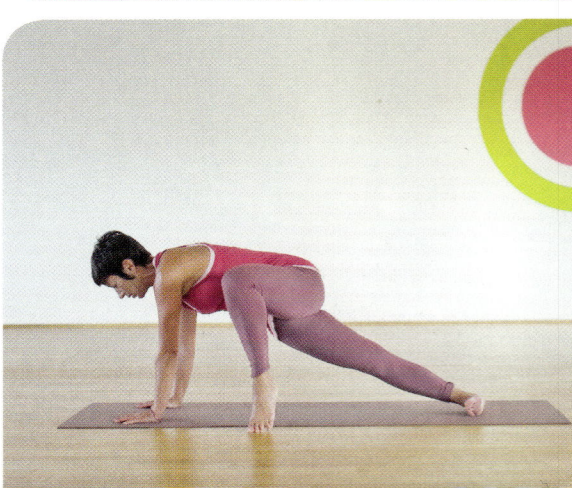

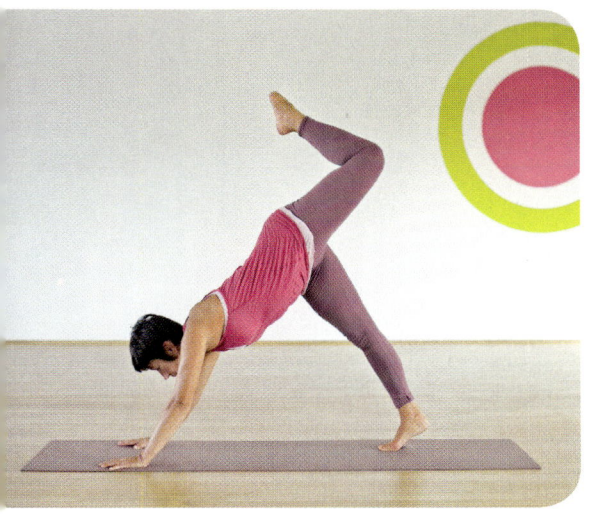

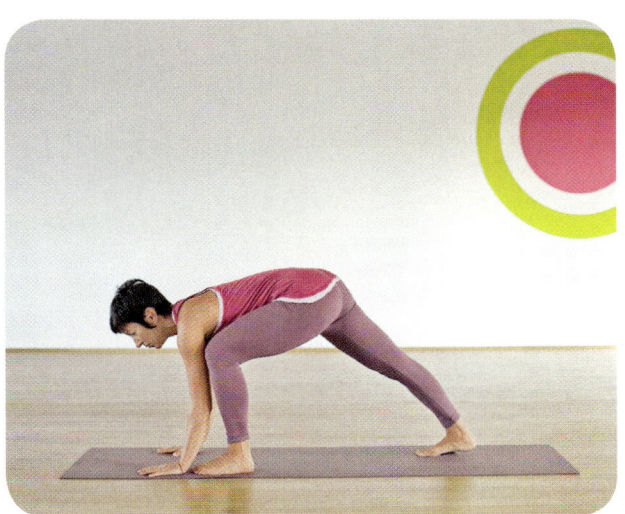

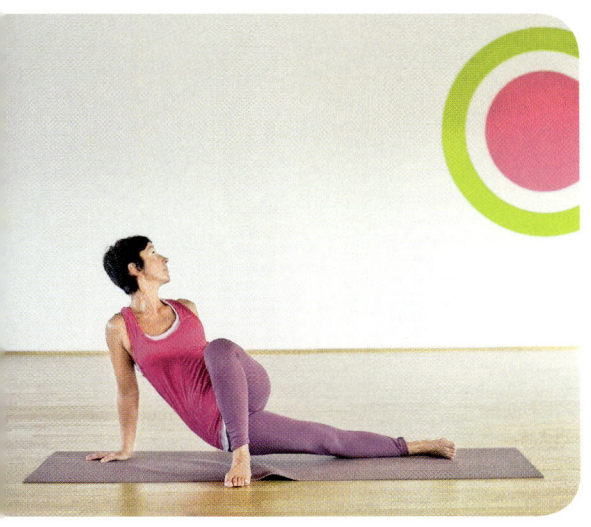

Bei diesem Flow empfiehlt es sich, die Haltungen erst einzeln zu üben, dann Stück für Stück die Übergänge in die Asanas zu proben. Bewege dich dabei immer weicher und weicher, lass dich von deiner Atmung führen.
Erst wenn du kräftig genug bist, übe den gesamten Flow.

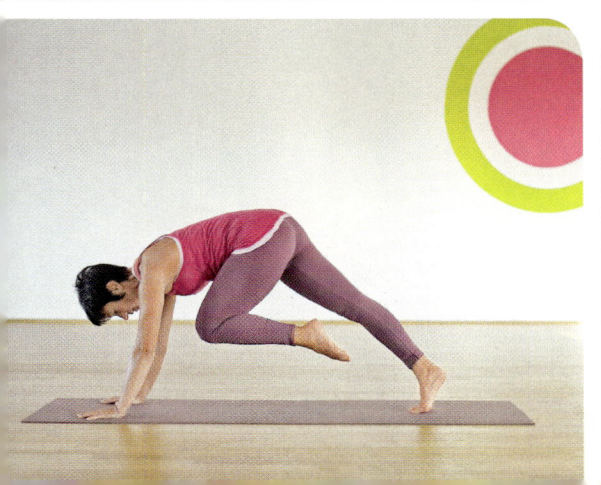

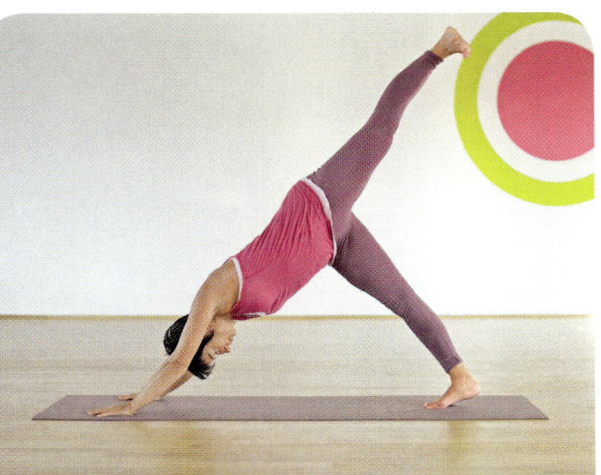

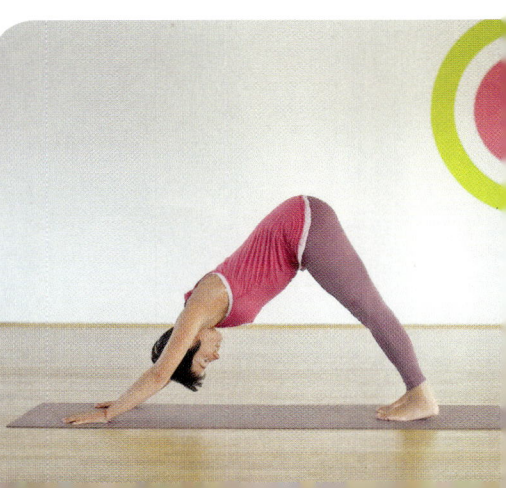

... aktivierender Boden-Flow für Geschmeidigkeit und Flexibilität

Baue diesen Flow sehr sanft und achtsam auf. Lege in der sitzenden Vorbeuge deine Hände sanft aufs Schienbein, auf den Boden oder auf die Füße. Lass dich ein wenig treiben, bleibe im Fluss und genieße den Vinyasa.

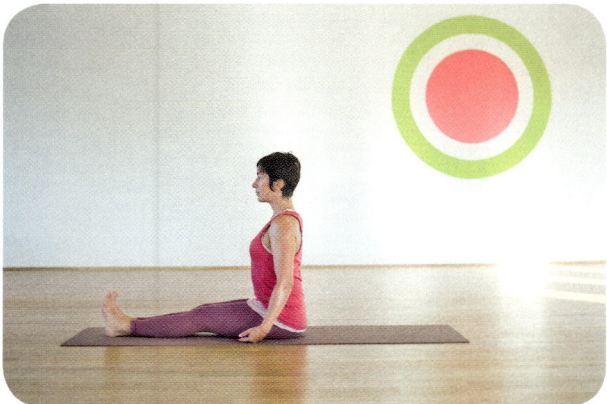
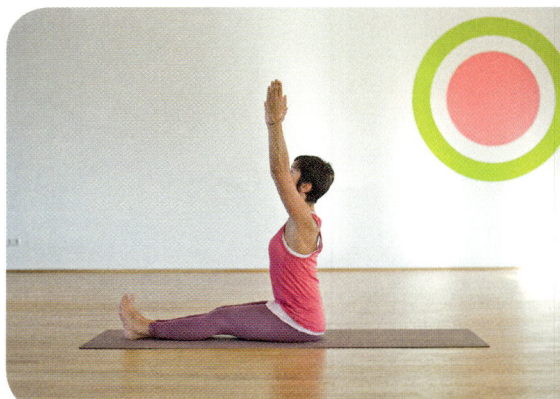
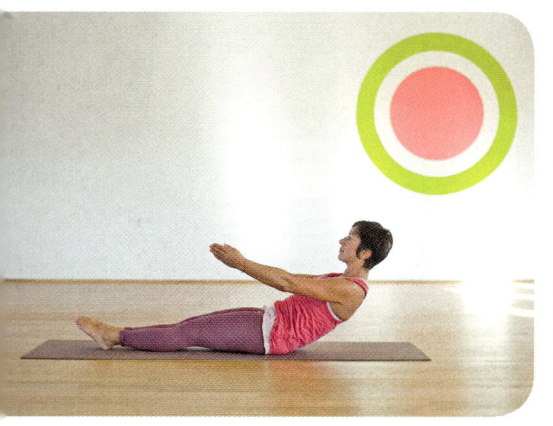
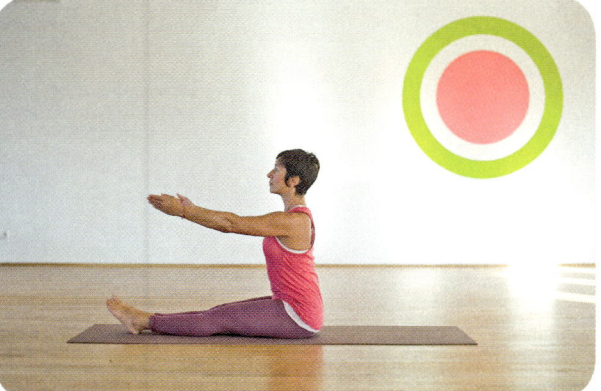
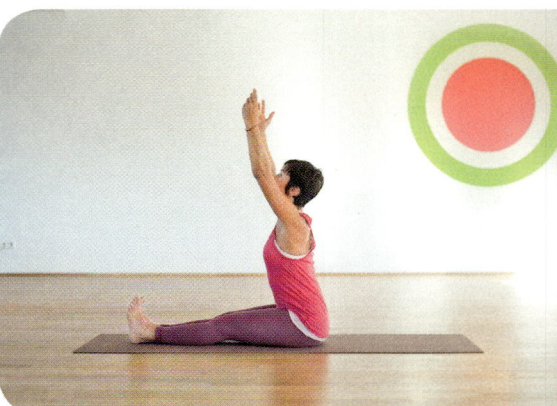
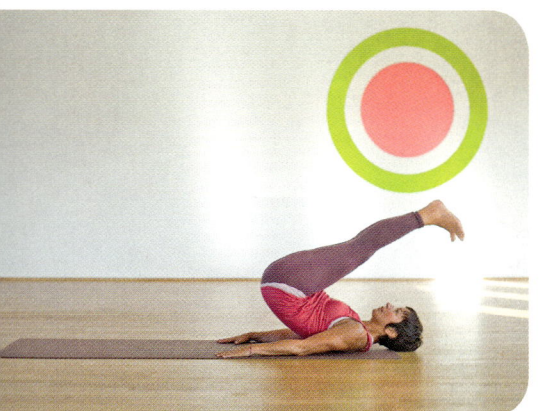
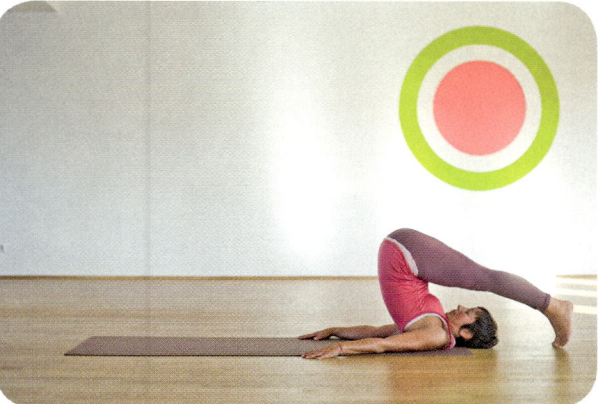
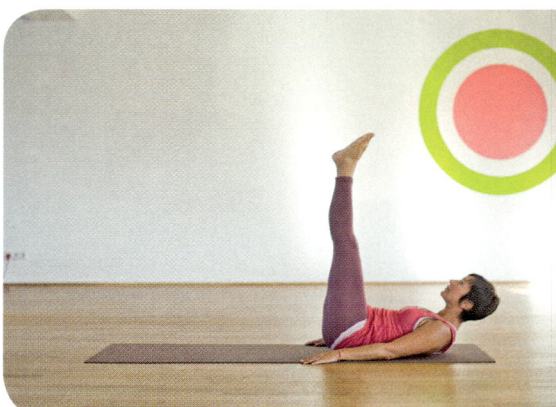

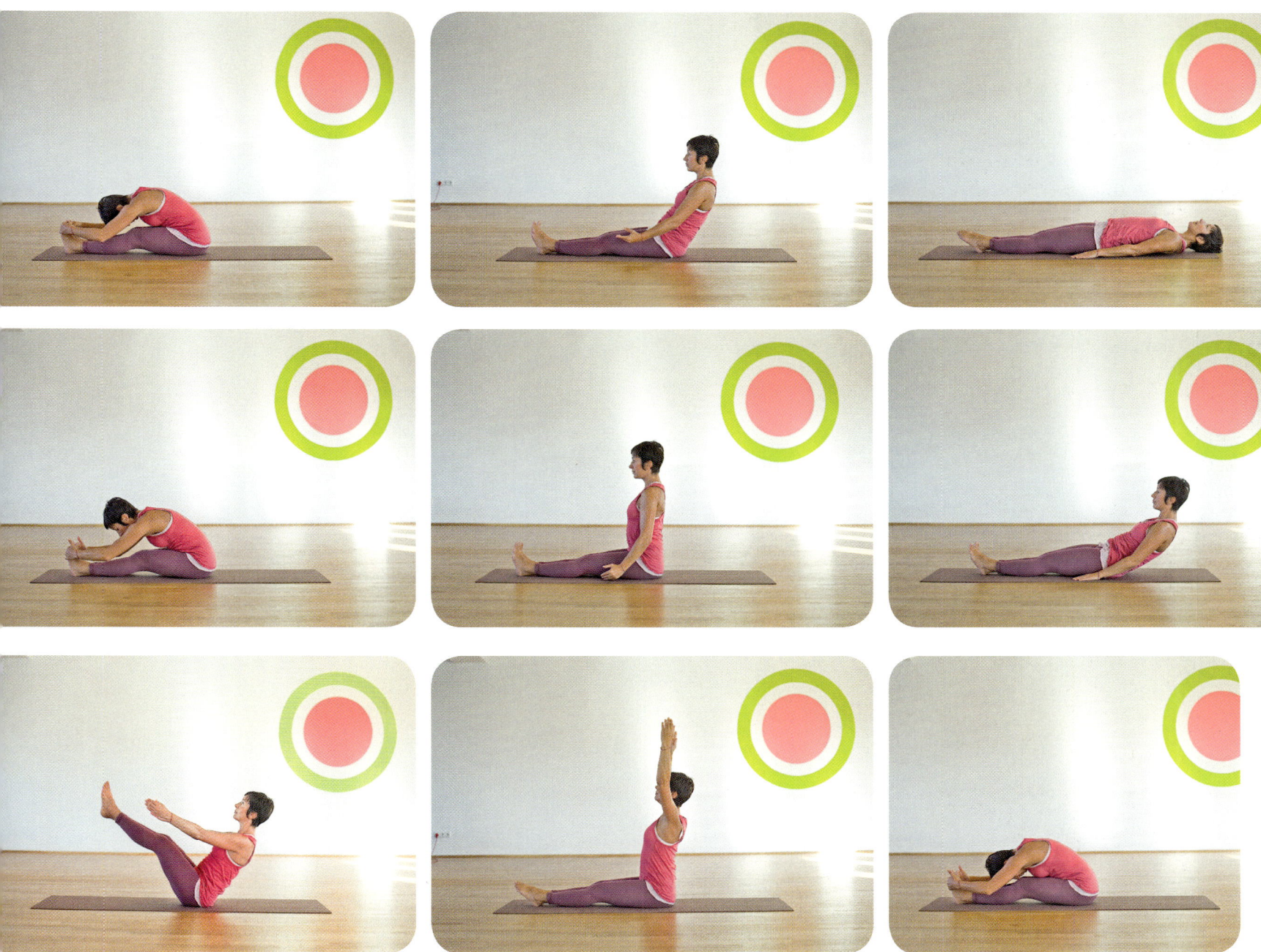

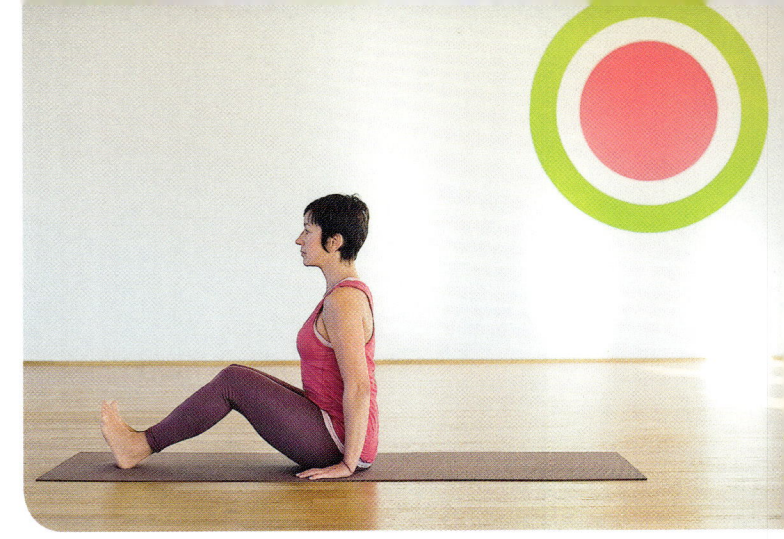

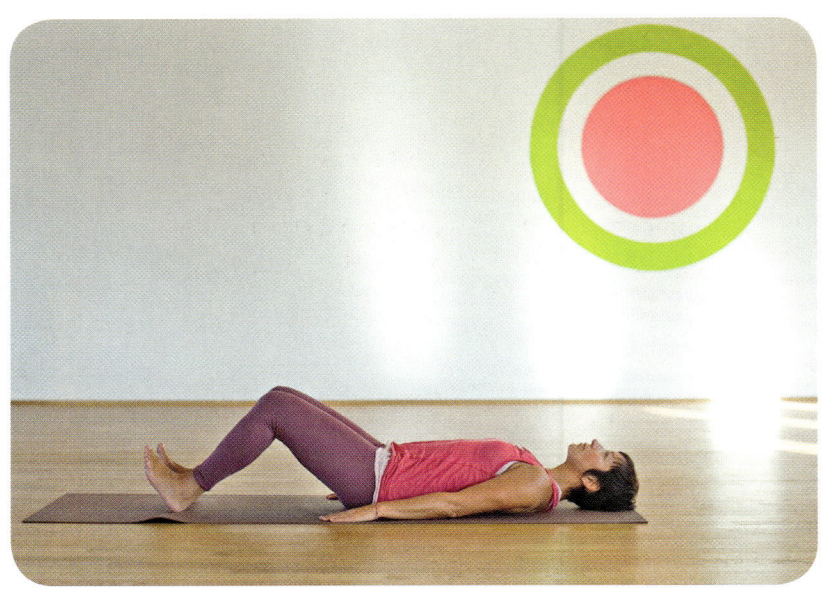

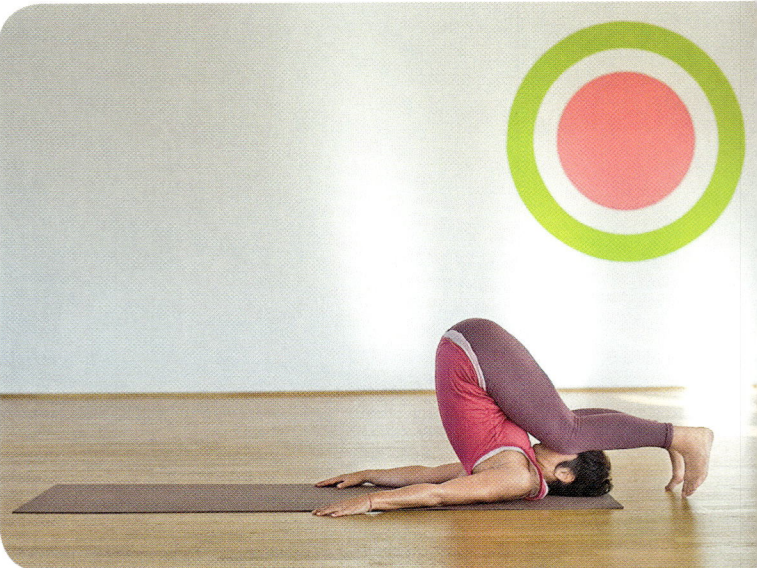

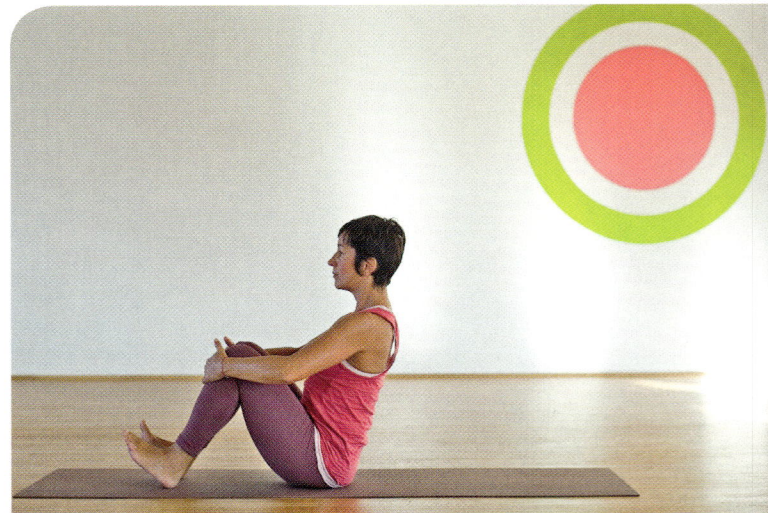

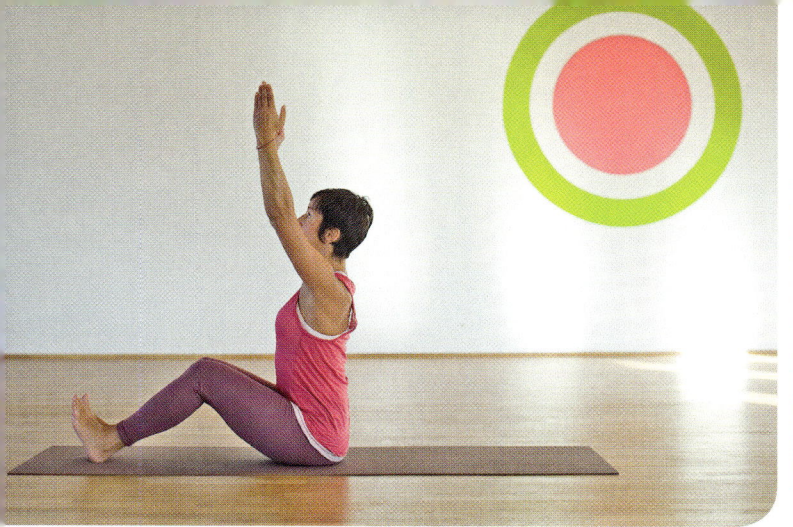

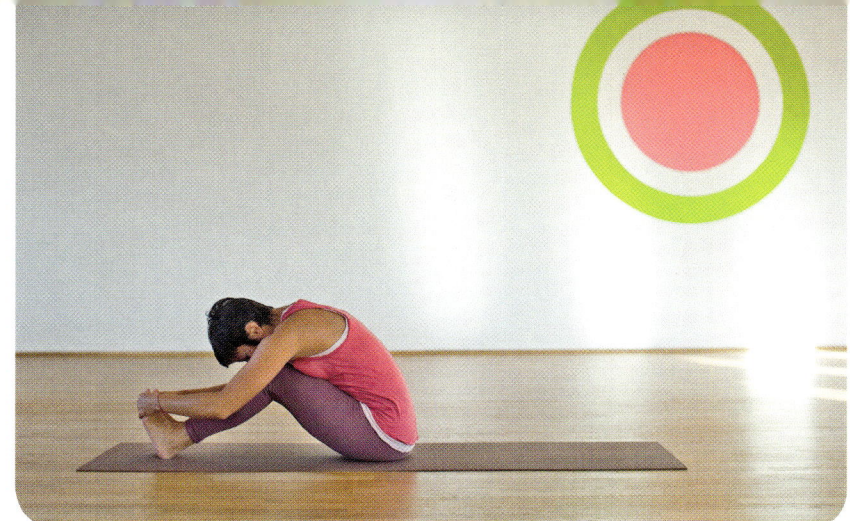

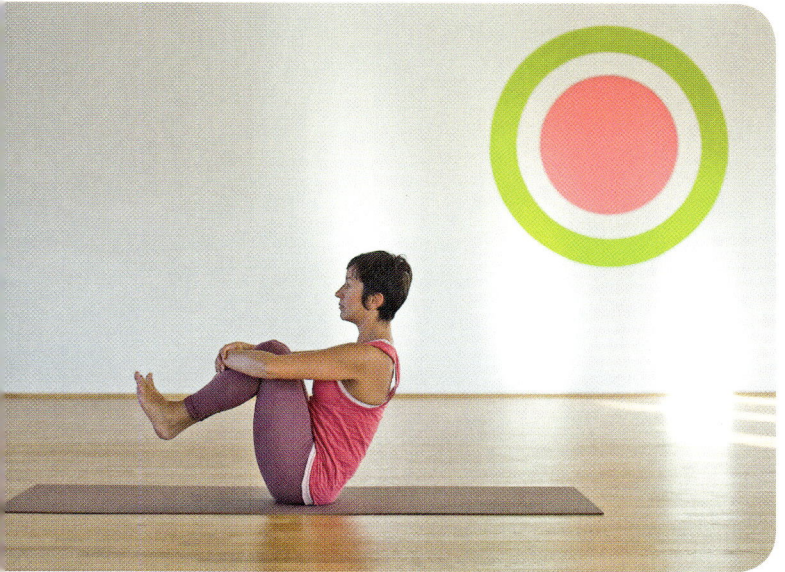

Variation für Beginner

- übe diesen Flow durchgehend mit gebeugten Beinen, damit du das Becken und den Rumpf gut aufrichten kannst. Lass dir Zeit mit dem Beine-Strecken, du wirst mit jedem Üben flexibler.

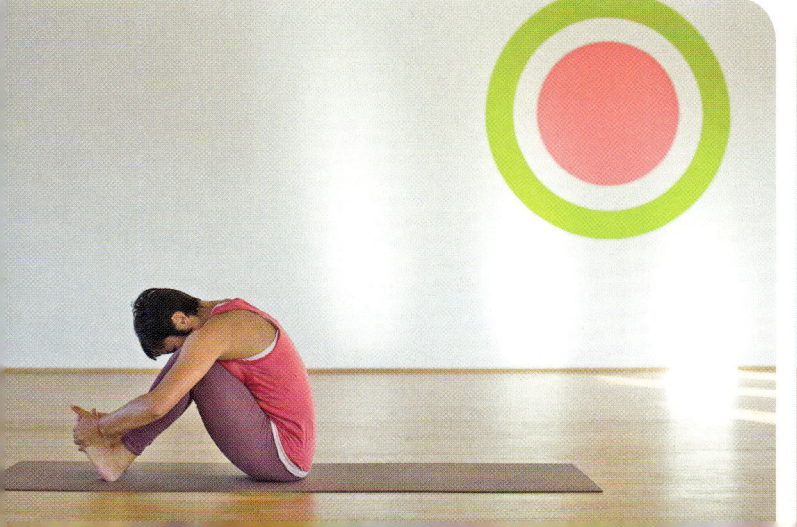

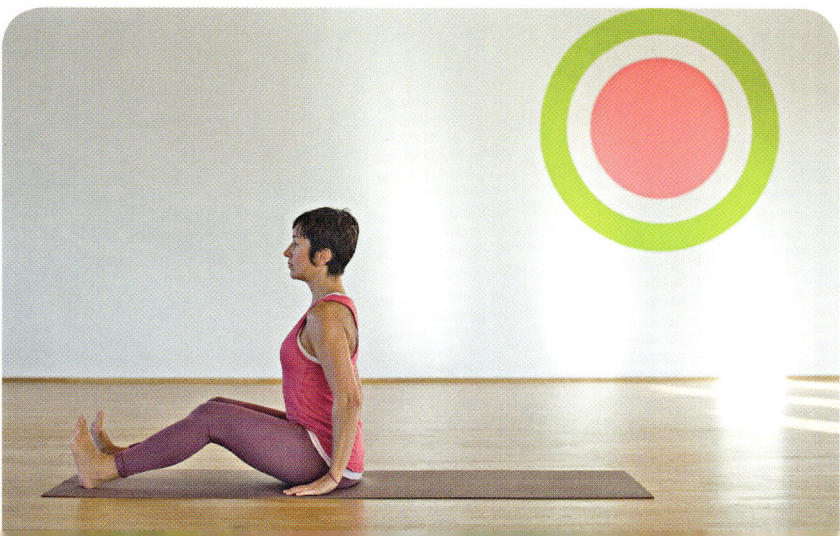

kopfüber-poses

Da kannst du dich auf den Kopf stellen

Umkehrhaltungen – Kopfstand, Handstand und Unterarmstand – sind für einige ein großer Spaß, für andere zunächst ein Auslöser von Angst.

Die Kopfüber-Poses haben viele positive Wirkungen auf Körper und Geist. Sie gelten als Anti-Aging-Mittel, lassen den Geist klarer werden, fördern Intuition, Gelassenheit und Kreativität.

Sie verändern deinen Blickwinkel auf die Welt nachhaltig und lassen dich Dinge in einem anderen Licht sehen.

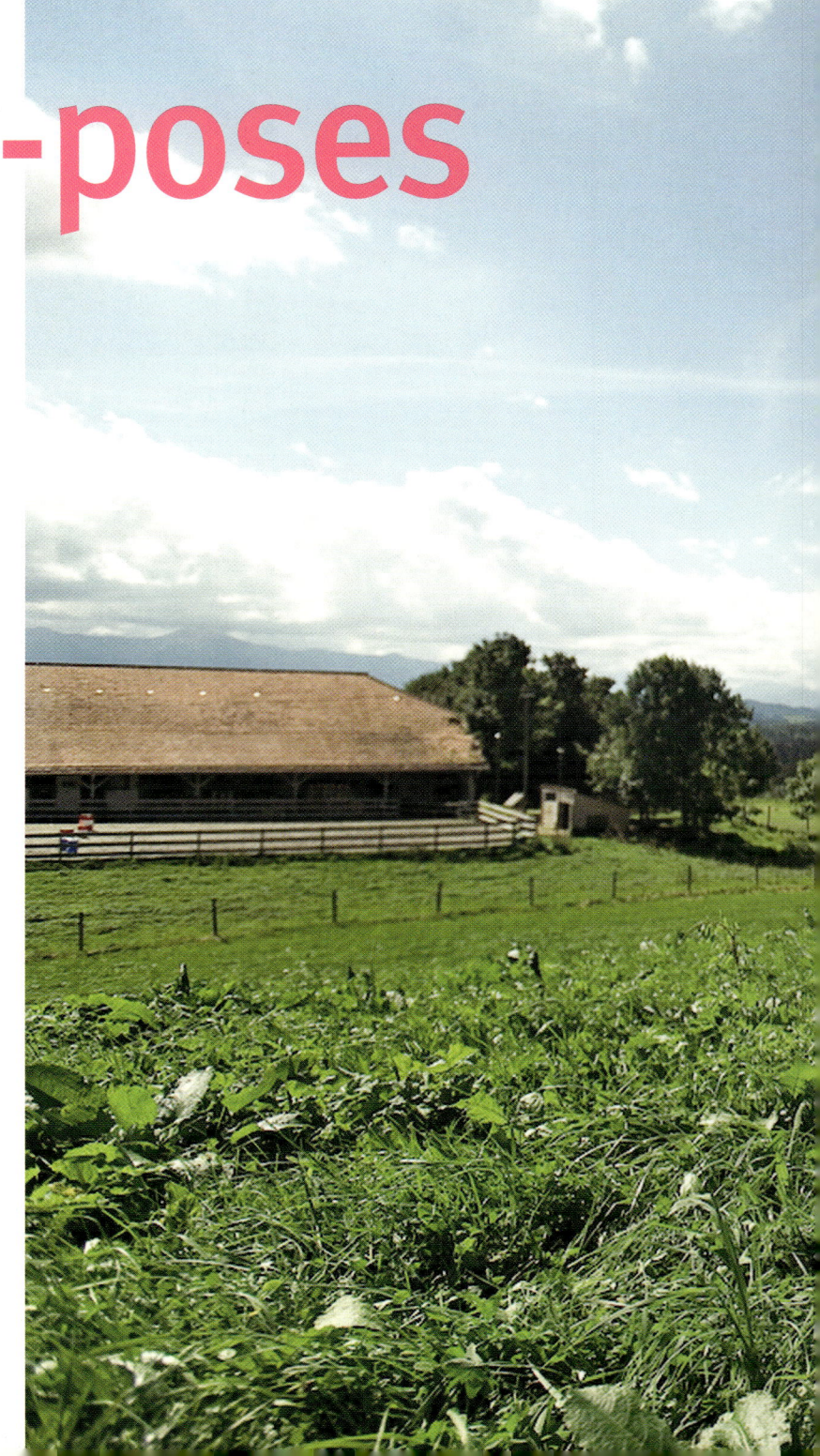

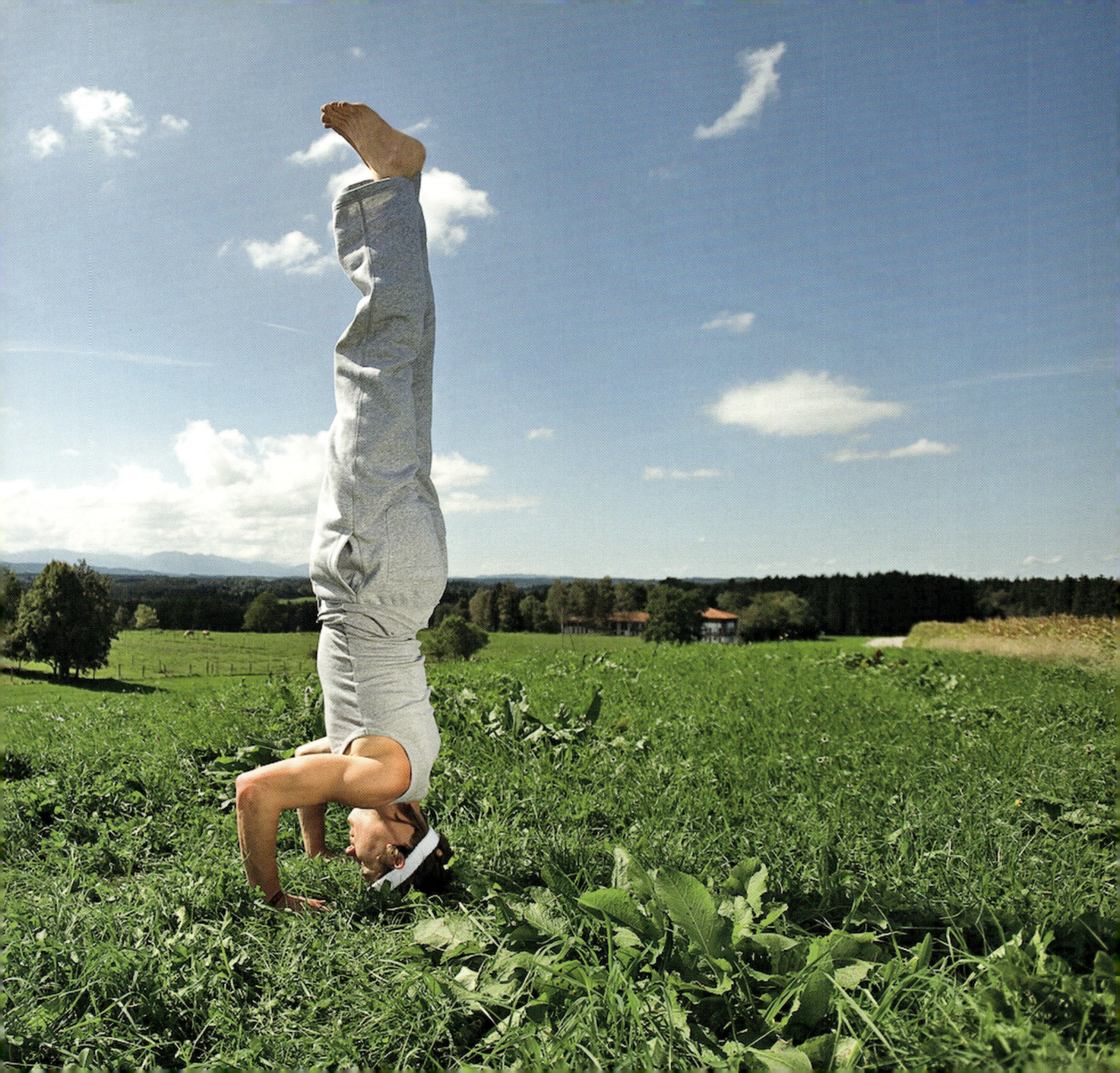

Salamba Sirsasana – Kopfstand

Salamba = Unterstützung
Sirsa = Kopf
Drishti: Nase

- lege dir eine Decke oder ein Handtuch für Kopf und Arme auf die Matte
- gehe in den Vierfüßlerstand, stütze die Unterarme auf und öffne die Ellbogen schulterbreit
- verschränke deine Hände gut, bilde eine stabile Handschale
- setze den Scheitelmittelpunkt auf die Unterlage, sodass der Hinterkopf von der Handschale umschlossen wird
- lass dir zum „Anprobieren" des Kopfs viel Zeit, nicht zu weit vorne oder hinten am Kopf ansetzen
- stelle die Füße auf, bringe Länge in deinen Oberkörper wie im Hund nach unten
- beuge oder strecke die Beine, fühle, wie du am besten lang bleiben kannst
- laufe nun so weit nach vorne, bis das Becken über den Schultern ist
- bringe den Schwerpunkt so weit nach vorne, bis du nur noch auf deinen Zehenspitzen stehst und du langsam abheben kannst
- übe zunächst, mit gebeugten Beinen anzuheben oder nimm ein Bein nach oben und ziehe das andere nach
- sobald du geübter bist, hebe mit gestreckten Beinen an
- übe anfangs gerne an einer Wand, aber mit gutem Abstand, sodass du sie nur zur Orientierung nutzt und genügend Spielraum zum Balancieren hast
- drücke währenddessen die Handaußenkanten und Unterarme kräftig in den Boden, um Gewicht vom Kopf zu nehmen

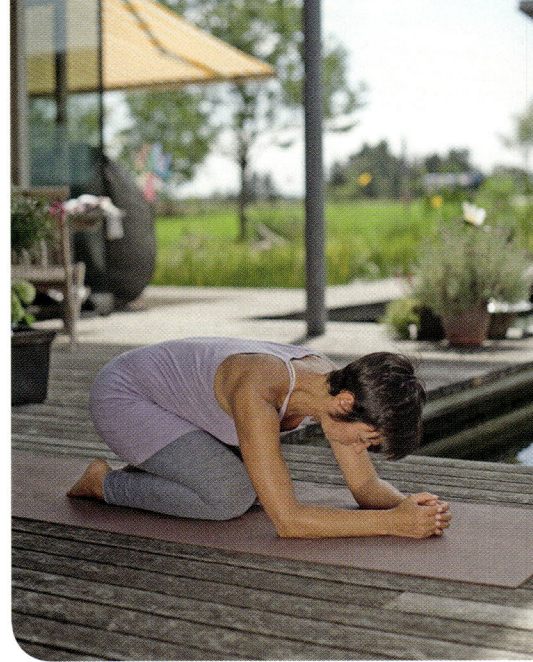

- solltest du im oberen Rücken einrunden, komme nicht so weit nach vorne
- beachte stets die Länge und hebe dich wiederholt aus den Schultern
- falls dies noch nicht möglich ist, übe zunächst vorbereitende Haltungen, wie in Yoga Elements beschrieben und probiere den Kopfstand nur mit deinem Yoga-Lehrer
- übe am Anfang höchstens 5 Atemzüge, später 15–25 Atemzüge lang
- atme ruhig und gleichmäßig

Wirkung

- bringt frisches Blut ins Gehirn
- stärkt die Lungen
- reguliert die Verdauung
- aktiviert den Darm
- hervorragend gegen Schlaflosigkeit, Kopfschmerzen und Erkältungskrankheiten

Übe Kopfstand nicht bei: Problemen mit der Halswirbelsäule, Kreislaufproblemen, akuten Kopfschmerzen oder bei Migräne, sehr vollem Magen

- senke dich nach dem Kopfstand in Child's Pose (Balasana) ab,
- lege die Stirn zum Boden ab, eventuell auf einer Decke
- so können sich Schultern und Nacken entspannen

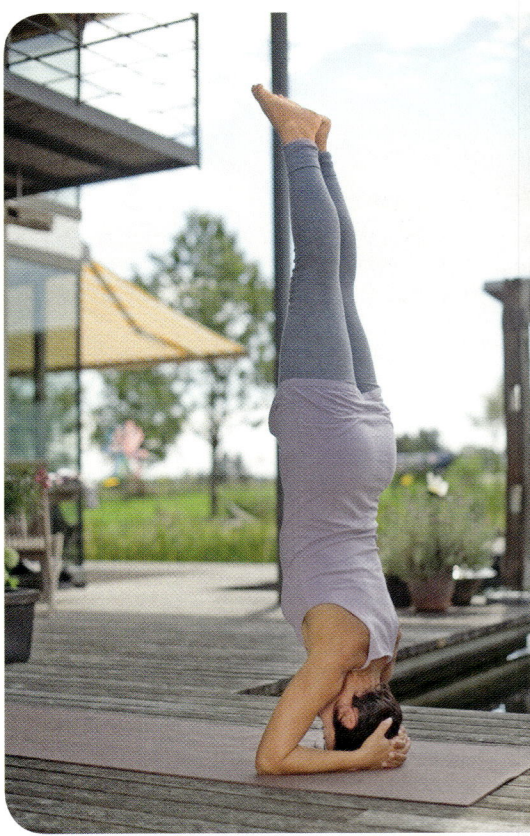

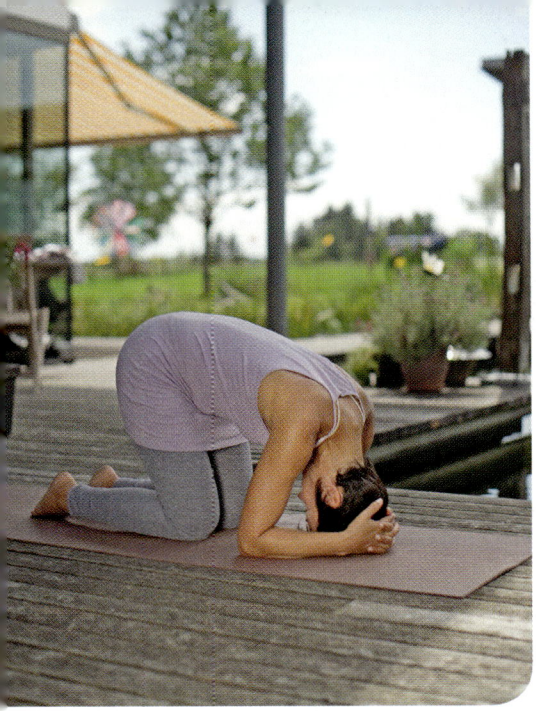
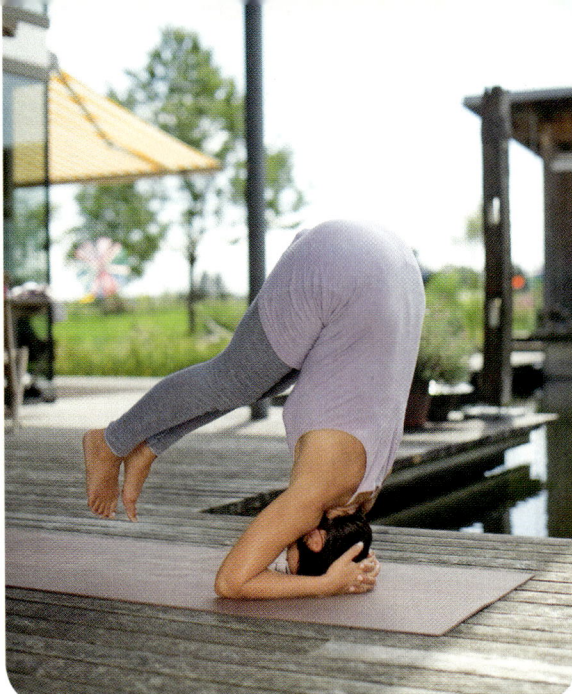
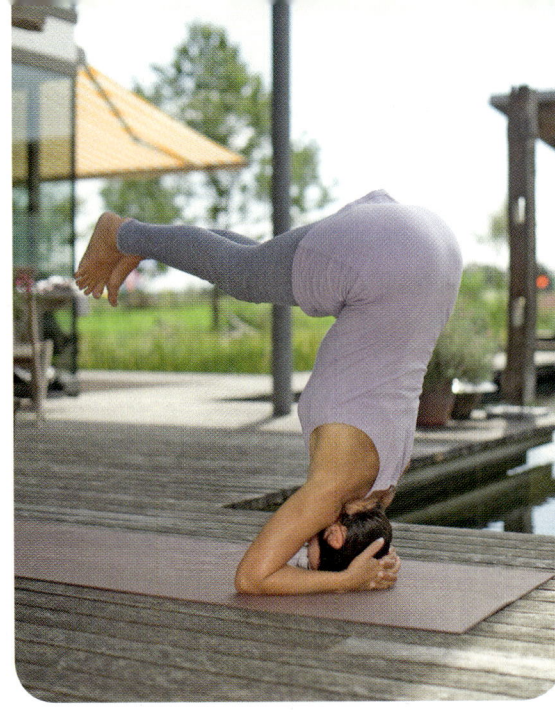
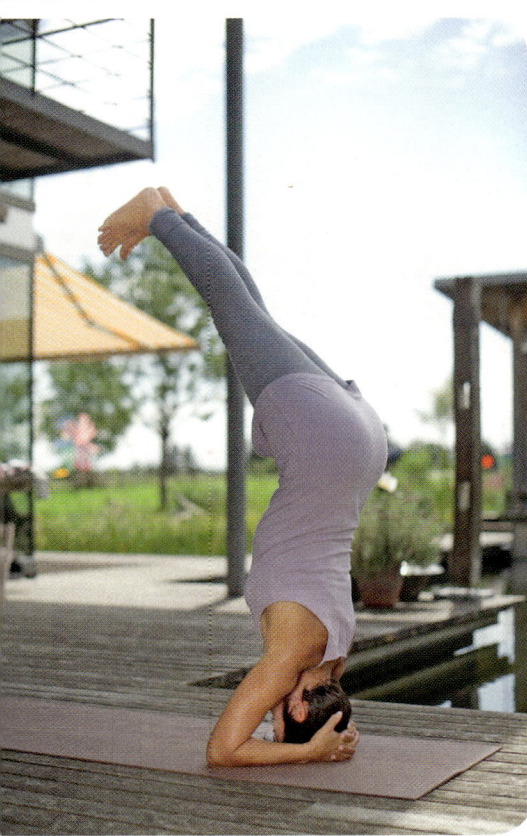
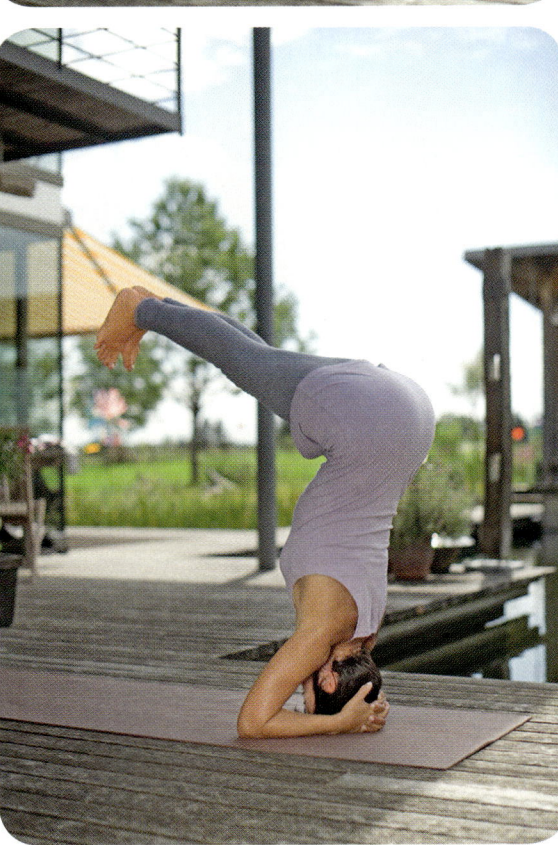
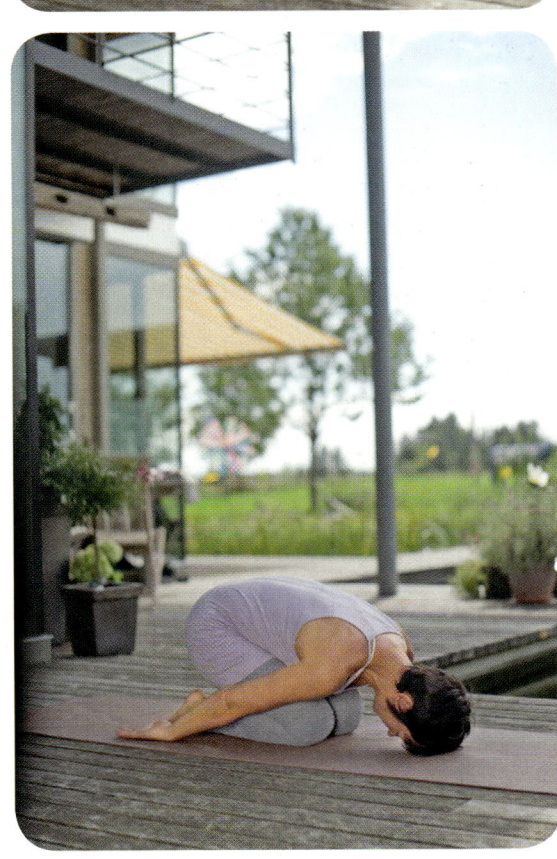

Pincha Mayurasana – Unterarmstand

Pincha = Feder oder Kinn
Mayurasana = Pfau

Drishti – Nase

- gehe in den Vierfüßlerstand, stütze die Unterarme auf und öffne die Ellbogen schulterbreit
- setze deine Hände schulterbreit auf, fächere die Finger weit auf
- verteile das Gewicht gleichmäßig auf Unterarme, Handflächen und jeden einzelnen Finger
- hebe den Kopf an, konzentriere dich zur Nase hin
- stelle die Füße auf, bringe Länge in deinen Oberkörper wie im Hund nach unten
- beuge oder strecke die Beine, fühle, wie du am besten lang bleiben kannst
- laufe nun so weit nach vorne, bis das Becken über den Schultern ist
- bringe den Schwerpunkt so weit nach vorne, bis du nur noch auf deinen Zehenspitzen stehst
- hebe ein Bein nach oben und stoße dich dann mit dem Standbein sanft vom Boden ab
- versuche die Beine zu schließen und gestreckt zu halten
- übe anfangs gerne an einer Wand, aber mit gutem Abstand, sodass du sie nur zur Orientierung nutzt und genügend Spielraum zum Balancieren hast
- drücke währenddessen die Handflächen und Unterarme kräftig in den Boden
- solltest du im oberen Rücken einrunden, komme nicht so weit nach vorne
- beachte stets die Länge und hebe dich wiederholt aus den Schultern
- falls dies noch nicht möglich ist, übe zunächst vorbereitende Haltungen wie in Yoga Elements beschrieben und probiere den Unterarmstand nur mit deinem Yoga-Lehrer
- übe am Anfang höchstens 5 Atemzüge, später 15–25 Atemzüge
- atme ruhig und gleichmäßig

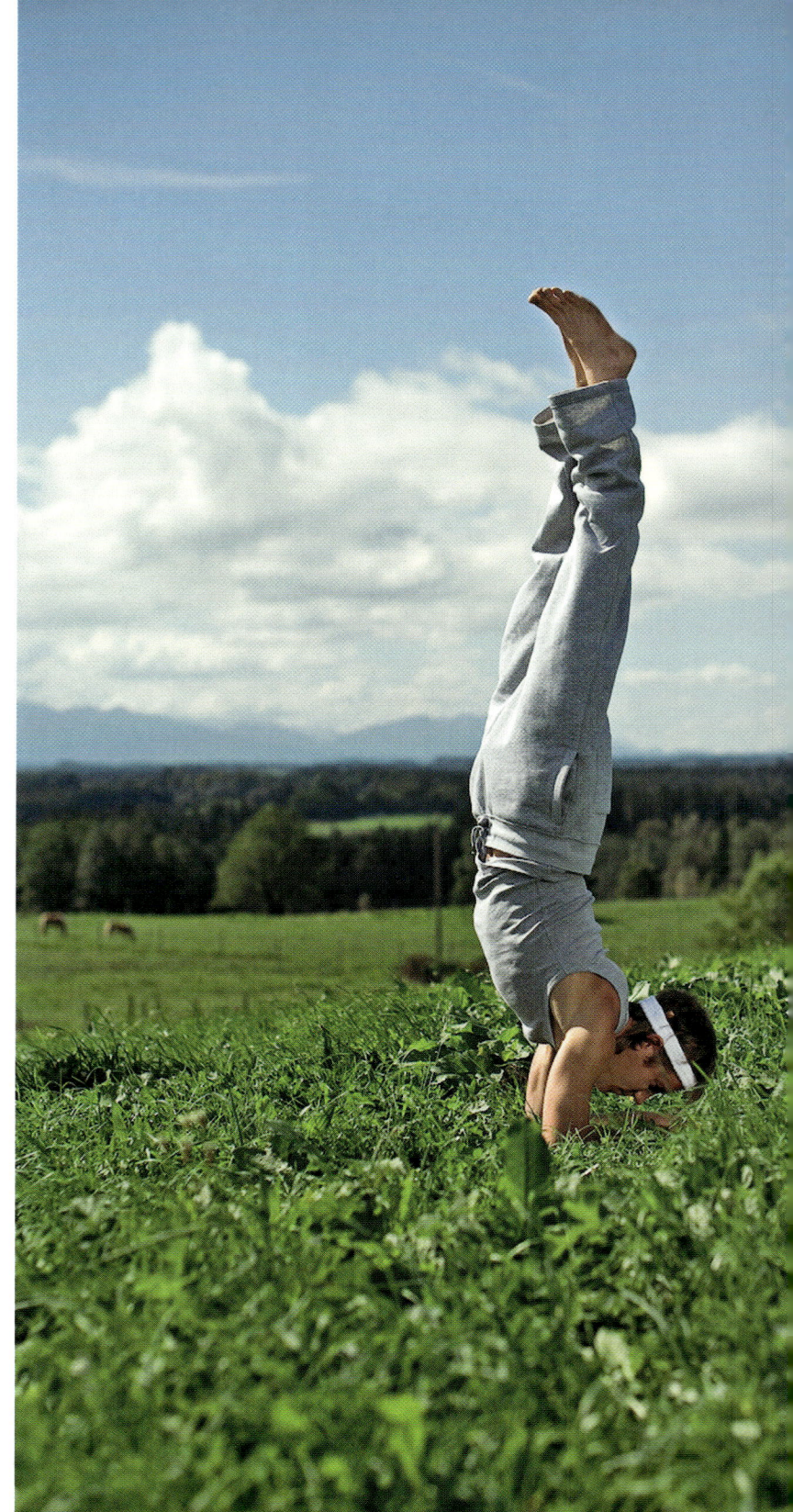

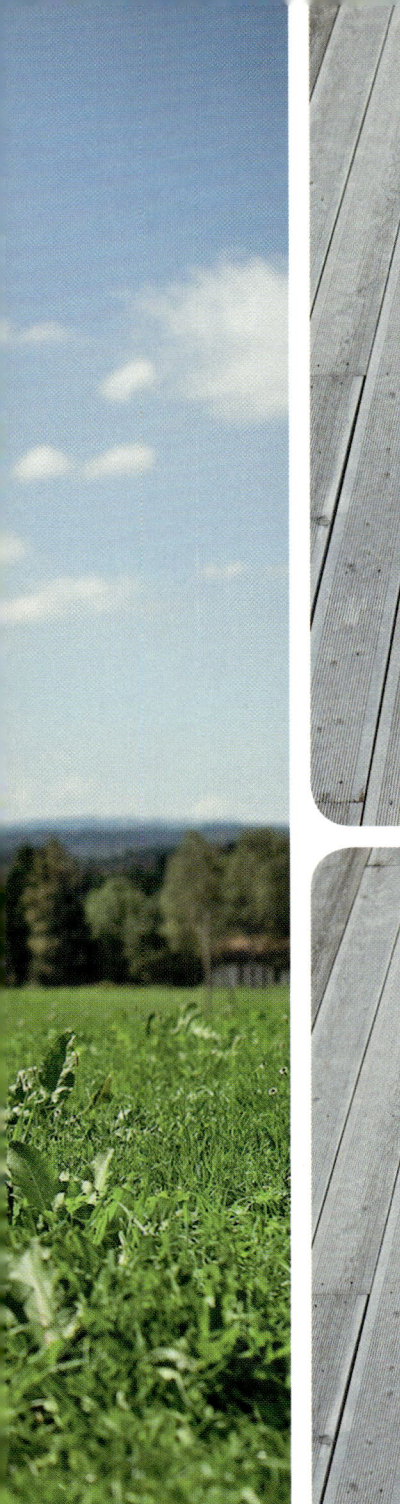

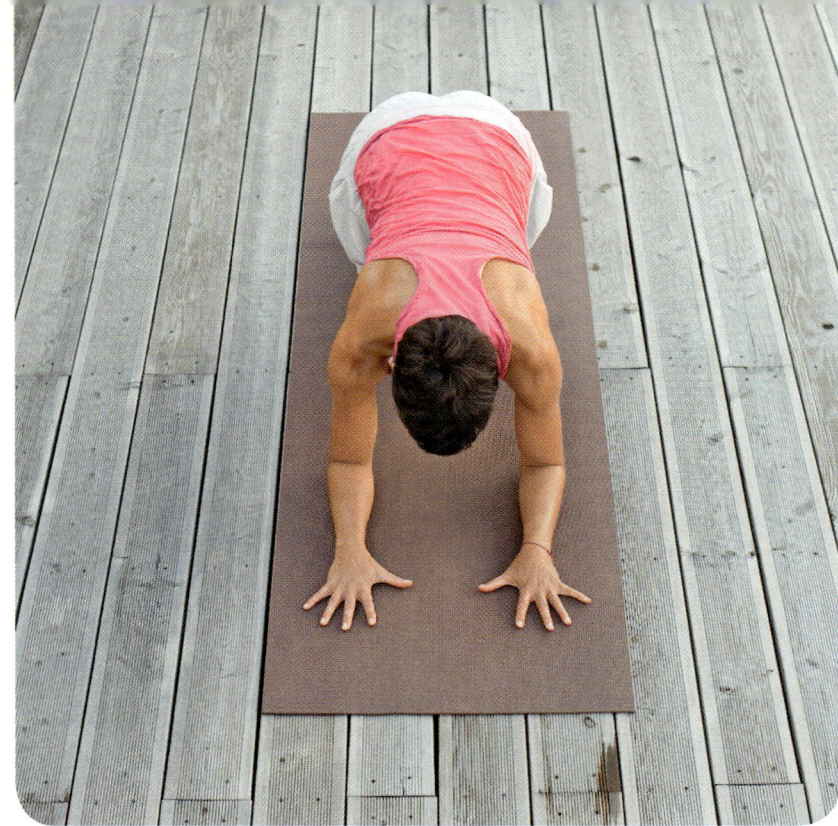

Wirkung
- dehnt den gesamten Rumpf
- kräftigt die Hände, Ober- und Unterarme
- bringt mehr Beweglichkeit in die Schultern
- stärkt die Konzentration und Koordination

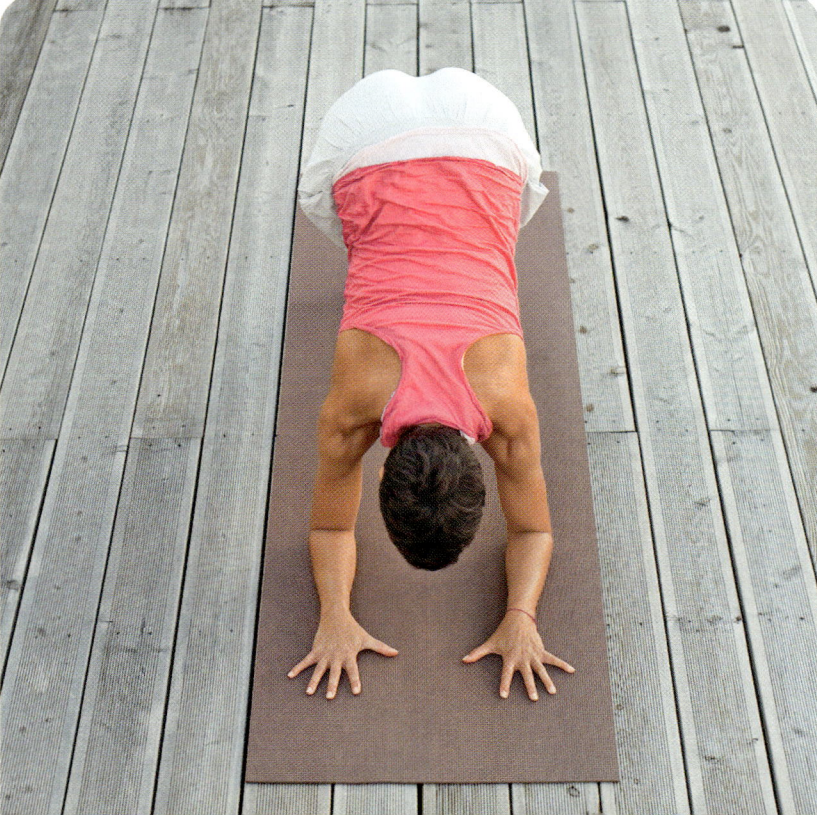

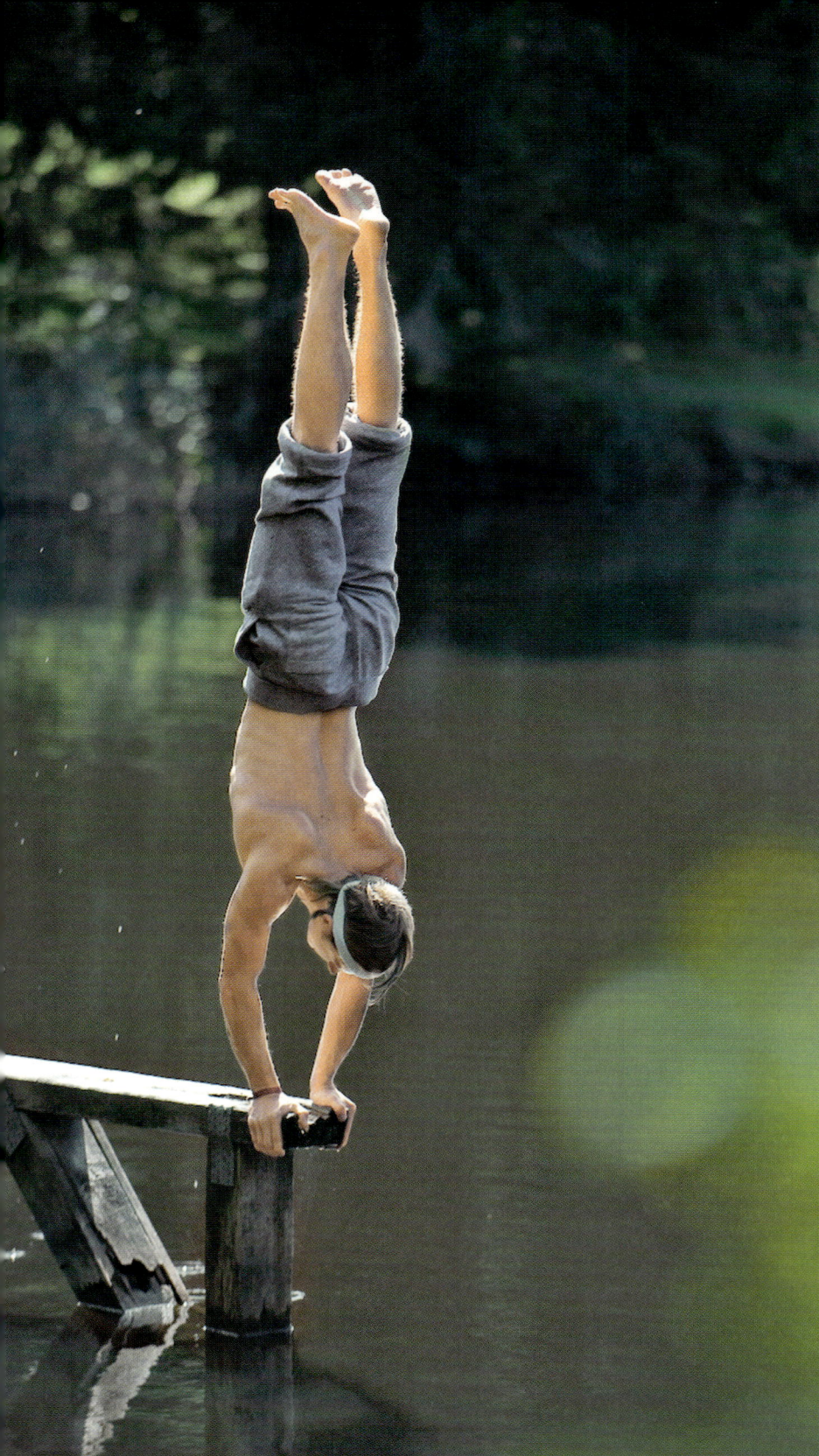

Adho Mukha Vrksasana – Handstand

Adho = nach unten
Mukha = Gesicht
Vrksa = Baum

Drishti: Nase

- richte dich im Adho Mukha Svanasana ein
- verteile das Gewicht gleichmäßig auf die Handflächen und jeden einzelnen Finger
- hebe den Kopf an, konzentriere dich zur Nase hin
- hebe deine Fersen an und laufe nach vorne, bis deine Schultern über deinen Handgelenken sind und das Becken über den Schultern
- drücke währenddessen die Handflächen kräftig in den Boden und strecke die Arme
- bringe den Schwerpunkt so weit nach vorne, bis du nur noch auf den Zehenspitzen stehst
- hebe ein Bein nach oben und stoße dich dann mit dem Standbein sanft vom Boden ab
- versuche die Beine zu schließen und gestreckt zu halten
- übe anfangs gerne an einer Wand, aber mit gutem Abstand, sodass du sie nur zur Orientierung nutzt und genügend Spielraum zum Balancieren hast
- übe anfangs in einer Schrittstellung, hier kannst du wunderbar deinen Schwerpunkt finden
- beachte stets die Länge und hebe dich wiederholt aus Rumpf und Schultern
- falls dies noch nicht möglich ist, übe zunächst vorbereitende Haltungen wie in Yoga Elements für Handgelenke und Rumpfkräftigung beschrieben und probiere den Handstand nur mit deinem Yoga-Lehrer, der dich anleiten und unterstützen kann
- übe am Anfang höchstens 5 Atemzüge, später 15–25 Atemzüge lang
- atme ruhig und gleichmäßig

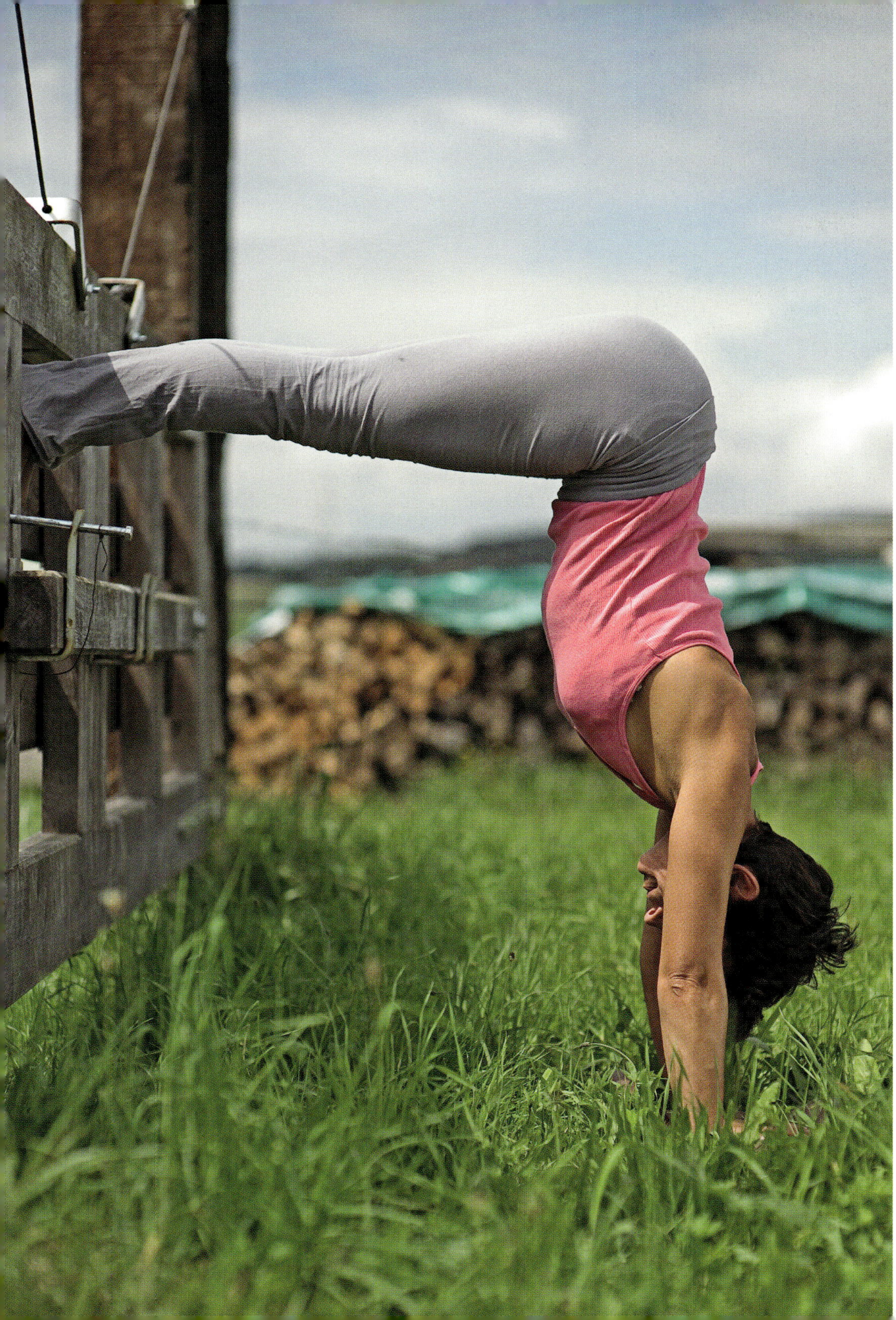

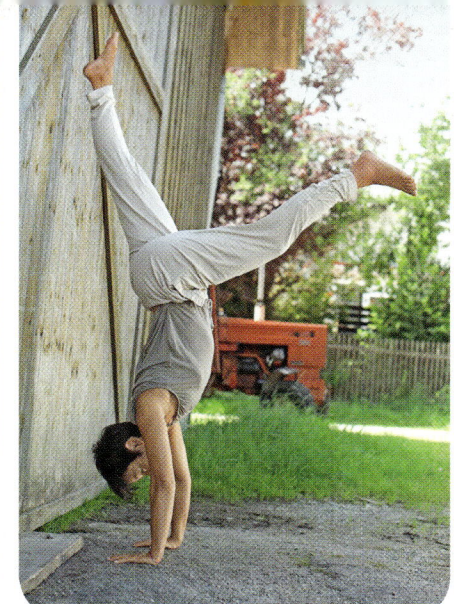

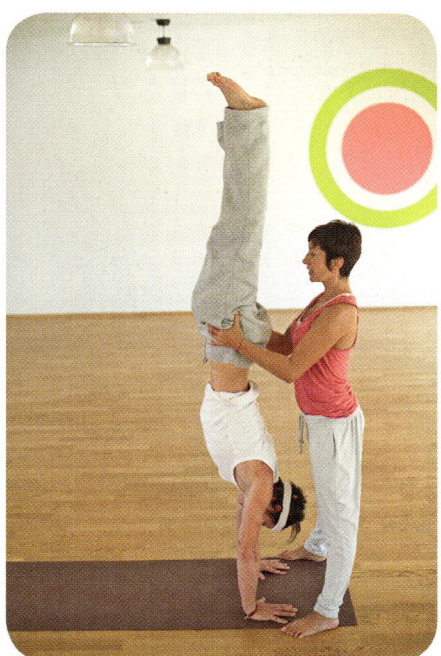

Wirkung
- dehnt den gesamten Rumpf
- kräftigt die Hände, die Ober- und Unterarme
- bringt mehr Beweglichkeit in die Schultern
- stärkt Konzentration und Koordination
- macht gute Laune

Urdhva Dhanurasana – Bogen

Urdhva = nach oben

Dhanura = Bogen

Drishti: drittes Auge

- ziehe die Unterschenkel im 90°-Winkel an, setze die Füße etwas weiter als hüftbreit auf
- lege deine Hände neben dem Kopf ab
- die Finger sind weit aufgefächert, die Fingerspitzen zeigen zu den Schultern
- atme ein, drücke in deine Hände und Fersen und hebe das Becken an, setze gerne zunächst den Scheitelmittelpunkt auf, atme aus
- mit der nächsten Einatmung drücke wieder kräftig und gleichmäßig in Hände und Füße und hebe dich vom Boden ab und weit nach oben

- strecke die Arme, aktiviere Gesäß und Oberschenkel
- übe 5 tiefe Atemzüge lang, später wiederhole gerne 3 Mal
- mit dem Ausatmen senke deinen Körper wieder ab
- falls du beim Anheben bemerkst, dass du die Arme noch nicht strecken und den Kopf noch nicht vom Boden abheben kannst, übe zunächst vorbereitende Haltungen wie in Yoga Elements für Handgelenke und Schulterbeweglichkeit beschrieben und probiere den Bogen nur mit deinem Yoga-Lehrer, der dich anleiten und unterstützen kann

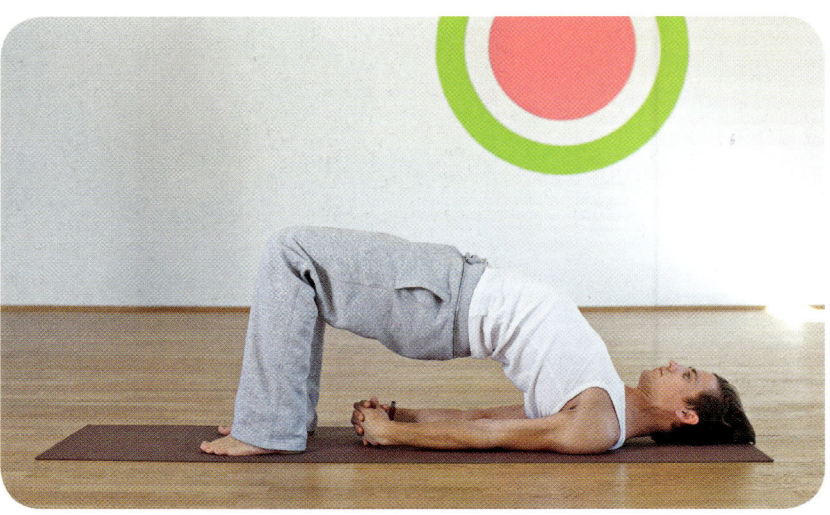

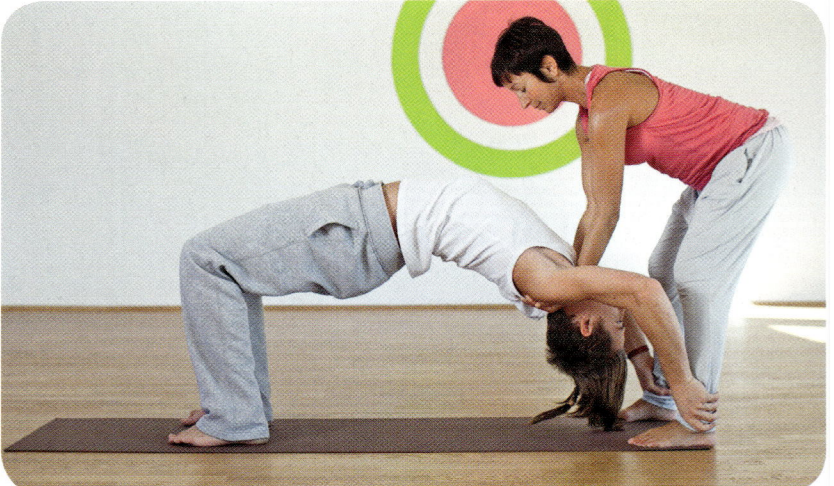

Variation für Beginner

- übe gerne die Schulterbrücke und bereite mit Übungen aus Yoga Elements den Körper langsam vor
- hebe Brustbein und Schambein nach oben an
- strecke die Arme gut aus und lege sie mit verschränkten Händen auf dem Boden ab

Variation Adjustment

- eine wunderbare Variation ist die Unterstützung mit Adjustment durch deinen Yoga-Lehrer, er kann dich gut in deiner Atmung anleiten und kann ebenso einschätzen, wie weit du die Arme schon strecken kannst

Übe den Bogen nicht bei akuten Rückenbeschwerden oder Rückenverletzungen

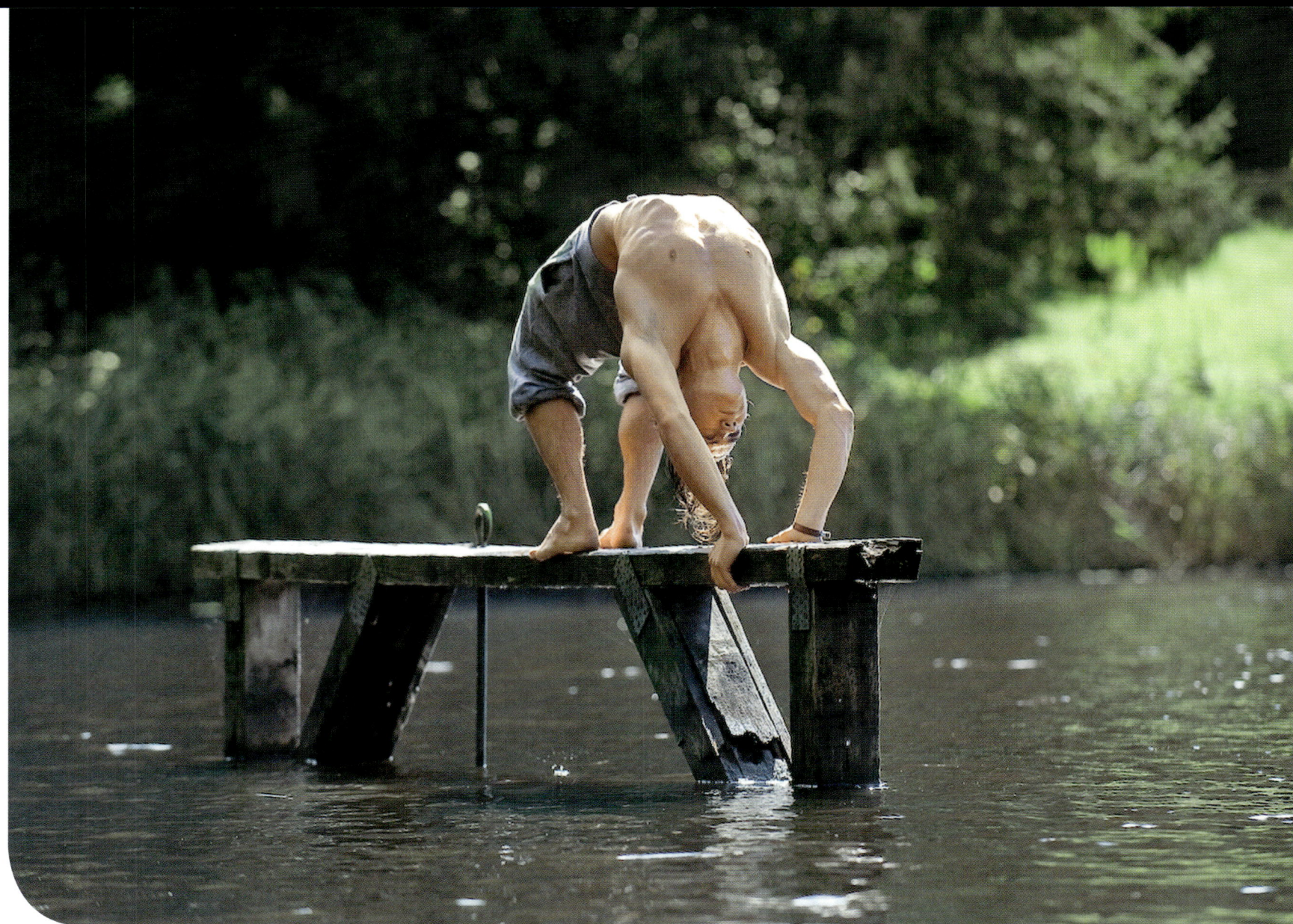

Wirkung
- entspannt die gesamte Vorderseite des Körpers
- öffnet und weitet den Brustkorb
- aktiviert die Beine
- stärkt und vertieft die Atmung

Salamba Sarvangasana – Schulterstand

Salamba = unterstützt
Sarva = Ganzes, insgesamt
Anga = Glied – Körper

Drishti: Nase

- ziehe die Unterschenkel im 90°-Winkel an, setze die Füße hüftbreit auf
- lege die Arme ausgestreckt neben dem Körper ab
- drücke die Hände kräftig in den Boden und hebe mit leichtem Schwung Beine und Hüften ab, lege die Hände an die Mitte des Rückens mit den Fingerspitzen zur Decke
- strecke die Beine schräg nach hinten über den Kopf hinaus und hebe sie dann nach oben
- halte die Füße über deinen Hüften
- lasse die Ellbogen nicht nach außen ausweichen, versuche Schultern und Oberarme zueinander zu führen
- halte den Kopf gerade und drehe ihn nicht, benutze keine Kopfunterlage
- atme gleichmäßig 10–25 Atemzüge lang

Kombiniere den Schulterstand mit Halasana und Matsyasana

Wirkung
- dehnt die Schultern
- öffnet und weitet den Brustkorb
- verbessert die Blutzirkulation und Atmung
- wirkt entspannend

Übe den Schulterstand nicht bei Problemen der Halswirbelsäule

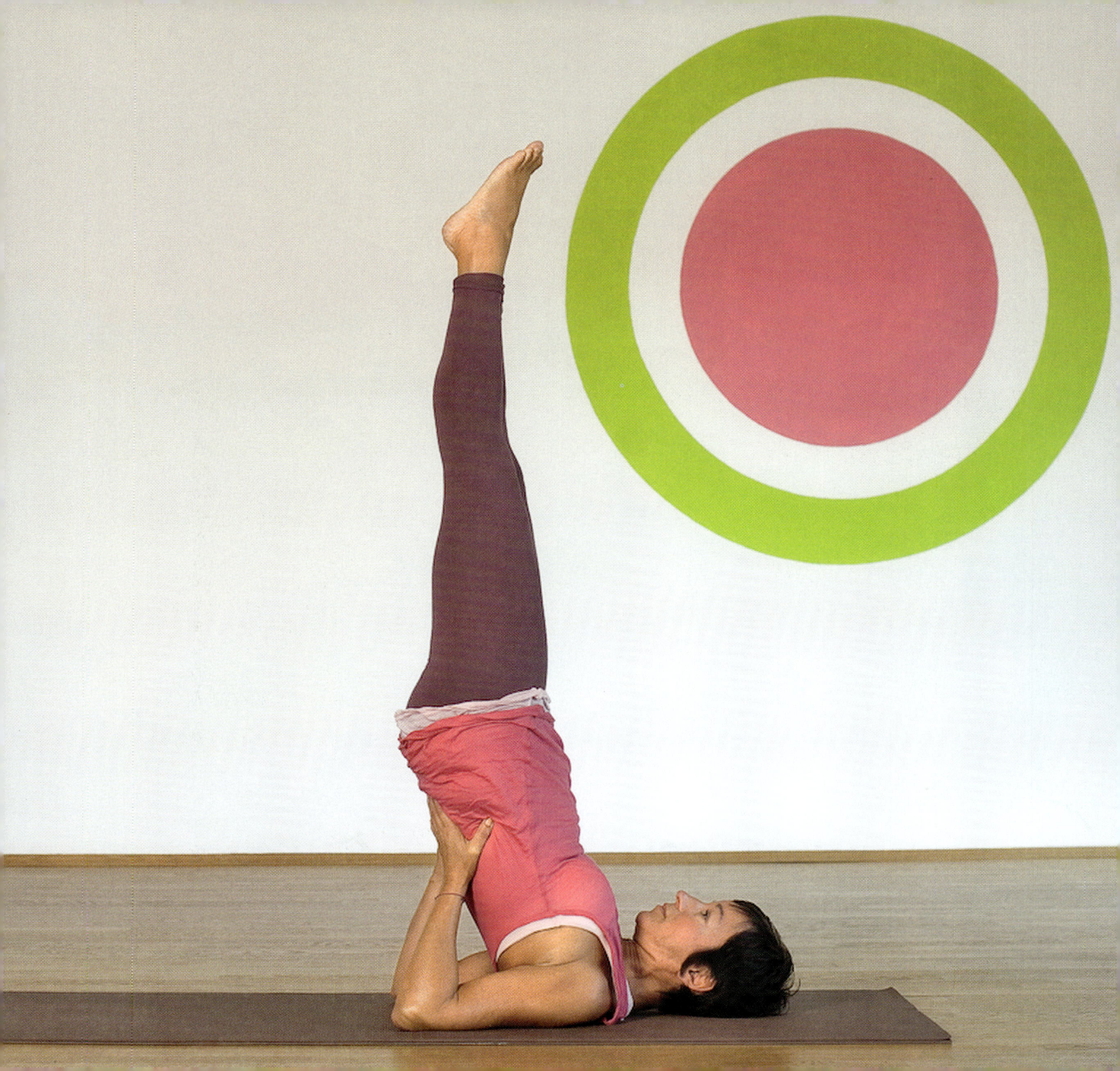

Halasana – Pflug

Hala = Pflug
Drishti: Nase

- gehe vom Schulterstand in Halasana
- atme aus und senke die Beine weit nach hinten über den Kopf hinaus zum Boden
- versuche die Füße geflext oder gestreckt abzulegen
- lege dann deine Arme gestreckt auf dem Boden ab und verschränke kräftig die Hände
- wenn deine Füße den Boden noch nicht erreichen, unterstütze mit den Händen weiterhin deine Wirbelsäule
- atme gleichmäßig 5–8 Atemzüge

Wirkung
- dehnt den unteren Rücken
- lindert Rückenbeschwerden
- belebt die Bauchorgane
- regt die Verdauung an
- wirkt beruhigend und kühlend

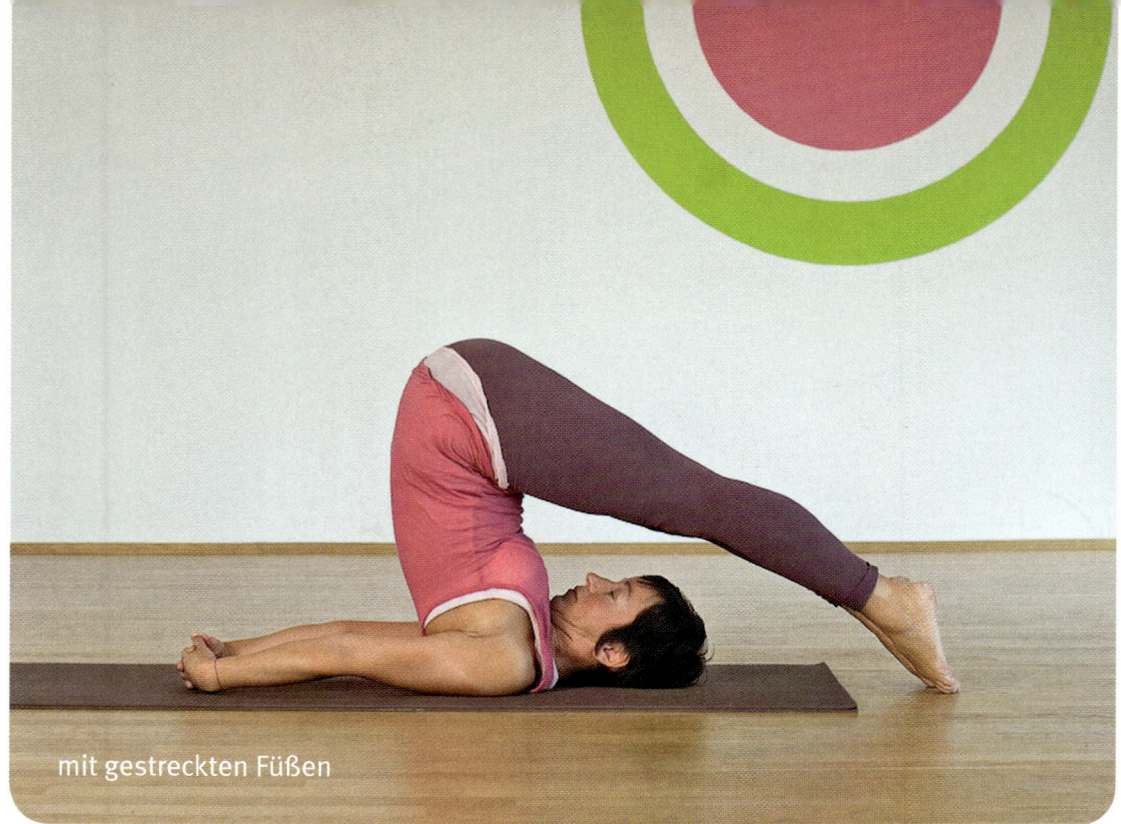

mit gestreckten Füßen

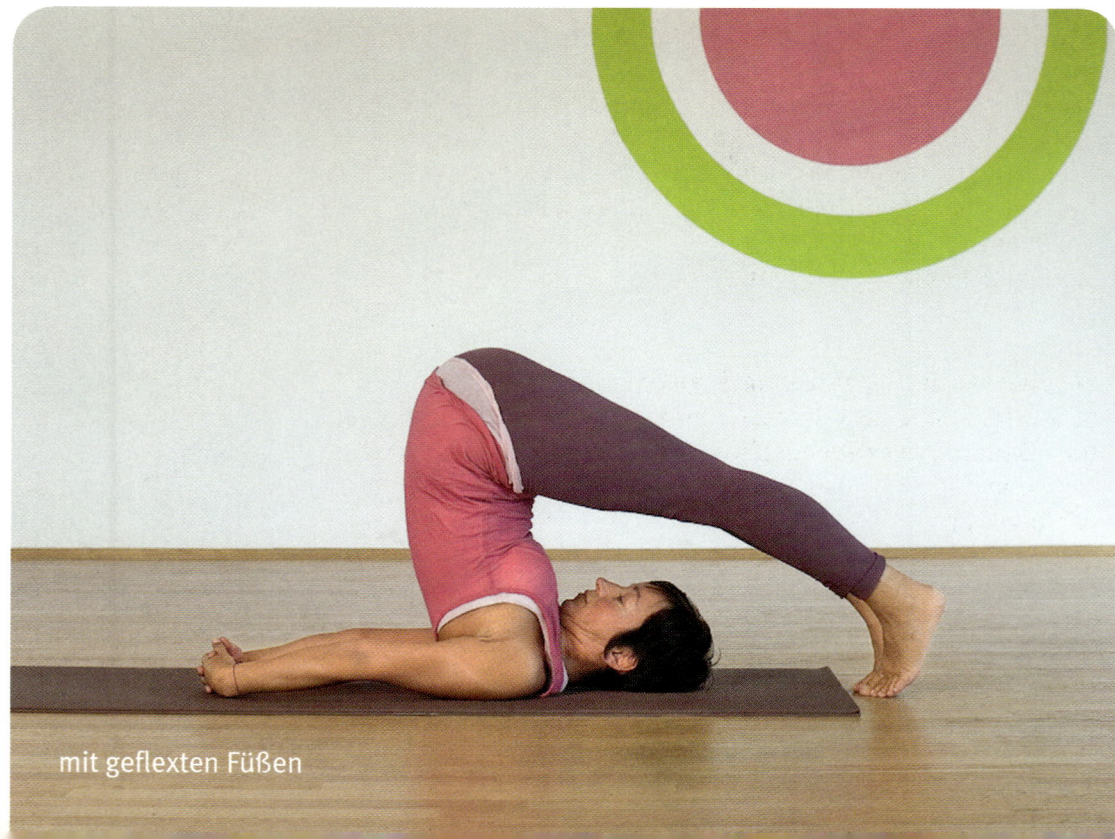

mit geflexten Füßen

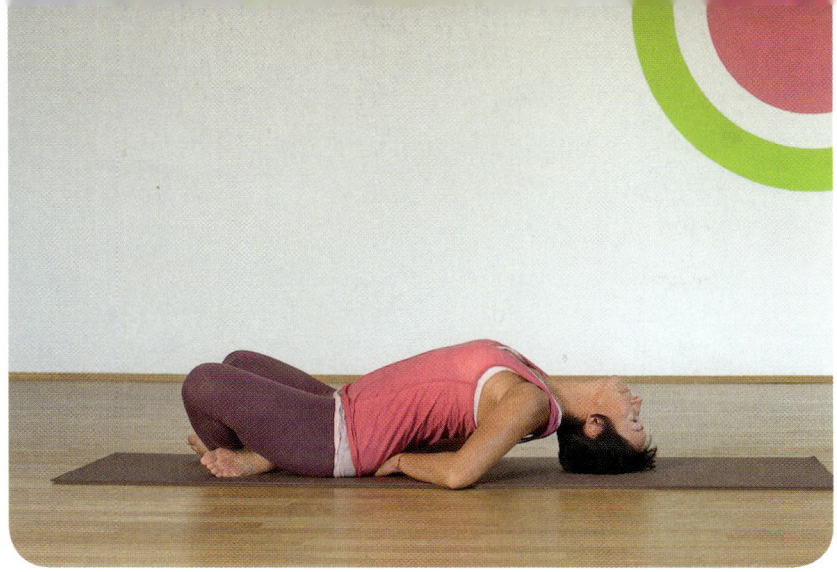

Matsyasana – Fisch
Matsya = Fisch
Drishti: drittes Auge

- gehe von Halasana in Matsyasana
- rolle vom Halasana, unterstützt durch deine Arme, wieder in die Rückenlage
- kreuze deine Beine zu Sukhasana im Liegen
- lege die Hände seitlich unter den Beckenrand, drücke die Ellbogen in den Boden, hebe währenddessen Kopf und Schultern, hebe dabei dein Kinn zur Decke und setze den Scheitelmittelpunkt auf den Boden
- atme gleichmäßig 5–8 Atemzüge lang

Wirkung
- ausgleichende, beruhigende Wirkung nach Halasana
- in Schulterstand und Halasana ergibt sich automatisch Jalandhara Bandha, der Kehlverschluss, im Fisch löst sich durch das Anheben des Kinns das Bandha wieder auf, und frisches Blut versorgt den Halsbereich
- der Brustbereich öffnet sich wieder und füllt sich mit Atem

Variation für Geübte

Uttana Padasana
Uttana = Streckung
Pada = Fuß

Drishti: drittes Auge

- übe diese Variation, wenn du im Rumpfbereich sehr kräftig bist
- aktiviere deinen Bauch
- übe 5–8 Atemzüge lang

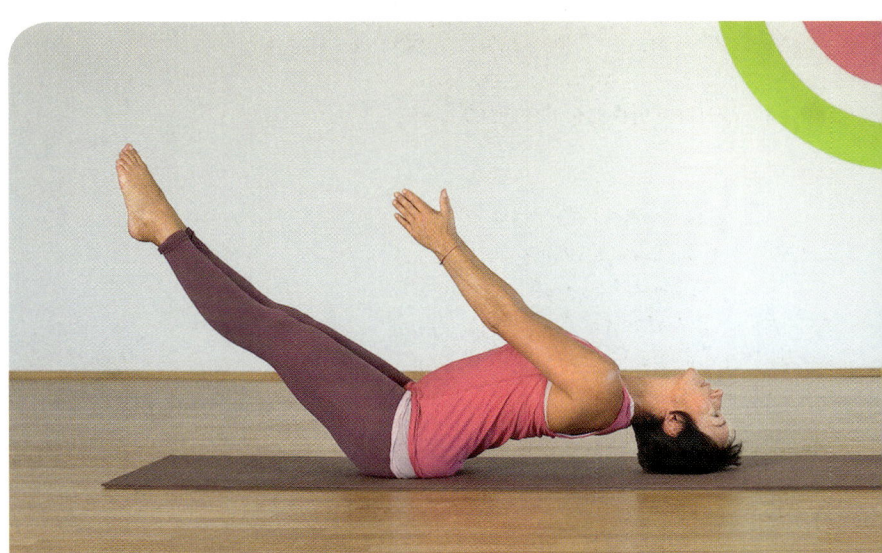

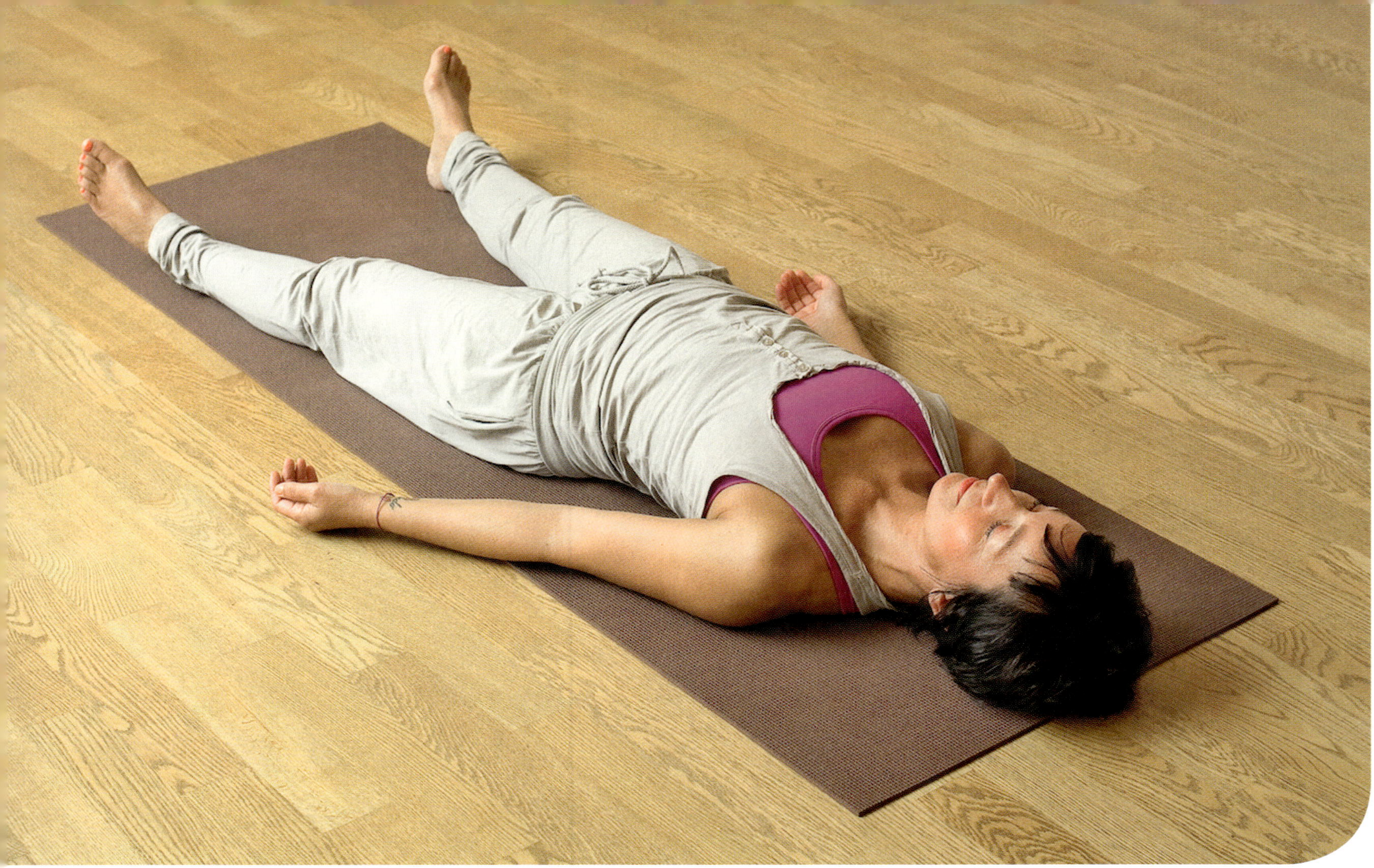

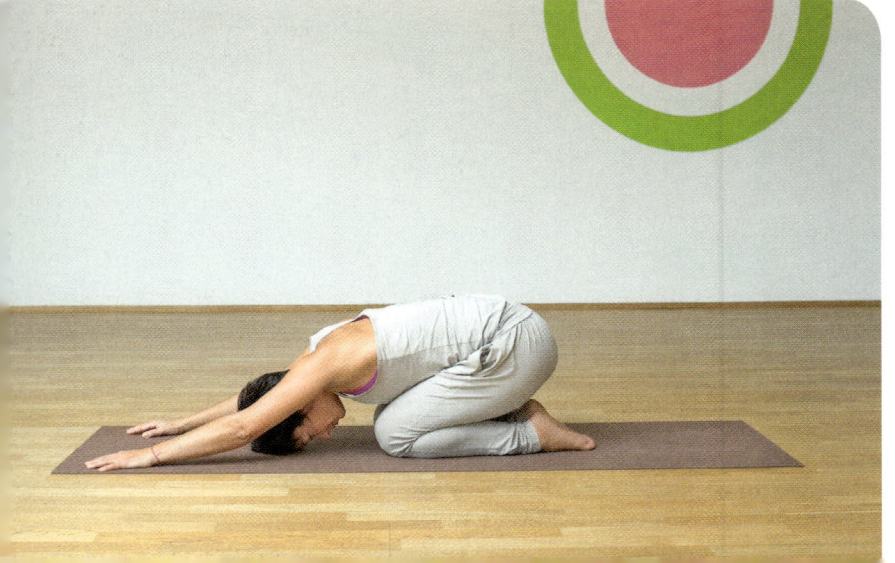

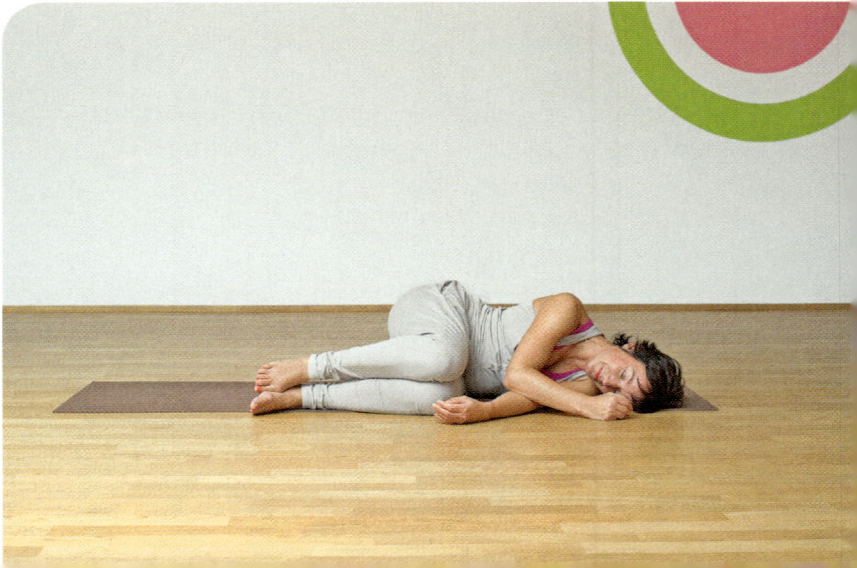

Shavasana –
Schluss-Entspannung

Shava = Leichnam

- beende mit dieser Haltung jede Yoga-Praxis
- lege dich entspannt auf den Rücken
- öffne die Beine etwas weiter als hüftbreit und lass Beine und Füße entspannt nach außen fallen
- lege deine Arme etwa 20 cm vom Körper entfernt ab, die Handflächen zeigen nach oben
- senke die Schultern und entspanne dein Gesicht
- liege absolut still, atme wieder natürlich und lenke deine Aufmerksamkeit nach innen
- bleibe 10–15 Minuten lang so

Wirkung
- tiefe Entspannung für Körper, Geist und Nervensystem

... danach beginne dich wieder klein zu bewegen, strecke und recke dich, runde dich ein, lege dich gerne zur Seite und komme dann zurück zu einem aufrechten Sitz

... verneige dich vor dir und vor deinem Lehrer

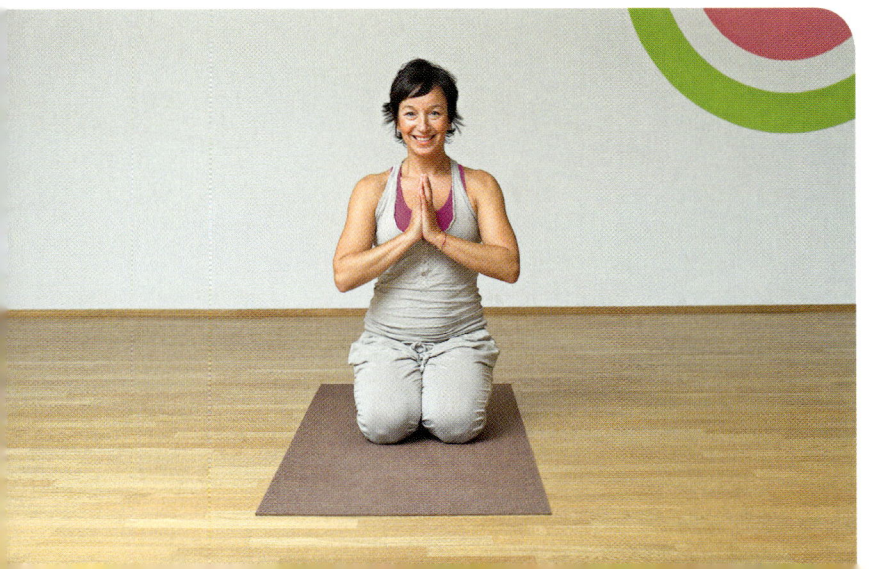
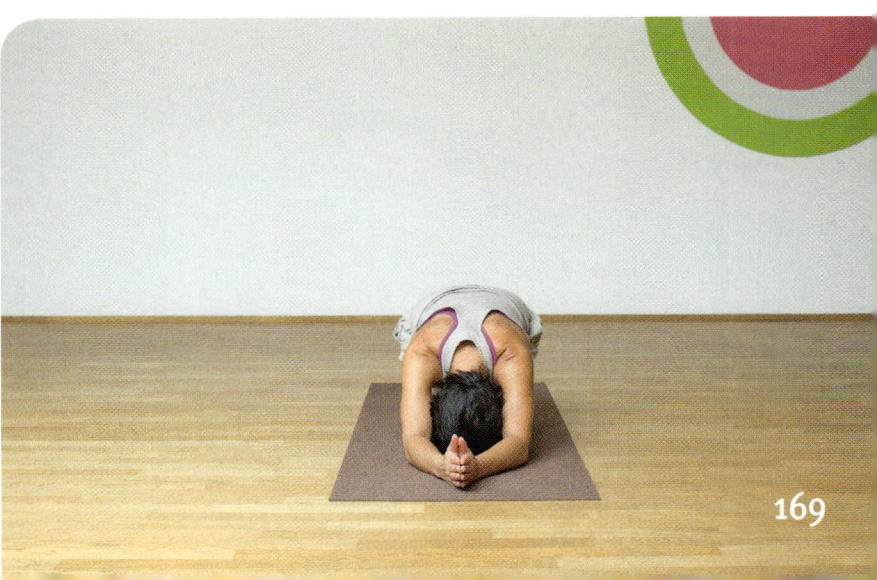

glossar
Sanskrit macht Spaß und will gesprochen werden

Adho – nach unten
Anga – Gliedmaße
Angushta – großer Zeh
Ardha – halb
Asana – Yoga-Haltung
Ashtanga – Acht Glieder
Baddha – gebunden
Baka – Kranich
Bandha – Verschluss
Bhujanga – Schlange, Kobra
Chaturanga – Vier Glieder
Danda – Stab, Stock
Dhanu – Bogen
Drishti – Konzentrationspunkt
Eka – eins
Hala – Pflug
Hasta – Hand
Janu – Knie
Jnana – Wissen, Erkenntnis, Weisheit über die Wirklichkeit
Kapota – Taube
Kona – Winkel
Matsya – Fisch
Mudra – Gebärde, Geste, Siegel
Mukha – Gesicht, Mund, Kopf, Vorderseite
Mula – Wurzel, Basis
Nadi – Energiekanal
Namaskar – ehrerbietiger Gruß
Namaste – Begrüßung – Die Seele in mir grüßt die Seele in dir.
Nava – Boot
Pada – Fuß

Padma – Lotus
Parivrtta – gedreht
Parshva – Seite
Pashcima – Westen, westlich, hinten, auf der Rückseite
Prana – Lebensenergie
Pranayama – Kontrolle der Atmung
Prasarita – geweitet, ausgedehnt
Purva – Osten, östlich, vorne, auf der Vorderseite
Raja – königlich
Salabha – Heuschrecke
Sarvanga – alle Gliedmaßen
Shava – Leichnam
Shirsha – Kopf
Shvana – Hund
Sukha – bequem, glücklich
Supta – liegend
Surya – Sonne
Tada – Berg
Trikona – Dreieck
Uddiyana – nach oben fliegen
Ujjayi – siegreich
Urdhva – hoch, aufrecht, nach oben
Utkata – kraftvoll, mächtig
Uttana – intensive Dehnung, Streckung
Utthita – ausgestreckt
Upavistha – sitzend
Vinyasa – intelligenter Übungsweg, das Üben in Schritten
Vira – Held, Kämpfer, Krieger
Virabhadra – mächtiger Held, Krieger
Vrksa – Baum
Yoga – Vereinigung

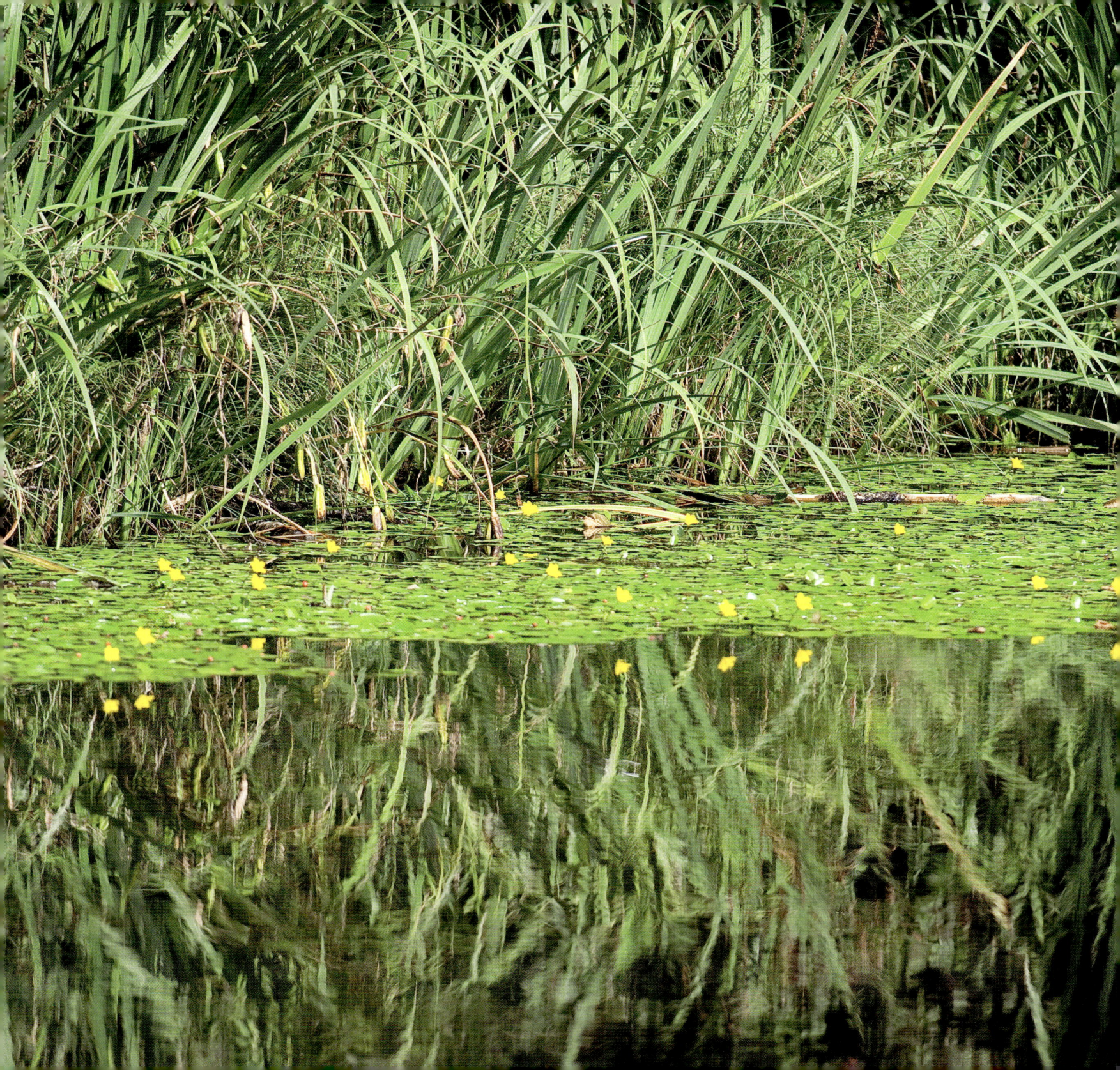

yoga backstage

auch hinter der Bühne alles im Flow

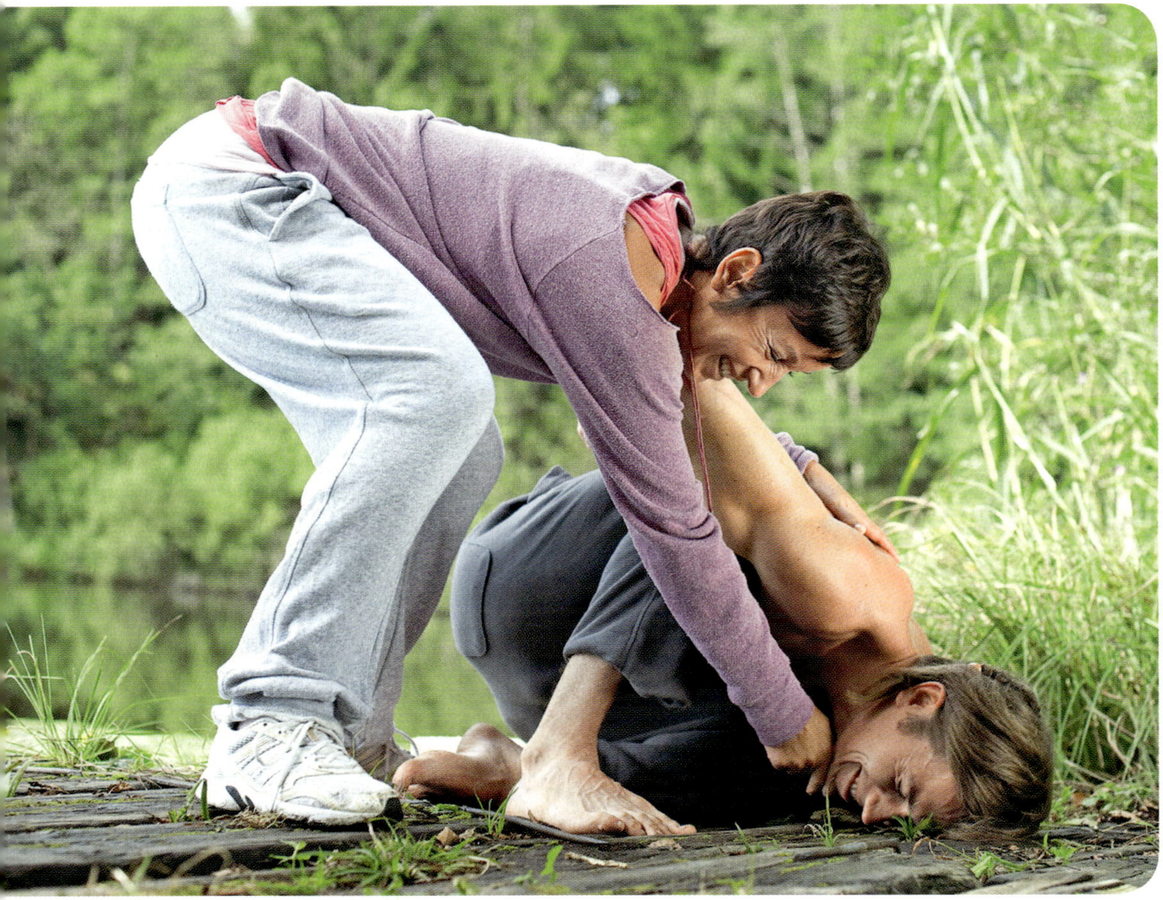

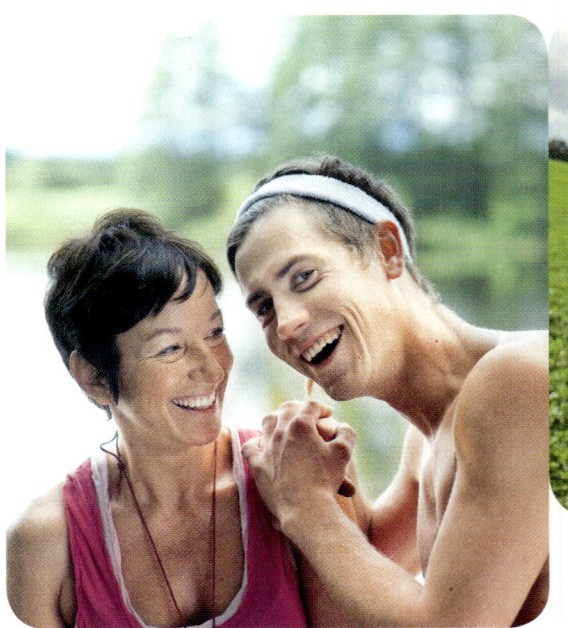

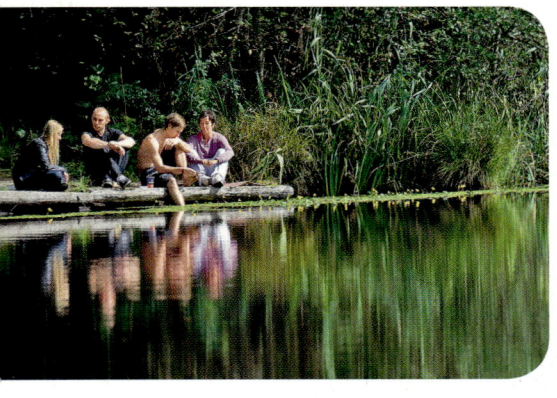

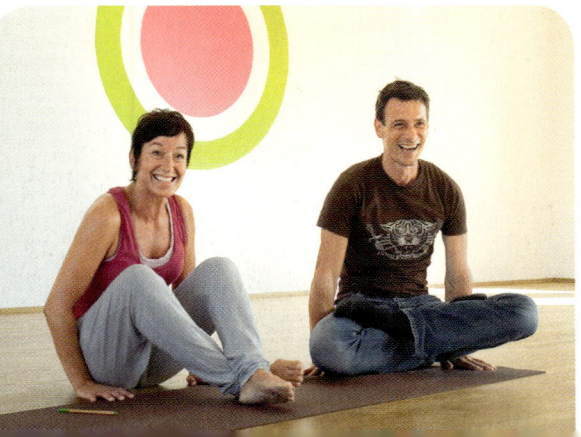

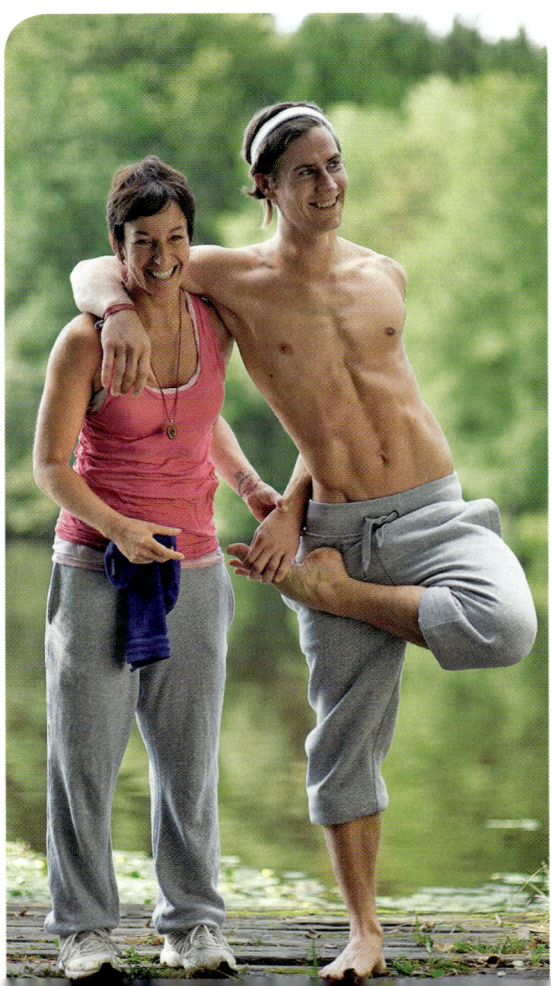

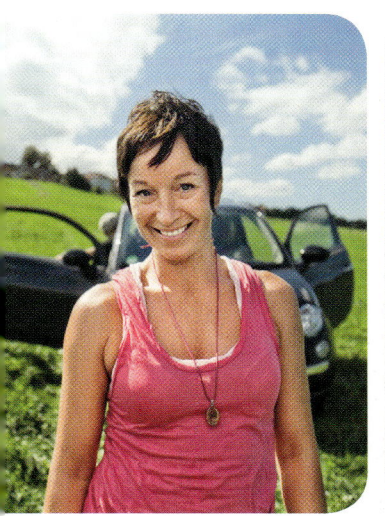
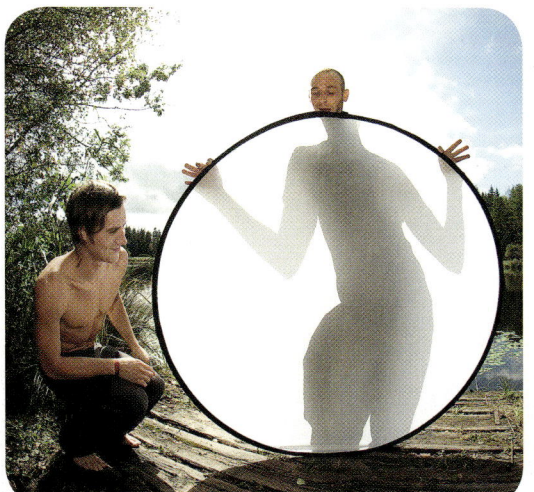
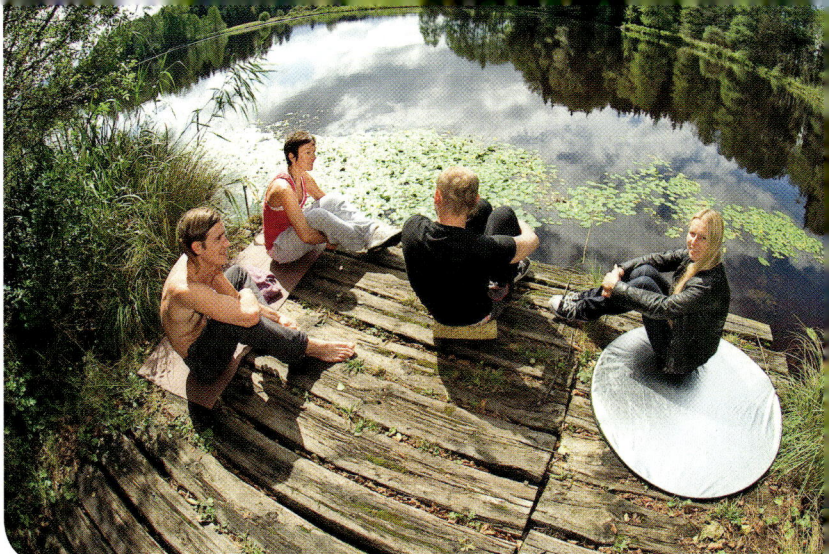
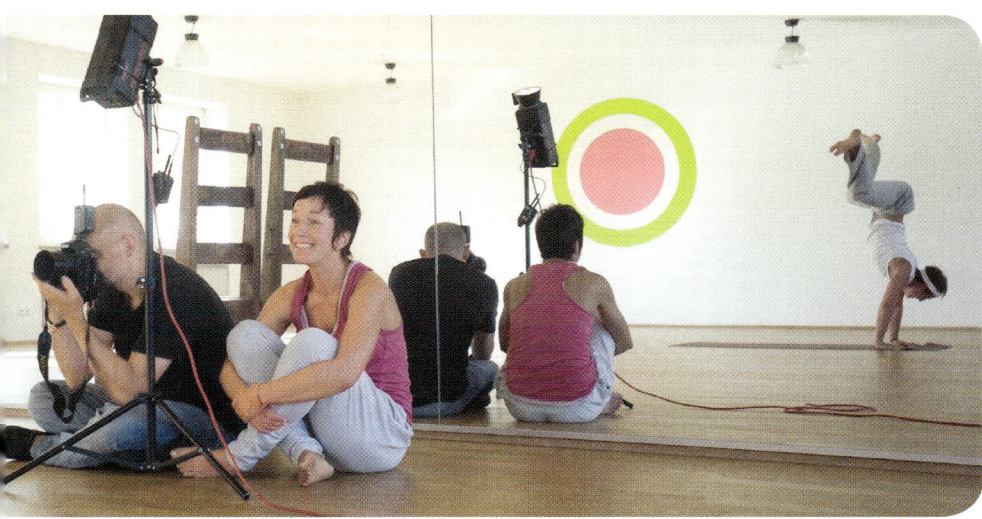
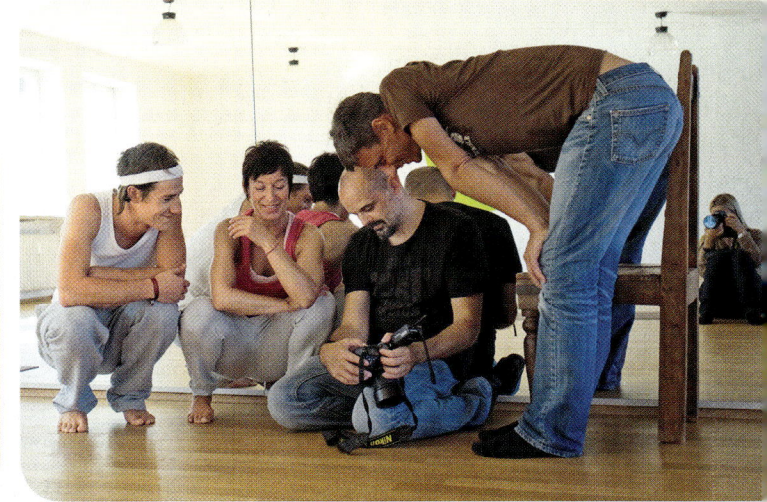
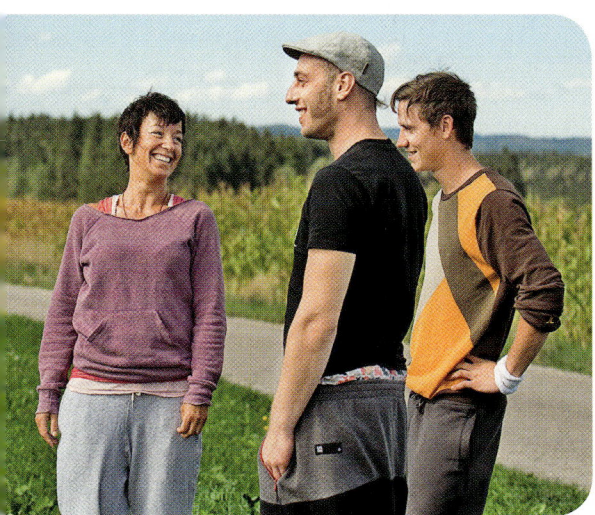
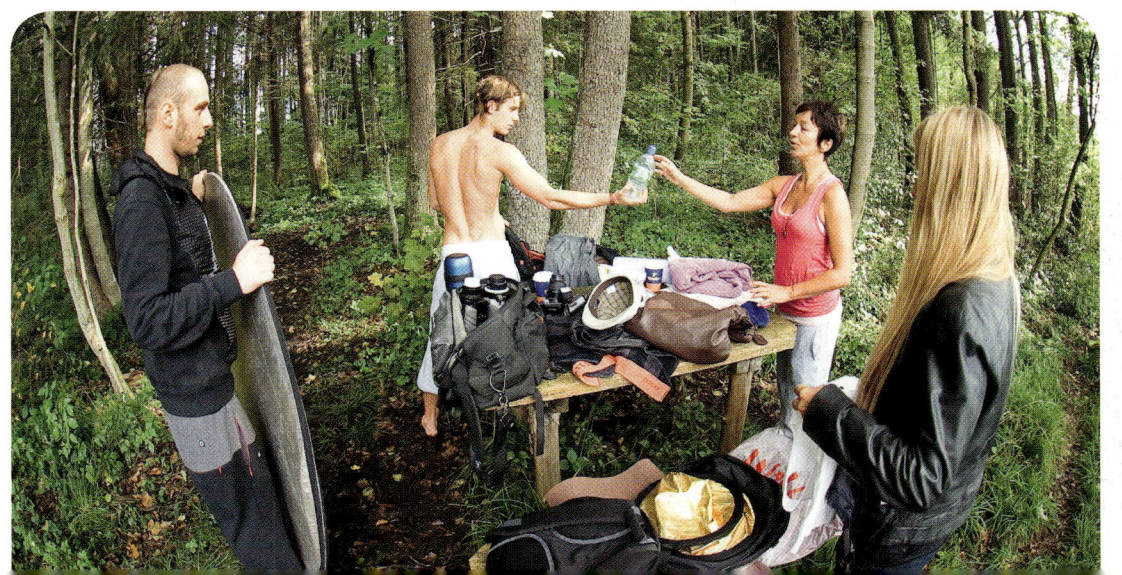

mein weg

Ich bin seit vielen Jahren erfolgreich in den Bereichen Yoga, Dance und Workout tätig. Diese drei Trainingsfelder bilden auch das Programm meines Studios im Herzen Münchens. Mit dem 2006 eröffneten TURNRAUM schuf ich einen Ort für gemeinsame Körperarbeit, für Entspannung, Bewegung und Lebensfreude. Mein Training vermittelt nicht nur Vitalität und Energie, sondern auch ein positives und liebevolles Verhältnis zum eigenen Körper.

Als Ergänzungen zum vielseitigen Stundenplan des Studios biete ich verschiedene Workshops, Master Classes und Yoga Retreats sowie Personaltraining für Körperarbeit und Yoga unter dem Motto: Weg vom Burnout hin zu mehr Lebensfreude. Ab Februar 2012 veranstaltet der TURNRAUM zudem die 1. Münchener Ashtanga Yogalehrer Ausbildung mit Anna Trökes und Dr. Ronald Steiner.

Aus Elementen des WOYO, Iyengar Yoga, Chi Yoga, Ashtanga Yoga und Prana Flow Yoga entwickelte ich zudem das Konzept für meine eigene Yoga-Stunde namens Yoga Elements.

Mit Yoga Elements möchte ich Menschen für Yoga begeistern und die Neugierde für den eigenen Körper wecken. Yoga Elements eröffnet die Möglichkeit, ganz neue Erfahrungen mit dem Körper zu machen und mit eventuellen körperlichen Einschränkungen umsichtig, doch aktiv umzugehen. Zur Wirkung von Yoga Elements gehören ein neues, positives Körpergefühl sowie mehr Lebendigkeit und Freude im Alltag.

Meine professionelle Kompetenz als Trainerin basiert auf Ausbildungen in den Bereichen HipHop, Latin Dance, Pilates und Yoga.

Ich bin WOYO-Instructor und ärztlich geprüfter WOYO-Instructor. Ferner absolvierte ich Ausbildungen in Chi Yoga und Chi Yoga Dance.

Teachertraining in Flow Yoga nach Shiva Rea absolvierte ich bei Twee Merrigan.

Zu meinen Lehrern in Ashtanga Yoga gehören Dr. Ronald Steiner, Andreas Loh und David Swenson.

dankeschön

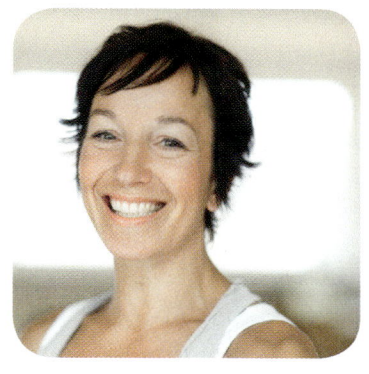

... möchte ich sagen, dem fantastischen Team, das mit mir an diesem Buch gearbeitet hat:

Dr. Dagmar Walden für das wunderbare Vorwort und das Lektorat, ihre beruhigenden Worte und vor allem für ihr großes Vertrauen in mich.

Meinem TURNRAUM-Dreamteam für Eure Verbundenheit und engagierte Unterstützung. Denise Topcu, die uns alle trägt, Stefan Walter für die spontane Fotoassistenz und Boris Scharf, der so fröhlich modelte, sodass fantastische Bilder entstehen konnten.

Herzlichen Dank an Christian Weiss für die wunderschönen Bilder und die ansprechende Grafik, aber auch für seine Ruhe, Geduld und, dass er meine Wünsche beim Layouten berücksichtigte. Vielen lieben Dank an Sylvia Makris, Make up, die mich so schön natürlich sein ließ. Danke an Dr. Harald Kämmerer, Redaktionschef mit fliegendem Lotussitz. Danke an Sonja Ostertag für die Impulse und den Kontakt zum Verlag.

Ich bin unglaublich dankbar für meine Freunde, die mich immer unterstützen und für mich da sind. Ein dickes Danke an Tino Juric, ein wichtiger Mensch in meinem Leben und verantwortlich für Corporate Identitiy Design TURNRAUM. Johannes Klar, einer der warmherzigsten und fröhlichsten Menschen, die ich kenne. Ein großes Glück, dich zum Freund zu haben.

Tiefen Dank an Conny Gimmler für ihre langjährige Freundschaft und Unterstützung. Danke meiner lieben Freundin Iris Fröhlich. Ganz lange Umarmung an Nina Lorenz, die mir in schwierigen Phasen während des Schreibens aufmerksam zuhörte und mich mit ihrem Singen glücklich machte. Andreas Schneider, den ich als Yogaschüler kennenlernte, sofort ins Herz schloss, und der ein echter Energiebringer für mich ist, danke dir.

Ich danke meiner großen Schwester Gabriela Amon, dass ich die kleine Schwester immer noch sein kann, denn das bedeutet für mich loslassen, ein bisschen noch Kind sein.

Desweiteren danke ich ganz herzlich meinen Lehrern, die mich fördern und inspirieren.

Besonderer Dank gilt allen meinen Schülern, die mir ihr Vertrauen schenken und mit mir ihr Yoga teilen.

Impressum
© 2012 by Südwest Verlag,
einem Unternehmen der Verlagsgruppe Random House GmbH,
81637 München.

Hinweis
Die Ratschläge/Informationen in diesem Buch sind von Autorin und
Verlag sorgfältig erwogen und geprüft, dennoch kann eine Garantie
nicht übernommen werden. Eine Haftung des Autors bzw. des Verlags
und seiner Beauftragten für Personen-, Sach- und Vermögensschäden
ist ausgeschlossen.

Projektleitung
Dr. Harald Kämmerer

Fotografie, Umschlaggestaltung, Layout, Satz
Christian M. Weiß, München

Redaktion
Dr. Dagmar Walden

Bildredaktion
Sabine Kestler

Lithografie
JournalMedia, München-Haar

Druck und Verarbeitung
Tesinska Tiskarna a.s.,
Ceski Tesin

Printed in the
Czech Republic

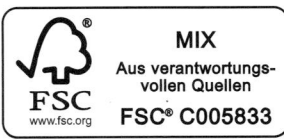

Verlagsgruppe Random House FSC-DEU-0100
Das für dieses Buch verwendete FSC®-
zertifizierte Papier
Profibulk liefert Sappi, Alfeld.

ISBN: 978-3-517-08762-7

9817 2635 4453 6271